소방검사론

소방검사론

· 전미희 지음 ·

· 머리말 ·

　인간에게 화재는 무엇으로 다가올까? 대부분의 사람은 두려움과 공포, 더 나아가 죽음을 연상할 수도 있다. 그렇다. 실제로 우리나라는 연평균 300여 명이 화재로 인하여 사망하고 있으며 2,000여 명이 부상당하고 있으니 화재를 죽음과 연관시키는 것은 큰 무리가 아니다. 그러나 나 자신과 관련하여 화재가 발생할 확률을 묻는다면 대부분의 돌아오는 대답은 내게 결코 일어나지 않는 일로 치부하고 만다. 이 또한 당연한 대답일 수 있다. 그러나 틀린 대답일 확률이 높다. 왜냐하면 우리나라는 연평균 약 4만여 건의 화재가 발생하여 일일평균 110건의 크고 작은 화재로 인하여 인명피해와 재산피해가 발생하고 있으니 말이다. 그럼에도 불구하고 많은 사람들은 왜 화재에 대하여 내게는 결코 발생할 수 있는 일이라고 생각하지 않는 걸까? 사회심리학에서는 이러한 현상을 '일상성의 편견(Nomalcy bias)' 때문이라고 한다. 일상성의 편견이란 우리의 일상성 즉 일상적인 생활이 설마 깨지기야 하겠느냐는 착각이다. 즉 인간의 뇌는 패턴을 인식하는 방식으로 작동하기 때문에 현재에 일어나는 일을 이해하고 미래를 예측하기 위해 과거의 정보를 이용하려 한다는 것이다.

다시 말하면 패턴이 없는 상황에서도 뇌는 패턴을 찾다 보니 예외적인 상황을 받아들이지 못하고 일상성이 유지될 것으로 간주하는 것이다. 물론 인간은 '일상성의 편견' 때문에 외부의 자극에 크게 휘둘리지 않고 안정된 생활을 할 수 있는 면이 있다. 하지만 우리가 살아가고 있는 사회는 울리히 백의 '위험사회'나 기든스의 '성찰적 근대화'를 거론하지 않아도 될 만큼 많은 사고로 얼룩져 있는 사회이다. 현대사회는 언제, 어떠한 방식으로 사고가 발생할지 알 수 없는 시대를 살아가고 있으며 이러한 사고는 복합적이고 대형화되고 있다.

지난 2017년 12월 21일 15시 53분 충북 제천시 소재 9층짜리 스포츠센터에서 화재가 발생하여 29명이 사망하고 36명이 부상을 입었다. 이곳 건물은 필로티 구조에 외장재는 드라이비트 재질을 사용하였고, 피난처의 마지막 공간인 1층은 주차장 용도였다. 마침 열린 공간인 1층 주차장의 천정 부위에 있는 많은 배관들이 겨울철을 맞이하여 동파되는 사고가 있자 이들 배관에 열선을 설치하는 작업을 하던 도중 천정 구조물에 불이 옮겨붙고 불이 옮겨붙은 천정 구조물이 차량으로 떨어지면서 스티로폼의 건물 외벽을 타고 급속도로 연소 확대되었다. 그러나 건물 내 설치되어 있던 자동화재탐지설비는 작동하지 않았고, 스프링클러 알람밸브 역시 잠겨 있었으며, 여자 사우나실의 출입문이 제대로 작동되지 않고, 비상구 쪽은 창고로 사용하고 있어 비상탈출이 어려웠다. 또한 당초 7층 건물로 허가된 건물이 불법으로 9층으로 증축하고 옥상 기계실을 주거 용도로 사용하고 있었다.

한 달 뒤인 18년 1월 26일 7시 30분경 경남 밀양에 있는 세종병원에서 화재가 발생하여 192명의 사상자를 낸 최근 10년간 발생한 화재 중 최악의 참사로 기록되었다. 소방 당국에서 3분 만에 도착하여 진화작업을 시작하였음에도 불구하고 많은 인명피해가 있었던 것은 병원 뒤편에 다수의 거동 불편의 고령자가 입원해 있는 요양병원이 위치한 것과 무관하지 않다. 다수의 고령자가 입원해 있는 곳임에도 불구하고 영리 위주의 영업방식과 지속적인 불법증축으로 대피로 미확보 및 방화문 개방, 드라이비트공법으로 많은 유독가스 발생과 설비안전점검 등의 미비가 화를 키웠다.

이 두 화재가 보여 주고 있는 것은 화재 발생 시 소방기관 대응의 문제만이 아니다. 화재진압에 대한 국가의 대응체계 이전의 문제, 원초적인 문제를 제기하고 있다. 평소 화재에 대한 예방적 측면 즉 설치된 소방시설은 잘 관리되고 있는지, 화재가 발생하게 될 경우 초기에 건축물 내 사람들은 어떠한 행동으로 대처해야 하는지, 화기관리는 적정한지, 자위소방대는 적절히 편성되어 있는지 등등의 시설물 관계자의 화재 예방과 대비 의무에 본질적인 질문을 하고 있는 것이다.

사람들은 화재 등 재난이 발생하게 되는 것에 대하여 운의 소관으로 치부한다. 흔히 재수가 없어서 발생되는 것이 재난이라고 말하고 있다. 하지만 운은 단지 운일 뿐이다. 일상성의 편견을 극복하고 재난이 발생하기 전에 미리 예방하고 대비하는 사회적 습관이 중요하다. 재난전문 기자인 아만다 리플리는 '언씽커블(The Unthinkable)'에서 재난을 예방하는 것은 기술적인 문제이기보다는 사회적이라고 말하고 있다. 이 이야기는 한 건축물에서 화재가 발생할 우려가 있거나, 화재가 발생했을 때 피해를 최소화하는 것은 그 건축물에 설치하는 소방시설 등의 적정성도 중요할 수 있지만 설치된 소방시설에 대하여 사용방법을 숙지하고 잘 관리하여 언제라도 100% 가동될 수 있도록 하는 등의 소방 관리계획을 잘 이행하는 것이 무엇보다 중요하다는 이야기이다. 그러나 우리 사회에서는 이러한 것들이 잘 지켜지지 않고 있다. 건축물을 세울 때에는 각종 인,허가를 위하여 건축물에 들어가는 설비 등을 갖추지만 이를 제대로 관리하고 사용 요령 등을 훈련하거나 숙지하는 것은 소홀히 한다. 이것이야말로 '일상성의 편견' 때문이다. 어제와 같은 오늘을 기대하며 오늘과 같은 내일이 있을 것이라는 그 일상성의 유지 심리는 화재를 예방하는 데 가장 어려움을 가지게 한다. 얼마 전 소방청에서 발표한 자료를 보면 우리나라에서 발생한 화재 중 소방시설이 설치되어 있는 건축물 중 소방시설이 작동되지 않아 피해를 확대시킨 대상은 2018년도에는 6,130대상 중 1,841대상으로 약 30%를 차지하고 2019년도에는 5,918대상 중 1,799대상으로 30.04%이며 2020년도에는 6,373대상 중 2,087대상으로 32%를 차지하여 3년 평균 소방시설 미작동으로 화재가 확산된 대상이 31%에 이르고 있다고 한다. 이는 우리 사회의 화재에 대한 예방관리의 허점이 발견되고 있는 것이라 할 수 있다. 소방시설이란 해당 건축물에 대하여 화재가 발생하게 될 경우를 예상하고 설치하는 설비이다. 이 소방시설은 화재를 조기에 감지할 수 있으며, 화재가 발생하게 되면 소방기관에서 출동하여 진화작업을 시작하기까지 걸리는 시간적 공백을 메우기 위한 초기 진압시설이며, 화재의 위험으로부터 안전한 곳으로 탈출할 수 있도록 도와주는 피난시설이다.

한 사회가 화재로 인하여 연평균 300여 명이 사망하고 2,000여 명이 부상당하며 재산피해는 약 1조 원에 이르고 있다는 것은 매우 심각한 것이다. 따라서 이러한 피해를 최소화 할 수 있는 예방활동이 매우 중요하다. 예방활동의 대표적인 것은 소방검사이다. 소방검사는 소방시설 등을 포함하여 소방 관리계획을 적정하게 세우고, 이를 실천하는 작업이며, 소방기관은 이를 확인하는 것이다. 이후 자세히 설명하겠지만 소방검사는 소방기관의 전유물이 아니다. 물론 공권력에 의한 소방기관의 화재안전조사가 있지만 소방검사의 효율성을 좌우하는 것은 민간인 즉 건축물의 관계자(소유자나 점유자, 임대자 등)가 스스로 확인하고 관리하는 것이다. 민간자율의 화재예방활동이야말로 화재로부터 피해를 최소화하는 지름길이다.

이 책은 크게 4편으로 구성되어 있다. 제1편은 소방검사 연구의 기초로서 이 책의 이념적 기초이자 이론적 논의의 도입 부분이다. 여기서는 소방의 의의와 소방의 발전과정, 현대사회에서의 소방의 역할 변화를 설명하고자 하였다. 현대사회가 위험이 증대되면서 사람들은 안전추구 욕구가 더욱 커졌다. 이에 따라 우리 사회 안에서의 소방의 역할은 날이 갈수록 많아지고 있다. 다음으로 소방검사의 의의와 법적성질, 소방검사의 변천 과정을 알아보았으며 소방검사의 연구 접근법을 사회학적, 법학적, 행정학적 관점에서 살펴보았다.

제2편에서는 우리나라 소방검사제도에 대하여 살펴보았다. 소방기관에서 행하는 화재안전조사와 소방시설 자체점검제도, 위험물 제조소등 소방검사, 소방관들이 화재진압을 위한 기초자료조사라고 할 수 있는 소화활동자료조사와 소방용수, 지리조사 등도 첨부하였다.

이는 명실상부하게 소방에서 하는 모든 검사를 망라한 것이다.

제3편에서는 선진 외국의 소방검사 제도를 살펴보았다. 이는 우리 것만 알고 다른 것을 알지 못하는 것은 나의 것만 좋은 것이라고 할 수 있는 아집에 빠질 수 있는 오류를 범하지 않기 위해서다. 다른 나라와 비교할 수 있다는 것은 우리 제도의 장점을 살리고 단점을 보완할 수 있는 좋은 방법이다.

제4편은 소방시설 점검 실무편이다. 사실 이 책은 소방검사의 사회적 가치와 앞으로 소방검사의 나아가야 할 이론적 방향을 제시하고자 편찬되었으나 소방검사의 실무를 이해하는 것이 소방검사에 대한 담론이 더욱 풍성해질 수 있는 것이라 판단하여 이번 개정판에서 소방시설 점검실무편을 담게 되었다.

소방에 근무한 지 벌써 38년이 되었다. 오랫동안 근무하면서 늘 아쉬웠던 점이 소방행위에 대한 이론의 부재였다. 소방의 사회적 역할이 증대되는 가운데 온 국민이 유일하게(?) 신뢰하는 소방의 각종 행정행위들이 이론적 미온함으로 제대로 평가받지 못하는 것은 견디기 어려운 사실 중 하나이다. 소방행위의 이론 형성의 기초를 찾기 위해 10년 동안 울리히 백(Ulrich Beck)과 앤서니 기딘슨(Anthony Giddens), 니클라스 루만(Nicklas Luhmann) 등의 위험사회를 연구하였다. 이 책이 다소 사회학적 냄새를 풍기는 것은 그 때문이다.

이 책은 소방검사론의 학문적 체계화를 위한 첫 발걸음이다. 새로운 이념과 시각을 지닌 새로운 논의가 계속 이어지길 희망한다. 풍

성한 연구와 담론이야말로 소방검사론의 학문적 발전에 필요조건이
기 때문이다.

2024년 6월
전미희 씀

·목 차·

제2편 한국의 소방검사제도

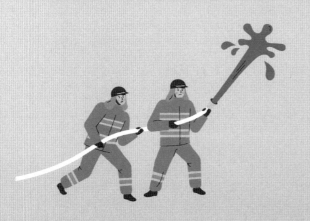

제1편

소방검사 연구의 기초

제1장

소방의 의의

1. 소방의 개념 및 목적

1.1 소방의 개념

한 사회가 건강하고 안전하게 유지되기 위해서는 어떠한 것들이 필요할까? 우리 사회에는 공공영역에서 안전을 담당하는 부서들이 많이 있다. 대표적으로 군대와 경찰이 있을 것이고 국민의 건강을 담당하는 의료영역과 재난현장에서 직접 인명구조활동 등을 통하여 사회의 건강과 안전을 유지시키는 소방이 있다. 이러한 각각의 영역에서의 활동 등을 통하여 우리 사회의 안전은 유지될 수 있다. 그렇다면 소방이란 우리 사회에서 구체적으로 어떠한 역할을 통하여 사회의 안전을 도모하고 있을까? 표준국어대사전에 의하면 소방(消防)이란 "화재를 진압하거나 예방함"을 의미한다. 이는 소방의 의미를 최소화한 의미이다. 고전적 또는 협의의 소방의 의미는 소방관서에서 일상적으로 하는 업무로 화재를 예방·경계하거나 진압하고 그 밖의 소방 활동, 즉 재난·재해 그 밖의 위급한 상황에서의 구조·구급활동 등을 통하여 국민의 생명과 재산을 보호하는 것을 의미한다. 그러나 오늘날 재난 및 안전관리 환경이 급변하고 여러 요소들의 상호작용에 의해 복잡성 및 확대성을 가짐으로 인하여 피해의 정도를 예상하기 몹시 어려운 지경에 이르렀다. 이러한 시대적 환경변화로 인하여 소방의 영역 또한 확대되고 있다. 즉 소방의 활동 범위가 다양화되고 국민의 소방서비스에 대한 수요가 증대되고 그 중요성이 인정되면서 협의의 소방 활동뿐만 아니라 각종 재난 및 안전 등과 관련된 업무까지를 포함하는 확대된 광의의 또는 현대적 소방의 의미로 사용되고 있다. 이런 관점에서 볼 때 오늘날 소방이란 사회의 기본조직 및 정상기능을 와해시키고 지역사회가 외부의 도움 없이는 극복할 수 없고 정상적인 능력으로는 해결할 수 없는 재난으로부터 국민의 생명과 재산, 국가핵심기반시설 등을 보호하는 일련의 재난관리활동으로 정의할 수 있다.(전국대학 소방학과 교수협의회 편, 2008: 3-4; 김광수 외, 2004: 23-24)

우리나라에서 소방의 의미가 확고하게 자리 잡은 것은 1426년 세종대왕(세종8년)께서 "금화도감"을 설치하여 관설조직으로 자리를 잡으면서부터라고 할 수 있으나 실제 '소방'이라는 용어가 국민들에게 다가온 것은 1895년 경무청직제를 제정하면서 그 소속인 총무국에 수화소방에 관한 사항을 게재하면서부터다. 당시 개편된 경무청 직제에 "수화소방은 난파선 및 출화, 홍수 등에 대한 구호에 관한 사항"이라고 정하고 소방업무를 경무청에 분장하였다.

1.2 소방의 목적

소방기본법 제1조에서 명시한 소방의 목적은 '화재를 예방·경계 하거나 진압하고 화재, 재난·재해 그 밖의 위급한 상황에서의 구 조·구급 활동 등을 통하여 국민의 생명·신체 및 재산을 보호함으 로써 공공의 안녕 및 질서 유지와 복리증진에 이바지'하는 것이다. 이를 다시 풀어보면 첫째, 화재가 발생하지 않도록 사전에 예방하고 둘째, 화재가 발생할 것을 미연에 대비하기 위하여 화재가 발생할 수 있는 여건에 놓여 있는 장소나 화재가 발생하기 쉬운 시기 등에 는 화재를 경계할 수 있는 모든 조치를 취할 것이며 셋째, 각종 재해 ·재난 등 위급한 상황에서 구조·구급활동을 함으로써 국민의 생 명과 신체를 보존하고 재산을 지키며 이를 통하여 '공공의 안녕질서 를 유지'하고 '복리증진'을 도모하는 것이 소방의 근본 목적이라 할 수 있다.

여기서 '공공의 안녕'이란[1] 개인의 생명·신체·자유·명예·재 산의 불가침과 국가의 법질서 및 국가와 국가시설의 존립과 기능을 보전하는 객관적인 법질서를 말한다. '공공의 질서'란 공동체 구성원 의 일반적인 법적 감정에 의하여 유지되는 최소한의 질서를 의미한 다. 즉 평화롭고 자유로운 공동체의 존속을 보장하기 위하여 공동체 의 구성원이 준수해야 하는 최소한의 도덕적·윤리적 기준을 공공 의 질서라고 할 수 있다. 결국 '공공의 안녕 질서'라 함은 사회통념 상 인식될 수 있는 사회 공동생활의 평온, 건전한 상태를 뜻하는 것 이다. 소방은 이러한 공공의 안녕 질서를 저해하는 인위적 또는 자

---

1) 홍정선, 행정법원론(下) p. 253

연적 현상에 의하여 발생하는 위험 즉 화재를 예방·경계 및 진압하고 각종 재난 등에 구조·구급활동등을 통하여 적극적으로 대처함으로써 사회 공동생활의 평온과 건전한 상태를 보장하는 데 그 목적이 있는 것이다.

2. 소방의 발전과정[2]

2.1 소방조직의 발전

가. 해방이전 소방조직

한국의 소방조직은 조선 세종 8년(1426년) 병조 내에 금화도감을 설치한 이래 여러 번의 조직개편이 있었으며 본격적으로 소방이란 용어를 사용하면서 국민들에게 다가올 수 있었던 것은 1895년 경무청직제를 제정하면서 그 소속인 총무국에 수화소방에 관한 사항을 게재하면서부터이다. 일제 통치하의 소방 기본조직은 소방조(消防組)조직이었으나 대도시지역에서 상비소방요원이 배치되고 소방관서가 설치되었다. 1910년 한일합방 이전부터 상비소방수 제도가 생겼으며 1915년 6월 23일 소방조 규칙을 제정하여 소방조에 상비소방수를 둘 수 있도록 명문화 하였고 1922년 3월 31일 조선총독부 지방관제를 개정하여 경기도에 판임관(判任官)대우 소방수를 둘 수 있도록 하였다. 1922년에는 경성소방조 상비대를 경성소방소로 개

---

2) 전미희, <국가위기관리체계 비교연구>, (2013) pp. 150~153 요약정리.

편하였고 1925년에는 조선총독부 지방 관제를 개정하여 우리나라 최초의 소방서인 경성소방서를 설치하였으며 그 후 주요 도시에 소방서를 설치하기에 이르렀다.

나. 해방이후 소방조직

① 제1기(1945~1948) 자치소방체제 : 1945년 9월 군정법 제66호로 미군정은 소방부 및 소방위원회를 설치하고 소방행정을 경찰에서 분리하여 중앙소방위원회, 도소방위원회, 시·읍·면 소방부, 그리고 소방서의 체제로 자치화 하였다. 중앙의 소방위원회는 상무부 토목국(1946년 8월 7일부터 토목부)에 설치하고 동위원회는 7인으로 구성되어 지방행정처와 협력하여 예산배정, 화재 관련 연구와 법제 등 전국적 현안의 업무를 담당하였다. 각도에는 소방기관으로 도소방위원회를 설치하였으며 위원회는 도지사가 임명하는 5인으로 구성되어 시·읍·면을 원조하고 도 단위의 정책을 수립하였다. 한편 각 도 소방청에는 소방과와 예방과를 두었다. 시·읍·면의 소방부는 지금까지 경무부에 의한 소방부의 운영 및 관리를 중단하고 각 시·읍·면의 직접 감독과 운영·관리하에 독립된 소방부를 설치하였다.

② 제2기(1948~1970) 국가소방체제 : 1948년 대한민국 정부가 수립되자 그해 9월 중앙소방위원회는 내무부 치안국에 각 도의 소방위원회는 지방경찰국에 두는 등 미군정하의 소방청과 자치소방기구는 경찰기구에 인수되어 소방행정은 경찰행정체제 속에 흡수되었다. 5·16 군사정변 직후 소방업무체제는 그 이전과 마찬가지로 독

자적인 업무체제가 정착되지 않은 채, 1961년 10월 2일에는 내무부 직제를 개정하여, 치안국에 다시 소방과를 설치하였는데, 당시 소방과(消防課)는 방호계(防護係)와 소방계(消防係)를 두고 민방공(民防空), 소방(消防), 수난구조(水難救助), 방호사무(防護事務)를 분장하였다. 1969년 1월 경찰공무원법의 시행에 따라 소방과 경찰은 일반직으로부터 분리되고 소방공무원은 별정직의 경찰공무원 소방직이 되었다. 이때 소방관의 계급은 소방총경(3급을), 소방경정(3급을), 소방경감(4급갑), 소방경위(4급을), 소방사(4급을), 소방장(5급갑), 소방원(5급을)의 7계급으로 바뀌었다. 일선 소방서장은 소방총경으로 보하고 최초로 소방서 내에 방호과와 소방과가 설치되었으며 소방관의 교육은 경찰전문학교 내에 소방학과를 설치하여 경찰교육기관에서 전담하도록 하였다.

③ 제3기(1971~1974) 국가, 자치 이원 소방체제 : 정부수립 이후 소방행정은 경찰행정의 일부로 다루어졌으나 실제 운영 면에서 지방자치단체의 행정과 밀접한 협조체제를 필요로 하는 소방행정은 1970년 8월 벌률 제2249호로 정부조직법이 개정되어 내무부의 소방기능을 삭제하고 소방사무를 지방자치단체의 고유사무로 하는 근거가 마련되었다. 그러나 서울과 부산에 있어서 소방사무를 자치사무로 하도록 하였으나 자치사무를 인수하기 위한 제도적 근거가 마련되지 않아 경찰국에서 소방사무를 취급해 오다가 1972년 6월 서울과 부산에 소방본부를 설치하여 소방사무를 관장하게 하였다. 기타 도의 경우는 경찰국의 소방과에서 관장하였으나 1973년 2월 지방공무원법이 제정되어 소방공무원의 신분이 국가공무원은 경찰공무원으로 지방공무원은 지방소방공무원으로 그 신분이 이원화 되

는 등 지방소방공무원제도로 인하여 소방행정체제에 큰 변화를 가져왔다.

④ 제4기(1975~1991) 자치소방행정체제의 확대 : 1975년 인도차이나반도의 공산화로 인하여 북한의 남침에 대비한 국민총력태세의 확립 차원에서 동년 7월 법률 제2772호 및 제2776호로 정부조직법 및 민방위기본법이 개정 및 제정되어 내무부에 민방위본부를 설치하여 종전의 치안본부 소방과를 개편하여 민방위본부 내 민방위국과 소방국을 설치하였다. 이에 소방이 민방위본부 산하에 존속하게 됨으로서 소방은 민방위 업무체제의 한 분야로 자리 잡게 되었다.

⑤ 제5기(1992~2020.3.) 광역소방행정체제 : 1970년에서 1992년까지의 제도는 기본적으로 서울특별시와 광역시는 광역자치단체를 중심으로 한 자치소방제도로 운영되었으며 시·군의 경우는 국가에서 소방사무를 수행토록 함으로써 국가에서 국가소방과 자치소방이 이원화되어 운영되었다. 1992년 1월 국가소방과 자치소방의 이원화된 소방제도를 광역자치 소방체제로 전환하였다. 즉 정부조직법 제3조의 국가기관인 특별지방행정기관을 지방자치법 제104조에 근거하여 지방자치단체의 직속 기관으로 설치하고 9개도에 소방본부를 설치하여 16개 시·도 중심의 광역자치체제로 전환되었다. 한편 삼풍백화점 붕괴 이후 정부는 1995년 7월 18일 재난관리법을 제정·공포하여 응급단계의 응급구조 및 구난기능의 지휘·통제권을 소방관서장에게 부여함에 따라 소방조직에서 정부의 긴급구조·구난 기능을 주도적으로 수행할 수 있도록 하였다. 또한 자연재해의 인명구조 업무도 소방에서 담당하도록 규정하여 사실상 모든 재해의 구조·구급업무를 담당하게 하고 중앙조직으로서는 내무부 산하의 민방위

본부를 민방위재난통제본부로 개칭하고 소방국을 민방위재난통제본부의 민방위국, 방재국, 재난관리국과 함께 소속되도록 하였다. 그리고 1999년 기획예산위원회가 주도한 중앙정부 경영진단의 결과 방재국을 폐지하고 민방위방재국과 소방국의 체제로 감축하였다. 이후 2002. 8월 전국에 걸쳐 큰 피해를 준 태풍 <루사>와 2003년 3월에 발생한 <대구지하철 방화사건>은 전 국민의 국가에 대한 재난대응 신뢰도를 바닥까지 떨어트렸으며 국민의 안전에 대한 욕구가 분출되기 시작하였다. 이에 2004년 3월 17일 <국가재난관리시스템기획단>을 설치하였으며 각급 재난관련기관·단체 및 학계 전문가등의 의견을 수렴하여 2004년 6월 1일 국가 최초의 재난관리 전담기구인 『소방방재청』이 출범하게 되었다.

그러나 2014월 4월 16일 제주도로 수학여행길에 올랐던 안산시 단원고 학생들이 승선하였던 '세월호' 배가 목포 인근 바다에서 침몰하여 사망자 266명, 실종자 5명이라는 커다란 참사가 발생하였다. 이는 우리 사회의 재난시스템에 대한 근본적인 질문을 던지게 되었고 이를 개선하기 위하여 소방방재청과 해양경찰청을 통합하여 육상과 바다의 재난을 통합 관리하도록 하는 『국민안전처』가 2014년 11월 14일 신설되었다. 이후 박근혜대통령의 탄핵으로 새로 창출된 문재인정부는 『소방청』 신설로 소방공무원의 사기진작과 더불어 육상재난대응을 강화하고자 하였다. 이에 따라 2017년 7월 26일 국민안전처는 해체되어 해양경찰청과 소방청이 독자적인 조직으로 자리잡게 되었다.

⑥ 제6기(2020. 4~현재) 국가소방행정체제 : 2017년 5월 10일 들어선 문재인정부의 공약 사항 중 하나인 소방공무원 국가직화가 2020

년 4월 1일 이루어졌는데 이는 1945년 해방 이후 75년 만의 일이다. 기초단체소속에서 광역단체체제를 거쳐 국가공무원체제로 된 것은 단순히 소방공무원의 사기진작 차원이라기보다는 재난의 발생빈도, 규모, 피해의 크기, 우발성, 복합성 등으로 국가의 개입이 재난대응의 신속성과 효율성을 높인다는 측면이 강하다.

2.2 지표로 보는 소방업무 확장

소방 업무는 크게 분류하면 재난에 대한 예방업무와 대비업무, 대응업무인 현장활동업무로 구분할 수 있다. 소방 예방업무는 화재 등 각종 재난예방과 관련한 홍보, 대 국민계몽, 교육, 각종 소방검사, 사회취약계층에 대한 안전복지서비스, 많은 석유화학제품공장 등의 위험물허가와 건축물 허가동의, 다중이용업소 허가 등 민원업무가 있으며 소방 대비업무는 소방대상물에 대한 소방훈련, 재난 대비·대응을 위한 민간단체인 의용소방대 훈련과 교육, 긴급구조통제단 가동훈련, 지리·소화전 조사, 구조·구급대원의 전문화를 위한 구조·구급대원 관리 등이 있으며 대응업무는 화재, 구조, 구급 및 각종 재난현장에서의 대응활동 등이 있다. 이장에서는 소방의 대표적인 업무인 화재, 구조, 구급활동 현황을 살펴보기로 한다.

가. 화재

화재란 소방학에서는 '사람의 의도에 반하거나 고의에 의해 발생하는 연소현상으로서 소화시설 등을 사용하여 소화할 필요가 있는 것'을 뜻한다[3]. 화재의 유형을 보면 건축구조물, 차량, 선박, 산림,

특종화재(위험물제조소, 가스제조, 저장취급소, 지하철, 지하구, 터널 등 화재), 기타화재 등 6가지로 구분하고 있다. 그러나 화재는 어떠한 가연물이 산소와 점화원을 만나 연소하는 단순한 물리·화학적 현상일뿐만 아니라 그 시대의 정치·경제·문화현상과 인구변동 등 사회·경제적 환경을 반영한 사회현상이다. 이는 화재 발생 현황을 장소별, 원인별로 분류하여 분석하여 보면 명확해진다. 최근 40년간의 화재 발생 현황을 장소별로 보면 70~80년대 산업화의 전성기에는 우리나라 화재발생의 주요한 장소가 사업장이나 공장이었던 반면 1990년대 중반을 넘어가면서는 다중이용시설 등 불특정 다수인이 사용하는 곳에서 많이 발생하게 되고 최근에는 단독주택 등 주거시설의 화재로 인한 피해가 늘어나고 있다. 이는 한국 사회의 형태가 70~80년대는 산업화에 따른 도시가 확대되고 대규모의 산업시설의 발달과 경제의 고도성장에 수반한 전기, 가스, 유류 등 에너지의 다변화와 유해화학물질[4] 등 각종 위험물질 취급의 급증 등으로 공장, 사업장 등 생산시설에서 화재가 빈발하였던 반면 1990년대 중반 이후 우리 사회의 경제적 성장에 따른 물질의 풍요와 더불어 민주화에 힘입어 사람들의 문화적 욕구 등이 분출함에 따라 이를 충족시키기 위한 많은 시설과 업종들이 생겨나고 이에 따른 안전규제는 이루어지지 않으면서 다중이용시설에서의 화재가 빈발한 것으로 보여진다. 최근 주택의 화재발생이 빈발하고 있는데 이는 우리 사회의

---

3) 소방학개론, 전국대학 소방학과 교수회, p. 155

4) 우리나라 유해화학물질 유통량을 보면 2016년 기준으로 할 때 2014년보다 8.5% 증가하여 화학물질취급업체 21,911개 사업장에서 1,6874종의 화학물질 5억 5859만 톤이 유통되었다. 지역별로는 전남33%, 울산 27%, 충남 12.6% 순으로 이들 3개 지역에서 전체 유통량의 72.7%인 4억 618만 톤이 유통됐다.

새로운 문제점으로 대두되고 있다. 주거시설 즉 가정은 사회의 기본이 되는 가장 기초적인 집단으로 가정이 무너지면 한 사회가 무너질수 있는 개연성이 높기 때문이다. 2021년 한해 동안 발생한 화재 장소를 보면 총 발생 건수 36,267건 중 주거시설 10,005건, 비주거시설 13,992건, 자동차·철도차량 4,530건, 위험물·가스·제조소 등22건, 선박·항공기 등 125건, 임야 1,063건, 기타 6,530건이었다(소방청통계, 2022년).

주거시설 화재발생 건수가 10,005건으로 전체 화재발생 대비28%를 점유하고 있음에도 불구하고 화재로 인한 사망자는 69%[5]이며 부상자는 51%에 이르고 있다. 이를 쉽게 정리하여 보면 다음과같다. 화재 발생의 1/3은 주거시설에서 발생하게 되고 화재로 인하여 사망자가 발생하게 될 경우 69%가 주거시설에서 발생한다는 것을 의미한다. 이렇게 주거시설에서 화재가 많이 발생하게 되고 사상자가 다른 장소보다 월등하게 많이 나오게 되는 이유는 별도의 분석이 필요한 부분이기는 하나 우리 사회의 산업시설의 안전도가 높아진 것에 반하여 일반시민들의 안전의식 및 주거시설의 안전도가 이에 미치지 못한 점이 있을 수 있다. 우리 사회의 급격한 고령화로 인한 독거노인 등 취약대상의 증가와 맞벌이 또는 소득 양극화에 따른하위층의 주거시설 불안정성 확대 등에 기인한다고 볼 수 있다.

이처럼 화재는 시대별 사회·경제적 환경에 따라 화재 발생건수와 발생원인, 발생장소, 피해규모 등이 현저히 달라진다. 아래<표 1-1>은 지난 40년간의 우리나라 화재 발생현황이다.

---

5) 2021년도 화재로 인한 인명피해는 총 2,130명으로 사망자 276명, 부상자 1,854명인데 주거시설화재로 인한 사망자는 190명(69%), 부상자는 945명(51%)으로 나타나고 있다.

〈표 1-1〉 최근 40년간 화재발생현황

(단위: 건, 명, 천만 원)

구분		1981	1982	1983	1984	1985	1986	1987	1988	1989	1990
발생건수		5,851	6,822	7,725	8,562	8,137	8,453	10,144	12,507	12,704	14,249
인명 피해	합계	999	971	1,457	1,331	1,080	1,188	1,474	1,550	1,519	1,548
	사망	291	276	381	372	260	306	321	414	447	348
	부상	708	695	1,076	959	820	882	1,153	1,136	1,072	1,200
재산피해		1,324	1,316	1,285	1,385	1,541	1,138	1,478	3,479	2,236	3,414

구분		1991	1992	1993	1994	1995	1996	1997	1998	1999	2000
발생건수		16,487	17,458	18,747	22,043	26,071	28,665	29,472	32,664	33,856	34,844
인명 피해	합계	1,781	1,747	1,777	1,879	2,219	2,223	2,195	2,284	2,370	2,384
	사망	525	510	573	555	571	589	564	505	545	531
	부상	1,256	1,237	1,204	1,324	1,648	1,634	1,631	1,779	1,825	1,853
재산피해		4,422	5,268	5,189	13,263	10,075	11,315	12,172	15,972	16,643	15,198

구분		2001	2002	2003	2004	2005	2006	2007	2008	2009	2010
발생건수		36,169	32,966	31,372	32,737	32,340	31,778	47,882	49,631	47,318	41,863
인명 피해	합계	2,376	2,235	2,833	2,304	2,342	2,180	2,459	2,716	2,441	1,892
	사망	516	491	744	484	505	446	424	468	409	304
	부상	1,860	1,744	2,089	1,820	1,837	1,734	2,035	2,248	2,032	1,588
재산피해		16,775	14,345	15,159	14,664	17,138	15,079	24,842	38,314	25,186	26,678

구분		2011	2012	2013	2014	2015	2016	2017	2018	2019	2020
발생건수		43,875	43,249	40,932	42,135	44,435	43,413	44,178	42,338	40,103	38,659
인명 피해	합계	1,861	2,222	2,184	2,181	2,093	2,024	2,197	2,594	2,515	2,282
	사망	263	267	307	325	253	306	345	369	285	365
	부상	1,598	1,955	1,877	1,856	1,840	1,718	1,852	2,225	2,230	1,917
재산피해		25,655	28,949	43,447	40,535	43,317	42,064	50,695	55,970	85,840	60,050

(자료: 2022, 통계청 자료 재조합)

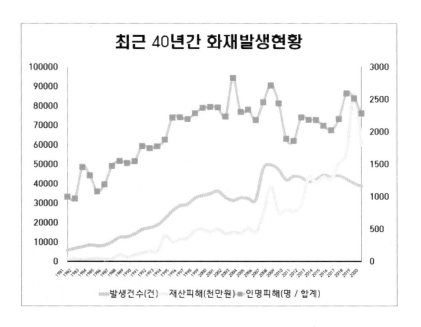

최근 40년간 화재발생현황

발생건수(건)　재산피해(천만원)　인명피해(명 / 합계)

우리 사회는 지난 70년간 연평균 7.6%의 고도성장을 달성하여 1953년 69달러에 머물던 1인당 국민소득이 2010년엔 2만 달러를 상회하였고 2019년 7월 3만 달러를 넘어서더니 지난 2021년에는 코로나19의 어려운 경제 여건 속에서도 3만5168만 달러였다. 경제성장률을 시기별로 나누어 보면 50년대에는 성장률이 5.6%에 머물렀으나 60년대에는 9.2%, 70년대에는 10.3%로 성장률이 점차 높아졌다. 오일쇼크 이후 3저 호황을 격은 80년대에는 8.6%, 외환위기를 겪은 90년대에는 6.7%, 글로벌 금융위기를 겪은 2000년대에는 4.6%로 점차 낮아지기는 하였으나 과거 70년 동안 달려온 우리 사회의 경제성장은 가히 '압축적 성장'6) 또는 '폭압적 성장'이라 말할

---

6) 이재열, "건국 60년 한국 사회 어떻게 볼 것인가 : '압축적 성장사회에서 질 높은 성숙사회로', 2008.

수 있다. 이러한 경제성장은 산업구조에도 많은 변화를 가져왔는데 이를 살펴보면 1953년에는 농림어업이 전체산업에서 46.9% 차지한 전형적인 농업국가였으나 2010년에는 농림어업은 2.6%로 낮아지고 제조업(30.6%)과 도소매, 금융·보험·부동산 등의 서비스업(58.2%) 비중이 큰 산업국가로 변모하였다. 1953년 이후 2010년까지의 산업별 성장 배율을 보면 농림어업은 4.2배 확대에 그친 데 반해 제조업은 664.3배 확대되었다. 그 결과 1953년 69달러에 불과하던 1인당 국민소득이 60년대 83달러, 70년대 255달러, 80년대 1,660달러, 1990년대 6,303달러, 2000년대 11,292달러, 2018년 3만 달러를 상회하게 되었다. 이것은 1인당 국민소득의 세계 랭킹도 World Bank 자료(atlas 방식)에 따르면 1962년 66위에서 2018년에는 15위권으로 크게 도약하였다.[7]

이처럼 한국 사회는 눈부신 경제성장에 따른 경제구조의 변화와 더불어 사회구조도 크게 달라졌다.

먼저 우리나라 도시화는 세계 어느 나라보다 빠르게 진행되었다. 국토해양부가 '2008년도 국토의 계획 및 이용에 관한 연차 보고서'를 만들어 국회에 제출하였는데 이 보고서에 따르면 우리 국토의 면적(남한 기준)은 10만412㎢이며 인구는 5천164만 명이다. 이는 인구밀도 측면에서 1㎢당 516명으로 방글라데시, 대만에 이어 세계 3위를 차지하여 도시의 인구밀도가 과밀함을 나타내고 있는 것이다. 좀 더 구체적으로 보면 전체 인구 중 도시지역 거주자의 비율인 도시화율은 1970년 50.1%에 불과하였으나 1990년 81.9%, 2000년

---

7) 조윤제 외 2, <한국의 경제성장과 사회지표의 변화>, 한국은행.

88.3%로 계속 높아져 2020년 90.5%까지 치솟았다. 이는 10명 중 9명 이상이 도시지역에 살고 있으며 화재 발생의 대부분이 도시지역에서 발생하고 있음을 말하고 있다.

한편으로 경제적 여유와 더불어 민주화, 의식의 다양화 등은 우리 사회 구성원들의 생활양식의 변화, 다양한 업종의 탄생과 에너지의 다양화, 의료기술의 발달에 따른 수명연장, 가족구조의 변화, 소득구조의 양극화에 따른 취약계층의 증가 등 이루 말할 수 없는 변화를 거듭하였다. 그러나 이러한 사회변동과 경제성장의 이면에는 어두운 그림자 즉 위험현상도 같이 진화하여 발전하고 있었다.

위 <표1-1>에서 보는 것과 같이 1981년부터 2020년까지 40년간 화재발생 현황을 분석해 보면 화재발생 건수에 있어서는 1980년 대비 2020년에는 약 7배가 증가하였으며 인명피해는 2.3배, 재산피해는 약 50배가 증가하여 기하학적인 증가세라 할 수 있을 것이다. 좀 더 구체적으로 살면 1981년 5,000건을 상회하는 정도이었으나 점진적으로 증가하더니 1987년 1만 건을 상회하면서부터 급격히 증가하기 시작하였다. 1994년에는 2만 건을 넘어섰고 1998년에는 3만 건, 2007년에는 47,882건으로 5만 건에 육박하게 되었다.

오늘날 우리 사회는 하루에 110건의 화재가 발생하고 있으며 하루에 5.4명이 사망하거나 부상당하고 있다. 이는 사회가 도시화와 더불어 고도성장을 통하여 사회 환경 변화에 따른 위험요인의 증가현상으로 보여진다. 지난 40년간 세계가 놀랄 정도로 경이로운 발전을 거듭해 왔지만 이와 더불어 화재 등 재난에 취약한 사회가 구성된 것이라고 볼 수 있다.

화재가 발생하게 되는 원인은 그 사회의 안전성을 평가할 수 있는 단위 중 하나이다. 단순 실수거나 어쩔 수 없는 상황에서 발생하게 되는 화재라면 그 사회가 받아들이고 조금씩 개선해 나가면 될 일이지만 '방화' 같은 사회구성원들의 갈등이나 원자력발전소 같은 거대 산업시설에서의 시스템 사고로 인한 화재 등은 화재의 대형화를 가져오고 이는 그 사회의 혼란을 야기할 수 있기 때문이다.

2021년도에 발생한 화재 원인을 분석해 보면 총 발생건수 36,267건에 실화 32,291건, 자연적 요인 또는 원인 미상인 경우가 3,329건(9.4%), 방화(방화의심포함)가 647건(1.8%)이었다. 실화의 경우 취급자의 부주의가 16,875건으로 가장 많았고 다음으로 전기·기계적 요인 등이 13,510건이었다. 방화의 경우에는 그 원인은 대부분 불만해소, 가정불화, 타인과의 싸움, 정신이상, 비관 등으로(2005, 전미희. p. 14) 우리 사회에서 화재의 대형화를 예견할 수 있는 대목이다.[8]

불은 산업발전 등 인류가 살아가는 데 있어서 없어서는 안 될 귀중한 요소이며 높은 경제성장과 복지사회를 이루는 데 크게 이바지해 왔다. 그러나 산업발전에 따른 인구의 도시집중과 건축물의 고층화·대형화 추세와 전기·유류·가스 등의 다양한 에너지원이 공급되고 사용됨에 따라 화재를 비롯한 각종 재난사고의 주범이기도 하다.

나. 구조

우리 사회는 지난 40년간 급속한 경제성장과 더불어 삶의 질이

---

8) 우리나라 방화 발생추세는 1990년대부터 증가하기 시작하여 1997년 IMF를 맞이하여 그 정점에 이르렀다가 이후 다소 주춤하다가 글로벌 금융위기 등 사회 경제적 위기 때마다 급격히 상승하는 경향을 보이고 있다. 대표적인 방화사건으로는 2002년 대구지하철 방화사건과 2008년 국보1호인 남대문 방화사건이 있다.(2013. 전미희)

향상되면서 안전에 대해 국민의 관심도가 크게 높아졌으며 복잡한 사회구조만큼이나 각종 사고가 빈발하고 그 유형도 다양해 높은 수준의 전문성을 갖추고 고도로 훈련된 구조대원이 필요하게 되었다. 1988년 제24회 서울올림픽대회를 앞두고는 예기치 못한 우발적 사고, 대형교통사고, 테러 등에 의한 화재 등이 발생하게 될 경우 인명구조를 담당할 수 있는 수준 높은 구조기술과 장비를 갖춘 구조대 설치가 특히 요구되었다. 이런 시대적 상황에 맞추어 1987년 9월 <119특별구조대 설치 운영 계획>을 수립하고 1988년 8월 1일 올림픽이 개최되는 7개 도시에 119특별구조대 9개대(서울3, 부산, 대구, 인천, 광주, 대전, 수원)를 설치하여 인명구조활동을 수행하게 하였으며 이후 전국에 있는 소방서로 확대, 시행하게 되었다. 그 수요는 날이 갈수록 증가하였는데 이는 경제성장과 더불어 위험요인의 증가와 더불어 안전에 대한 욕구가 강해졌기 때문이다.

지난 40년간 우리 사회는 각종 산업사고와 더불어 일상생활에서의 사고율, 범죄율은 크게 증가하였다. 1980년대 이후 범죄 발생 건수는 빠르게 상승하였는데 가령 1980년에는 인구 십만 명당 1,561건의 범죄발생에서 1990년 2,741건, 2009년에는 4,356건으로 급증하였다.[9] 특히 불특정 다수인을 대상으로 한 묻지마 범죄의 증가 폭이 커졌는데 이는 아무런 원한관계가 아님에도 불구하고 살인이나 강간과 같은 사고의 피해자가 되는 것으로 언제, 어디서 뜻하지 않게 범죄 피해자가 될지 모르는 불안감과 공포가 사회에 증폭되었다.

급격한 가족 변화 역시 위험을 생산하는 기제로 작동하고 있다.

---

9) 조윤제 외 2, <한국의 경제성장과 사회지표의 변화>, 한국은행.

혼인 감소와 이혼률 증가,[10] 출산율 감소,[11] 1인 가구 증가[12] 및 노령화가 빠르게 진행되면서(전미희, 2013, p. 246) 가정 내 위험의 증폭 내지는 발생 된 위험에 적절히 대응하기 어려운 구조가 되었다.

기후변화는 구조 활동 증가율을 가져온 주요한 요인이기도 하다. 급격한 벌떼의 습격이나 멧돼지 개체 수의 증가로 인한 도심으로의 출현, 태풍과 홍수 등 자연재해의 피해 역시 갈수록 증가하고 있다. 이러한 위험은 과거 위험의 형태가 '긴급한 위험'의 형태였다면 최근에는 또 다른 형태의 위험 '잠재위험'이 중첩되고 있는 것이다.

아래 <표 1-2>는 2008년과 2009년도의 원인별 구조 활동 현황과 2016년도와 2017년도 구조 활동 현황이다. 1988년 시작한 구조 활동이 2000년대 중반을 지나면서 구조 활동의 양상이 바뀌기 시작하더니 2010년대 중반을 지나면서 새로운 양상들이 나타나기 때문에 4개년도 구조 활동을 비교 분석하였다.

---

10) 우리나라 이혼율은 1970년 0.4건에서 2010년에는 2.5건으로 6배 이상 상승하였다. 1980년대 중반 이후 꾸준한 상승세를 보였으나 2003년 3.4건으로 최고를 기록한 후 다소 하락하는 모습을 보이고 있다.

11) 우리나라 출산율을 보면 60년에 6명, 70년에 4.5명, 80년 2.8명, 90년 1.6명, 2000년 1.5명, 2010년 1.2명이다.

12) 통계청의 인구·주택 총조사(2010)를 보면 15년 새 인구는 20% 증가한 4,858만 명인 반면 가구 수는 1,734만 개로 81%나 급증했다. 인구증가보다 무려 4배 빠른 속도로 가구 수가 늘어난 셈이다. 80년대 4.8%에 불과했던 1인 가구 비중은 2010년 23.9%를 차지했는데 이는 독신 남녀가 늘어나고 있는 데다 부모를 모시지 않는 자녀들이 늘면서 독거노인이 많아지고 있기 때문이다. 이러한 추세라면 2035년에는 34.5%까지 상승할 것으로 보인다.(매일경제신문, 2012.6.16.)

<표 1-2> 구조 활동 비교 분석표

(단위 : 건)

구분	총계	화재	교통	수난	폭발	붕괴	기계	승강기
2008	182,619	26,997	19,592	6,041	109	233	1,614	7,866
2009	257,766	28,065	22,088	6,281	124	345	1,609	7,518

구분	산악	자연재해	추락	안전조치	동물구조	시건개방	자해	실내갇힘	기타
2008	6,492	554	1,845	8,618	39,051	18,094	1,203	10,583	33,727
2009	7,105	1,313	2,245	17,187	73,038	21,886	1,936	10,451	56,575

구분	총계	화재	폭발	붕괴	교통	위치추적	수난	산악	기계	승강기
2016	609,211	65,277	340	846	57,325	11,001	7,307	9,134	2,764	20,481
2017	655,485	85,372	321	779	59,395	11,480	6,826	9,682	2,421	24,041

구분	잠금장치	인명갇힘	동물포획	벌집제거	추락	자연재난	위험물	유해물질	자살추정	안전조치	기타
2016	42,442	15,281	89,957	173,859	5,175	8,079	1,108	511	9,134	31,929	57,261
2017	51,134	10,792	110,581	154,436	4,369	6,731	552	393	11,954	49,499	54,727

(자료 : 소방청, 2018)

<표 1-2>에서 2008년 대비 2009년도 구조 활동을 비교해 보면 자연재해로 인한 구조건수가 759건이 늘어 전년 대비 138%가 늘었으며 안전조치와 동물구조, 시건장치와 기타(긴급한 위험이 아닌 비긴급 위험)위험이 69,196건 늘어 전년 대비 70%가 늘었다. 1988년 소방에서 구조활동을 시작한 이래 구조업무의 대부분은 화재, 교통사고, 붕괴와 같이 지금 즉시 활동하지 않으면 생명유지가 어려운 경우(응급)[13]에서의 활동이었지만 2000년대 중반부터 구조활동의 양상이 달라지기 시작하였는데 경제력 상승과 문화인식의 다변화

---

13) 응급 : 누군가의 빠른 도움을 필요로 하는 위험으로 예를 들면 화재, 교통사고, 붕괴, 폭발, 사업장 내에서의 사지절단 등이 있다.

등 사회변동에 따라 위험의 양상변화와 빈도수가 크게 증가할 뿐만 아니라 시민들의 위험을 인식하는 폭이 확대되면서 급박하게 다가오는 위험뿐만 아니라 방치할 경우 급박한 위험으로 변화할 수 있는 잠재응급[14]의 상황 해결 요구가 증대되었다. 잠재위험이란 일상적 위험으로서 기후변화에 의한 생태계 교란으로 인한 벌떼의 급격한 증가와 멧돼지의 시가지 출현으로 사람들의 일상생활에 위험을 주거나 폭설, 폭우 등으로 인한 고립과 2차피해(건물붕괴 우려, 배수 등), 사회구조적 요건 변화로 인한 독거노인 등 취약계층의 증대, 맞벌이부부 증가에 따른 어린이 방치, 자살 예고에 따른 위치 추적 등을 들 수 있다. 즉 지금 바로 목숨을 앗아가는 것은 아니지만 시간이 지나면서 위험으로 변하여 사람을 해치거나 재산의 피해를 주는 위험을 말한다.

자연재해에 따른 구조 활동 역시 눈여겨봐야 할 항목이다. 그동안 자연재해 시 소방에서의 접근은 제한적이었다. 그러나 홍수, 태풍, 폭염 등의 위험에 노출되었을 때 시민들은 소방의 역할을 기대하고 있다.[15] 또한 기타 항목은 그동안 잘 발생하지 않았던 위험항목들로써 기후변화 등에 의해 벌떼와 멧돼지 개체 수가 증가하면서 도심가 어디에도 출몰하게 됨으로써 사람들의 위험을 해결하거나 자살 표현 후 집을 나간 사람을 찾아달라는 위치추적 등의 건수가 급격히

---

14) 잠재응급 : 지금 당장 생명 유지가 가능하지만 시간이 지연됨에 따라 생명유지가 어려운 경우.

15) 지난 2011년 7월 26일 서울엔 104년 만에 도시홍수가 발생하였다. 3일간 1년 강우량의 절반 정도인 530㎜의 비가 서울 도심에 쏟아져 우면산 주변의 산사태가 발생하여 토사가 단독주택과 아파트 등지까지 덮쳐 생후 17개월의 어린이를 포함하여 18명이 사망했다. 또한 전북 군산에서는 2012년 8월 13일 밤 동안 440㎜이라는 기록적인 비가 내려 2,000여 가구와 상가, 공장, 축사 등이 물에 잠겼다. 이때 소방관의 헌신적인 배수작업과 복구작업이 이어졌다.(한겨레, 전북일보 등 주요언론보도내용)

늘어났다.

　2017년 구조활동을 보면 2008년도와 비교할 때 특히 세 가지가 눈에 띈다. 첫째, 9년 만에 구조건수가 수난, 산악, 동물구조를 제외하면 각 항목이 세 배 이상 증가하여 사회적 위험 요소가 증대된 것을 알 수 있고, 둘째, 자살 추정으로 인한 구조요청 신고 건수가 2008년 1,203건에서 2017년 23,434건으로 약 12배 증가하였다. 사회구성원의 기본단위인 개인이 자살로 생을 막감하는 일이 끊이지 않는다는 것은 가정과 국가의 근간을 흔들 수 있는 심각한 문제이다. 우리나라 자살 원인으로는 개인의 정신질환이나 질병을 주요한 원인으로 꼽고 있지만 다른 선진국과 달리 소득 불평등 등 사회적·문화적 요인도 큰 영향을 미친다. 또한 사회통합수준이 낮은 점도 자살률을 부추기는 요인으로 꼽는데 OECD에서 발표한 사회통합지수는 30개국 중 29위로 최하위였다. 즉 한국 사회는 다른 나라와 비교해 성별, 나이, 빈부에 따라 차별받고 사회제도와 타인에 대한 신뢰가 낮으며 개인이 교육을 통해 사회·경제적 성취를 이루기 어렵고 사회갈등을 민주적으로 해결하지 못하고 있다는 말이다. 셋째, 벌집 제거 신고 건수는 2008년도에는 기타 항목으로 매몰시켰으나 이후 급격히 증가하여 별도의 항목으로 분류하였다. 2008년에도 벌의 공격으로부터 구조를 요청한 사례들이 있었고 당시 이례적인 구조요청이라는 인식이 있었지만 9년 후인 2017년도에는 어느 구조요청보다 절대적으로 많아졌다. 말벌은 곤충 생태계에서 최상위 포식자로서 지구온난화로 인한 기후변화가 잦아지면서 개체 수가 증가하였고 여름이 길고 폭염이 계속되거나 사계절 날씨에 예상하지 못한 변수가 있을 때 개체 수가 좀 더 증가하기도 한다. 또한 우리나라

도시화가 급속히 진행되면서 숲은 줄고 도심의 공원이나 녹지 등이 상대적으로 늘고 있는데 이 과정에서 말벌이 도심환경에 적응하면서 주택가에 자주 출몰하게 된 것이다. 오늘날 우리 사회는 소방 활동의 수혜를 입지 않고 살아갈 수조차 없게 되었으며 소방관은 마치 수퍼맨과 같은 존재가 되어 버렸다.

이제 그동안의 구조 활동 현황을 살펴보기로 하자. 오랫동안 지속해 온 구조 활동은 소방의 사회적 역할을 가늠할 수 있는 중요한 지표이기 때문이다. 아래 표 <표 1-3>은 1995년에서 2017년 사이에 이루어진 우리나라 구조건수와 구조된 인원 현황이다.

〈표 1-3〉 최근 22년간 구조건수 및 구조인원 현황

(단위: 건/명)

년도	1995	1996	1997	1998	1999	2000	2001	2002
구조건수 (처리건수)	17,873	33,713	44,023	64,606	83,694	86,929	87,914	85,402
구조인원	26,135	42,212	50,628	75,924	82,487	78,590	72,841	75,275

년도	2003	2004	2005	2006	2007	2008	2009	2010
구조건수 (처리건수)	88,054	97,881	105,382	113,433	146,019	182,619	257,799	281,743
구조인원	72,680	61,338	64,633	72,169	77,538	84,559	90,349	92,391

년도	2011	2012	2013	2014	2015	2016	2017
구조건수 (처리건수)	316,776	427,735	400,089	451,050	479,786	609,211	655,485
구조인원	100,660	102,787	110,133	115,038	120,393	134,428	115,595

(자료: 소방청, 2018.)

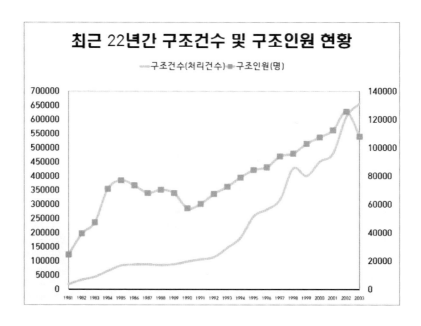

최근 22년간 구조건수 및 구조인원 현황

구조건수(처리건수) ■ 구조인원(명)

　1995년부터 2017년 22년간의 구조건수를 살펴보면 1995년 대비 2017년에는 567,431건이 증가하여 약 37배가 증가하였으며 구조인원은 89,460명이 증가하여 4.5배의 증가율을 보이고 있다.

　구조활동 현황은 한 사회의 위험 정도 측정이 가능한 지표로서 우리 사회에서 22년간 구조건수가 약 37배 증가하는 경이로운 통계는 사회의 위험성 증가와 더불어 구조의 손길을 필요로 하는 사람들이 급격하게 늘어가고 있는 것을 말해주고 있는 것으로 보아야 할 것이다.

　119구조대 활동을 시작한 1988년 이래 최근 2017년간의 구조활동 단계를 출동건수로 구분해 보면 구조활동을 시작한 초기 단계인 1단계는 1988년부터 1994년까지로 연평균 1만여 건 대였다. 시민들이 소방에서 구조활동을 하고 있다는 것을 미처 인식하지 못하거나 자신의 위험을 공공기관에 신고하는 것을 꺼려하고 국가가 위험 앞에 놓인 자신을 직접적으로 도울 수 있을 것이라는 생각이 크지 않았던 시기이다. 구조활동 2단계는 1995년에서 1998년으로 시민들이 119구조활동을 직접 보게 되고 이러한 활동들이 위험 앞에 놓인 생명을 직접 구조하고 있다는 것을 인식하게 되는「119구조대의 사회적 역할」인식 확산단계로서 초기 1단계와 비교하면 약 4배가 증가하여 연평균 4만여 건의 구조가 이루어졌다. 2000년대 초입은 세계화의 시대이다, 사회주의권의 붕괴로 세계가 하나의 시장으로 통합됐고 교통과 통신이 발달하면서 우리나라의 무역은 크게 늘었다. 이에 따라 우리의 경제성장은 크게 높아졌으며 문화의 다양성은 그 이전과 비교할 수 없을 정도로 확장되었다. 시장의 확장성, 문화의 다양성, 높은 기술력 등은 새로운 위험을 생산하거나 고도의 위험을 만드는 조건 중의 하나이다. 즉 우리 사회의 위험이 양적, 질적 변화를 가져오기 시작하였는데 이 시기가 3단계인 1999년부터 2008년까지이다. 구조활동 2단계인 시기에 비해 약 2.5배 증가하여 한해 평균 약 10만여 건에 달하였다. 구조활동 제4단계는 2009년부터 2011년까지로 한해 평균 약 20여만 건으로 사회적 위험에 대한 적극적인 대처를 원하는 시민들의 본격적인 신고가 이루어졌다. 기후변화로 인한 빈번한 자연재난과 소득격차, 저출산·고령화, 과학기술 발전등 사회구조변동에 따른 위험성 변화 등으로 위험의 일상화를 맞은 제5단계인 2012년부터 2015년(4년)에는 소방에서 본격적으로 '생활안전대'를 운영하면서 40만여 건을 훌쩍 넘어섰고, 최근 2016년부터는 60만 건을 초과하면서 가히 소방구조의 일상화를 보이고 있다.

소방에서 구조활동을 시작한 이래 시민들의 소방업무 변화에 대한 인식이 확장되면서 구조활동은 크게 증가하였고 사회의 위험변화와 더불어 기후변화, 경제적 불평등, 고령화, 가족변동 등 사회구조변동이 심화되면서 구조활동 역시 크게 증가하고 있다.

다. 구급

소방기관에서 구급업무를 시작한 것은 1981년 야간통행금지 시간 중에 아픈 환자가 발생하게 되면 국민들이 병원을 이용할 수 없는 어려움을 해결하기 위한 수단이었다. '야간통행금지제도'는 광복 이후 미군이 남한에 주둔한 직후인 1945년 9월 8일부터 시행하여 1988년 1월 1일에 없어진 제도로서 밤 10시부터 새벽 4시까지 치안을 이유로 국민들의 통행을 금지시킨 제도이다. 따라서 심야 시간 때 급성질환 등 위급한 환자가 발생하게 되면 응급처치 등이 이루어지지 않아 사망자 등이 많이 발생하였다.

당시에는 주요 에너지원이 연탄을 이용하는 시절이었기 때문에 심야에 연탄가스 중독자가 발생하거나 임산부의 출산에 따른 진통환자가 많았으나 이러한 응급환자에 대한 국가적 조치가 미흡하였다. 따라서 심야시간대 전 국민에 대한 봉사활동의 일환으로 전주시 등 6개 지역 소방서에서 야간응급환자 이송업무를 시범적으로 운영하기 시작하였다. 그러던 중 지역주민들의 적극적인 호응으로 이용빈도가 증가하자 1982년 보건사회부와 협의하여 소방관서에서 야간구급환자 신고센터 운영 규정[16]을 마련하여 야간 구급환자신고센터

---

16) 내무부 훈령 제176호, 보건사회부 훈령 제447호

를 운영하여 오다가 1983년 법제화[17]를 통하여 소방의 기본 업무가 되었다.

오늘날 우리 사회는 예기치 못한 사고나 갑작스러운 질병 등으로 의료신세를 져야 하는 경우가 빈번하게 발생한다. 즉 독거노인 및 장애인의 증가, 산업환경 및 식습관의 변화, 교통사고의 급증 등으로 급성질환자나 사고현장에서의 구조환자 등이 증가하였다. 특히 인구변동은 구급증가요인에 있어서 큰 몫을 차지한다. 2000년대 들어 급격히 진행되고 있는 고령화는 사회 곳곳에 영향을 미치고 있지만 화재피해와 구급, 구조의 증가 요인으로 자리하고 있다. 우리나라는 2000년도에 65세 이상 노인인구 비중이 7%인 고령화 사회를 맞이하였으며 2017년에는 그 비중이 14%로 증가하여 고령사회로 진입하였다. 그러나 2050년에는 39.8%로 크게 증가할 것으로 예측하고 있다.('2050년 한국 인구 피라미드 보고서', 저출산고령사회위원회. 2019.11.3)

인구변화와 경제적 여건의 변화는 질병의 변화를 가져온다. 우리나라 질병의 변화를 살펴보면 1950년대 우리나라에는 130만 명의 결핵환자가 있었으며 이중 연간 4만 명이 사망하였다. 60~70년대에는 콜레라, 뇌염 등 전염성질환으로 인한 사망자가 많았다. 또한 기생충 감염률이 95%에 육박하였다. 그러나 2004년 한국을 괴롭히는 질병 1위는 암으로 직접 의료비용과 사회경제적 비용을 합하면 14조 9천억 원에 달한다. 암과 함께 당뇨가 현대 한국인의 위험을 가중시키는 주요한 원인 중 하나이다. 당뇨는 실명, 만성신부전 그

---

17) 1983년 12월 31일 소방법 제93조 개정

리고 뇌, 심혈관질환 등 각종 치명적 합병증의 기저질환이 되는데 현재 당뇨 환자 수는 500만 명에 가깝고 증가속도도 빨라 더 큰 문제로 대두되고 있다. 비위생적 전염성 질환에서 벗어나 암과 당뇨와 같은 만성질환의 증가에서 최근에는 또 다른 질병이 위협하고 있다. 천식과 심근경색증, 뇌졸중 등 심혈관질환[18]인 급성질환이 급격히 증가 추세이다. 이는 한국 사회가 경제적 여유와 함께 변화된 생활과 식습관, 환경오염의 증가, 인구의 노령화, 각종 스트레스의 증가 등이 원인일 수 있다.

아래 <표 1-4>는 최근 22년간의 구급건수 및 이송인원 현황이다. 이를 구체적으로 살펴보면 1996년 대비 2017년 현재 구급 이송건수는 1,336,436건, 구급 이송인원은 1,353,642명이 증가하여 약 4배 이상 증가세를 보이고 있다.

90년대 중반 이후 매년 10만여 건 정도 증가하여 2000년 초 100만 건을 넘어가면서 한동안 완만한 증가율을 보였다. 그러나 2008년부터는 또다시 매년 약 10여 건의 증가세를 보이더니 마침내 2017년 180만 건에 육박하게 되었다.

아래 <표 1-4>의 22년(1996~2017)간의 구급활동을 구급건수로 분류하면 4시기로 구분할 수 있는데 첫째 시기는 연평균 50만 건 시기로 96년에서 98년 사이를 말한다. 이 시기에는 이전 구급활동에 비하여 더욱 출동이 많아지면서 50만여 건을 상회하기 시작한 시기이다. 둘째 시기는 100만 건 미만의 시기로 1999년에서 2005년까지로 매년 구급 출동건수가 일만여 건씩 증가하면서 연평균 100만 건

---

18) 우리나라 심정지 발생현황을 보면 1994년 10만 명당 발생건수가 12.6명이었으나 2000년에는 21.5명, 2006년에는 36.3명, 2010년 44.8명으로 급격한 증가를 보이고 있다.(2011, 소방방재청 통계)

에 도달하기 시작하였다. 셋째 시기는 150만 건 미만의 시기로 2006
년부터 2012년까지이다. 넷째 시기는 150만 건 이상의 시기로 2013
년 이후부터 2021년 현재까지이다. 구급활동은 일정한 간격을 두고
갑자기 증가하는 것은 아닌 것으로 보인다. 매년 꾸준하게 증가하고
있는데 2017년 현재 우리나라는 1일 평균 4,976명이 구급차를 이용
하고 있다.

〈표 1-4〉 최근 22년간 구급이송건수 및 이송인원 현황

(단위: 건/명)

년도	1996	1997	1998	1999	2000	2001	2002	2003
구급건수 (처리건수)	440,752	539,261	672,778	896,298	899,004	944,435	944,775	973,475
구급인원	463,884	567,750	709,184	951,867	945,834	985,618	982,697	1,013,874

년도	2004	2005	2006	2007	2008	2009	2010	2011
구급건수 (처리건수)	1,035,139	1,058,996	1,111,171	1,189,122	1,269,189	1,387,396	1,428,275	1,405,263
구급인원	1,076,932	1,100,737	1,153,553	1,235,609	1,316,942	1,439,688	1,481,379	1,453,822

년도	2012	2013	2014	2015	2016	2017
구급건수 (처리건수)	1,494,085	1,504,176	1,631,723	1,707,007	1,748,116	1,777,188
구급인원	1,543,379	1,548,880	1,678,382	1,755,031	1,793,010	1,817,526

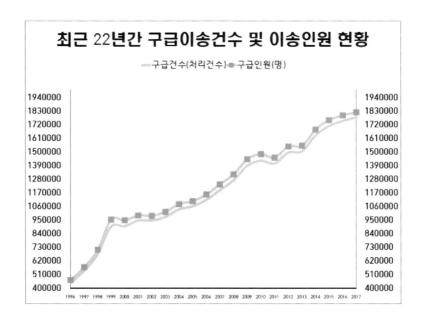

최근 22년간 구급이송건수 및 이송인원 현황

구급건수(처리건수) 구급인원(명)

구급차 이용 빈도율과 더불어 더 충실한 내용을 알기 위해서는 구급의 내용을 들여다볼 필요가 있다. 2017년 1년간의 구급활동을 연령별, 장소별로 구분하여 살펴보기로 하자.

2017년 한해 동안 1,817,526명을 이송하였는데 연령별로 구분해 보면 10대 미만이 83,408명(4.6%), 10대 85,601명(4.7%), 20대 148175명(8.2%), 30대 160603명(8.8%), 40대 220,557명(12.1%), 50대 314,105명(17.3%), 60대 265,643명(14.6%), 70대 280,905명(15.5%), 80대 이상 258,517명(14.2%)이다. 60세 이상의 구급수혜자가 44.2%를 차지하고 있는데 이는 상대적으로 고령층에서 구급차를 많이 이용하고 있다는 것을 알 수 있다. 위험은 모든 연령층에 존재한다. 그러나 고령화될수록 위험에 적절한 대응이 어려우며 누군가의 도움을 필요로 한다. 고령층 특히 빈곤한 노인 1인가구는 많은 질병에 노출될 가능성이 높다. 특히 심혈관 질환 등 급성질환에 무방비할 수밖에 없다. 앞으로 고령자에 대한 소방서비스는 더욱 증가할 것으로 예상된다.

장소별 구급현황을 살펴보면 총 1,817,526명 중 가정 1,015,127명(55.9%), 도로 등 교통지역 352,868명(19.4%), 상업시설 78,908명(4.3%), 집단거주시설 44,234명(2.4%), 의료관련시설 42,519명(2.3%), 오락문화시설 30,163명(1.7%), 학교교육시설 28,219명(1.6%), 산·바다 등 28,300명(1.6%), 기타 225,488명(10.8%)으로 가정에서 가장 구급활동 요청이 많은 것으로 나타났다. 우리는 흔히 가정이 가장 안전하고 편안하다고 느낀다. 그러나 우리 삶 안에 녹아있는 위험은 언제, 어디서나 그 모습을 드러낼 준비를 하고 있다. 가장 편안하고 안심하고 있는 그 장소에서 가장 빈번하게 위험과 마주하고 있는 것이다.

3. 현대사회에서의 소방의 역할

3.1 새로운 위험의 부상과 특징

지난 60년간 우리 사회는 많은 변화가 있어 왔다. 눈부신 경제성장과 민주화에 따른 사람들의 생활양식의 변화, 다양한 업종의 탄생과 에너지의 다양화, 의료기술의 발달에 따른 수명연장, 가족구조의 변화, 소득구조의 양극화에 따른 취약계층의 증가 등 이루 말할 수 없는 변화를 거듭해 왔으며 이를 압축적 성장, 혹은 폭압적 성장으로 표현하고 있다. 외국에서는 한국의 변화양상을 보고 놀라움을 금치 못하고 있다. 그동안 우리 사회의 경제발전은 국내총생산(GDP) 세계 12위에 이를 만큼 고도의 경제성장을 이루었지만 이것은 우리 사회의 총체적 역량이 오직 경제발전이라는 단일목표에 집중된 결과였고[19] 이로 인한 부작용은 '위험사회'적 시각에서 볼 때 대단히 어두운 그림자를 드리우고 있다. 짧은 기간 동안 완전히 산업사회로 이행되는 압축적 근대화는 당연히 위험의 문제를 경시하였다. 경제적 생존논리가 위험에 대한 인식을 압도하고 근대 과학주의가 국가 엘리트를 매개로 사회 전체를 압도하였다.

오늘날 세계적으로 확산되는 경제적 위기와 재해 등은 우리 사회에 예견할 수 없는 위험과 불확실성을 증가시키고 있다. 이러한 가운데 신종질병 등에 따른 건강위험증가, 노령인구의 빈곤화, 노동시장의 유연성이 가져온 고용 및 가족 불안정성, 기후변화 및 환경오염 등에 따른 재해 등 새로운 위험이 증대돼 가고 있다. 위험은 순차적으로 나타나는 것이 아니라 중첩되어 나타나고 있어(Ulrich Beck, 1997) 다원적이며 복합성(이재열, 2005, p. 78)을 띤다고 할 수 있다.

우리 사회의 새로운 위험의 발생환경에 대하여 이재열은 다음과 같이 설명하고 있다.[20] 첫째, 생태계 파괴 및 지구온난화, 자연재해 증가 등에 따른 위험 부상이다. 오늘날 자연계에 대한 지식과 기술의 효과가 만들어낸 인위적 위험에 직면하고 있는데 이러한 인위적

---

19) 1960년에 3,000만 달러를 약간 상회하였던 수출액은 1964년에 1억 달러를 돌파한 데 이어 1971년에는 100억 달러, 1980년에는 500억 달러 그리고 1995년에는 1,000달러를 돌파하고 2011년에는 5,565억 달러에 이른다.

20) 이재열, <한국 사회의 위험구조 변화>. 2005.

위험을 명확하게 보여 주는 예로 가속화되는 산업과 기술발전의 결과로 산업생산과 환경오염, 원자로건설, 대규모 농업 프로젝트 등은 인간이 자연환경에 가한 충격의 일부이다.(Giddens, 2006; 952~953) 따라서 자연환경체계는 인간 활동으로부터 영향을 받아 재해현상이 창출되거나 악화될 수 있다. 벡(Beck)은 환경과 인간의 건강에 대한 위협을 가장 중요한 사회적 문제 중 하나로 보고 있는데 그 이유로는 피해규모가 크며 피해의 정확한 산정도 불가능하고 그 효과도 장기적이며 엄청난 비용부담을 안기는 위험으로 보험체계로도 방어할 수 없기 때문이다.

둘째, 기술적 위험으로 원자력발전, 생명공학, 나노공학, 거대 정보체계의 장애, 고속수송과 교통망의 기능장애 등을 들 수 있다. 한국이 괄목할 만한 외연적 성장을 이루는 데는 과학기술의 발전을 언급하지 않고서는 설명되지 않는다. 1970년대 중화학공업, 석유화학공업, 철강제련 등 거대기술 중심의 경제개발과 각종 연구시설, 연구프로젝트가 있었으며 1980년대 이후에는 원자력발전, 전자제품산업 그리고 최근에는 정보·통신기술, 생명공학, 나노기술 등 새로운 첨단기술이 한국 사회의 성장을 이끌어 왔다. 원자력발전은 화석연료를 이용한 화력발전보다 환경친화적인 에너지원으로 각광받았으며 값싸고 청정하며 안전하다고 믿었으나 세계 어느 곳의 원자력발전소에선가는 항상 크고 작은 사고가 발생하고 있으며 방사능 누출은 사고 때만 발생하는 것이 아니라 작동과정에서 정상적으로 발생하는 여러 형태의 핵폐기물의 처리과정에서도 발생하는 일상적인 위협이다. 이것처럼 기술적 위험은 우리 주변의 산업현장과 대형건축물, 시설물들에서 대형사고나 붕괴, 폭발, 대형화재 등이 일상적인 형태로 나타나고 있어 기술과 위험은 불가분의 관계임을 드러내고 있다.

셋째, 사회적 위험으로 최근 한국 사회에서 크게 부상하고 있는 범죄, 건강의료, 경제위기, 가족해체 등을 들 수 있다. 지금까지 가족제도는 한국 사회에서 위험에 대한 방어수단이었다. 그러나 최근 이혼 등 혼인의 불안정성이 증가되고 있다. 불안정한 한부모가족이 많아지고 이런 가족의 가장은 여성일 확률이 높다. 이와 함께 여성은 노동시장에 참여함으로써 그동안 여성이 돌보아왔던 노인과 아동은 돌봄의 사각에 위치에 놓이게 되었다. 더 나가 노동시장 등의 불안정성은 사람들을 소외, 분노, 배타감정을 극대화시키고 이는 2차적 위험을 양산한다. 자살,21) 방화,22) 묻지마범죄,23) 성폭행 등의 형태로 표출되거나 자신의 건강 악화 등의 형태를 띠게 된다.

이재열, 김동우(2004)는 재난의 사건 간의 상호작용과 사건의 소요시간을 기준으로 위험의 유형을 네 가지로 분류하였는데 복합·증폭형, 복합·돌발형, 단순·증폭형, 단순·돌발형이다. 각 유형별로 재난의 유형이 비교적 차별성을 가지고 나타나는데 복합·증폭형 재난의 경우에는 환경오염 등이 복합·돌발형인 경우에는 고도의 기술이 관련된 재난이, 단순·증폭형의 경우에는 단순한 기술이

---

21) 우리나라 자살률은 OECD 국가 중 가장 높으며 전 세계적으로도 가장 자살률이 높다. 2012년에는 전체 사망 원인 중 자살이 28.1%로 사망자 수는 14160명이다.

22) 대표적인 방화로는 대구지하철 방화사건을 들 수 있는데 이는 2003년 2월 18일 아침 09시경 대구 지하철 구내에서 지적장애 2급 판정을 받은 50대인이 휘발유를 담은 페트병 2개에 불을 붙인 뒤 바닥에 던져 총 12량의 지하철 객차를 뼈대만 남긴 채 모두 태워버린 대형참사이다. 이 방화로 인하여 사망자 192명 실종자 21명, 부상자 151명이 발생하였다. 당시 방화범의 진술한 내용을 보면 범행동기가 뇌졸중으로 쓰러져 오른쪽 상·하반신의 장애가 오게 되고 증세가 호전될 가망이 없어지자 삶을 비관하여 다른 사람들과 함께 죽을 생각이었다고 했다.

23) 우리나라 묻지마범죄 현황을 보면 2007년 13,396건, 2008년 15,017건, 2009년 15,693건, 2010년 18,256건, 2011년 19,498건으로 급속히 늘어가고 있다.(통계청, 2011년 범죄통계)

관련되며 부실공사가 관련된 재난이, 단순·돌발형의 경우 단순한 사고나 테러 등 범죄에 의한 재난이 주로 나타나고 있다. 향후 한국 사회의 위험은 단순·증폭형 사고보다는 복합·증폭형 또는 복합·돌발형 사고의 위험을 만들 가능성이 크다. 이는 앞서 언급했던 것과 같이 위험의 복잡성과 관련되기 때문이다.

3.2 사회적 안전망으로서의 소방의 역할

앞장에서 살펴본 것과 같이 우리 사회는 '위험사회'(risk society)로서의 징후가 강하게 나타나고 있으며 날이 갈수록 각종 사회적 안전을 위협·저해하는 요인이 급격하게 증가함에 따라 현장 지향적 대비·대응 업무를 중점적으로 담당하는 소방의 역할은 계속 증가할 것으로 판단된다. 아울러 화재 등 각종 재난·재해사고의 방지를 위한 '예방기능' 즉 소방검사와 화재예방교육 및 국가위기와 재난관리 차원에서 요구되는 '포괄적 안전서비스기능' 등이 중시되고 있는 만큼 소방은 '국민의 안전지킴이'로서 국가위기관리 책임을 능동적으로 부여 받고 있다. 사실 소방업무의 영역은 시대적 상황과 국가적·사회적·문화적인 환경 등에 의해 많은 변화와 다양한 형태의 변천을 거듭해 왔으며 이는 지속적인 확대·발전경향을 보이고 있다.

21세기 복지국가의 이념을 지향하는 현대국가에 있어서 국가목표의 최고선은 국민의 안전한 생활을 보장하고 각종 위험으로부터 국민을 보호함으로써 국민 개개인의 삶의 질을 향상시키고 보다 윤택한 삶을 영위하는 대전제에서 출발하고 있다. 따라서 소방업무는 헌법 제34조에서 규정한 "국가는 재해를 예방하고 위험으로부터 국민을 보호하기 위하여 노력하여야 한다"는 헌법정신의 구체화에 있으며 이의 실행을 통한 복지국가 구현에 최선을 다하고 있다. 현실적으로 국민의 생명과 재산을 보호함으로써 공공의 안녕질서의 유지와 복리증진에 이바지함을 목표로 하는 소방법은 화재뿐만 아니라 각종 사고의 인명구조와 응급환자 이송업무도 포괄하여 규정하고 있기 때문에 인적재난과 자연재난을 포함한 모든 재난현장의 긴급구조·구급 기능을 담당함으로써 각종 재난·재해로부터 국민의 생명과 재산이 손상될 우려가 있을 때 이를 구하고 그 피해를 최소화하는 활동을 총괄하는 핵심 중추조직으로 위기관리의 성격을 강하게 가진다.

그동안 한국 사회는 다양한 위험성 증가에도 불구하고 이윤추구를 우선한 안전경시 풍조, 속도 위주의 고속경제발전과정에 밀린 인색한 투자와 안이한 재해의식으로 안전 불감증이 크게 심화되었고 이는 성수대교 붕괴, 아현동 가스폭발, 삼풍백화점 붕괴, 화성 씨랜드 화재, 인천호프집 화재, 대구지하철방화 등 대형참사로 이어졌다. 이와 같은 일련의 대형참사들은 우리 사회의 안전에 대한 깊은 사고와 대국민의 안전에 대한 공공서비스 확대를 요구하는 주권자로서의 행정서비스를 요구하는 지경에 이르렀다.

소방업무는 인간의 생명과 직접적으로 관계되어 있을 뿐 아니라 그 수요는 사회변화와 더불어 날이 갈수록 증가 추세를 보이고 있으며 앞으로 국민의 기대는 더욱 클 것으로 예측된다.

현대사회는 위험을 방치하거나 방치될 경우 개인은 물론 국가의 존립마저 위태로울 수 있다. 그러나 미리 앞장에서 설명했던 것과 같이 소방에서의 활동현황 즉 화재, 구조, 구급업무의 증가현황에서도 알 수 있듯이 소방은 시민들의 삶속에 깊숙이 녹아 스며들어 위험을 막아냄으로써 일상생활의 파괴를 막고 내일을 향해 도약할 수 있은 여건을 만들어 준다. 이러한 기능은 현장대응에서만 나타나는 것이 아닌 예방적 기능과 대비기능에서도 작동한다. 화재를 예방하기 위하여 국민을 상대로 한 각종 위기탈출 체험과 안전지식을 전파하는 화재예방교육, 화재가 발생하게 되면 화재발생 장소로부터 무사히 탈출하거나 소방시설을 이용하여 화재를 진화할 수 있는 활동을 지식화하는 소방훈련 등과 화재가 발생하게 될 경우 초기에 인지하여 경보하고 초기 진화할 수 있는 장비 즉 소방시설 등에 대한 사전 점검(소방검사)활동이 있다. 이제 소방업무는 '국민생활속의 119'라는 인식이 국민 뇌리 속에 깊숙이 각인되어 119가 국민생활과 가장 밀착되고 있으며 위기·재난·안전과 관련된 문제라면 어떠한 경우도 현장으로 즉시 출동, 해결될 수 있다는 사회적 신뢰와 국민적 공감대가 형성되어 있다.

제2장

소방검사의 의의

1. 소방검사의 개념

1.1 소방검사의 의의

그동안 화재발생에 대한 원인은 다양한 관점에서 연구되어 왔지만 크게 두 가지 범주로 정리할 수 있을 것이다. 하나는 인적, 물적, 자연적 요인들을 토대로 화재발생의 인과관계를 규명하려는 방법이다. 다른 하나는 화재가 시간과 공간에 따라 차별적 분포를 보이고 있는 현상에 주목하고 이를 설명할 수 있는 사회구조적 특성을 밝혀내려는 방법이다. 전자의 관심은 화재의 최초 발화 원인등을 추적하면서 연소 패턴을 규명하려는 것으로 그동안 보편적으로 사용해온 방법이며 후자의 연구는 1970년대 후반부터 논의가 시작된 최근 주제로서(U.S. Fire Administration, 1997a) 지역의 물리적 특성과 인간의 심리적 특성 즉 인구형태, 인구밀도, 인구이동성, 경제적 불평등, 안전에 대한 인식의 정도와 관심도 등과 같은 보다 거시적이고 심리적인 사회현상을 분석단위로 하여 화재를 이해하는 방법이다. 이는 몇 가지 점에서 유용할 수 있다.

첫째, 화재발생은 기계적, 구조적 불안정 외에도 인간의 행동과도 밀접한 관련이 있다는 점이다. 즉 빈곤, 인구 이동성, 가족해체, 안전을 바라보는 사람들의 인식의 정도 등이 영향을 미친다. 둘째, 사회의 안정성이 화재발생에 영향을 미친다고 보고 있다. 지역의 안정성, 잦은 인구이동, 인구구성의 이질성 등이다. 이러한 화재발생 원인 규명 요인은 화재예방에 있어서 매우 중요하다. 화재예방은 화재가 발생할 수 있는 요인들을 파악하여 미연에 방지한다는 의미를 가지기 때문이다.

소방검사는 예방업무 중 하나이며 핵심적 항목이다. 'Reinventing Government'를 쓴 Osborme과 Gaebler는 미국의 화재사망률이 다른 산업화된 나라보다 더 높은 것은 미국이 대부분의 돈을 화재를 예방하는 데 쓰지 않고 화재 출동에 사용했기 때문이라고 하며 소방에서의 예방을 강조하였다.

일반적으로 검사제도는 국민의 안전한 삶을 위하여 설비, 시설 등에 정부 각 부처에서 일정한 검사기준을 정하여서 이를 확인하고 검사요건에 충족하지 않으면 사용을 금지시키거나 그 업무에 종사하지 못하게 하는 법률적 효과 발생의 전제적인 요건이 된다고 할 수 있다.(기태근, 2009, p. 108) 사회 안에서 발생하는 화재방지에 대한 국가와 국민의 의무를 구체화 한 것이 소방검사제도이다.

예컨대 일정한 안전성을 갖추지 않은 소방대상물을 그대로 방치하는 경우 또는 건축물의 관계자 등이 화재위험에 대한 희박한 인식으로 인한 부주의 등은 건축물의 안전성 결여로 연결됨으로써 화재

발생 빈도를 높이게 되고 이는 국민의 생명·신체 및 재산손실의 위협을 가지게 될 것이다.

현재 소방검사는 두 가지로 진행되고 있는데 첫째로는 건축물 등의 관계자가 실시해야 하는 소방검사가 있다. 이는 민간자율 방화의식을 고취시키고 자기 책임성 강화라는 측면에서 긍정적 기능을 가진다. 또 하나는 국가의 의무로서 실시해야 할 소방검사(화재안전조사)가 있다. 소방기관에서 실시하는 소방검사는 소방시설 등 기계적 점검과 더불어 관계자 등에 대한 자율방화의식을 고취하게 하는 기능을 더한다.

여기서 특히 강조되는 것은 정부주도의 소방검사이다. 이는 국가가 공권력을 가지고 실시하는 프로그램으로써 국민에게 미치는 영향이 크기 때문이다.

소방기관에서 실시하는 소방검사의 실행은 구체적 화재위험의 존재를 반드시 필요로 하지 않으며 추상적 화재위험이나 화재 개연성만으로도 충분하다. 질문권이 부여되고 자료제출명령권, 보고징수권을 부여하여 화재예방과 진압대책의 마련을 위하여 개개의 소방대상물의 관계자에게 인명과 재산피해의 위험을 예방, 궁극적으로 화재예방체제를 확립함으로써 <소방기본법>의 목적에서 정하는 국민의 생명·신체 및 재산을 보호하고 안녕질서를 유지하여 사회공공의 복리증진에 기여하는 제도라고 할 수 있다. 그러나 결과적으로 소방대상물24) 관계인의 기본권을 제한하기 때문에 헌법상 법률유보원칙에 따라 법률에 명확한 근거가 있어야 한다.

---

24) <소방기본법> 제2조제1항에서 "소방대상물"이란 건축물, 차량, 선박(선박법 제1조의 2의 규정에 따른 선박으로서 항구 안에 매어둔 선박에 한함), 선박구조물, 산림 그 밖의 공작물 또는 물건을 말한다.

1.2 소방검사의 목적 및 필요성

우리 사회는 짧은 기간 안에 근대화에 성공한 세계 몇 안 되는 국가 중 하나이다. 압축적 성장은 짧은 기간 동안 우리 사회를 과거와는 전혀 다른 모습을 가지게 하였다. 건축물은 지하화, 초고층화[25] 되어 갔으며 건축물의 용도 또한 너무나 다양해지고 다중화되었으며 에너지의 다변화와 산업시설의 발전, 계층 갈등, 빈곤, 인구이동성 증가 등은 우리 사회에 전혀 다른 위험을 가지게 했다. 이러한 위험은 서로 연계성을 가지게 되며 복잡성과 대형화를 가져왔다. 따라서 우리 사회는 지속적인 성장과 국민의 삶의 질 향상을 위해서는 위험을 미연에 방지할 수 있는 활동과 위험이 현실화되었을 때 그 피해를 최소화할 수 있는 적절한 활동이 이루어져야만 한다.

위험을 막아내거나 위험을 최소화하는 방법으로는 위험이 실제화되지 않도록 하는 예방 전략과 위험이 발생하였을 때 이에 대한 적절한 조치를 취하는 대응 전략이 있다. 그러나 우리 사회의 위험은 예측불가능하고 대형화되었기 때문에 대응전략은 소극적 의미의 전략이라고 할 수 있다. 따라서 위험이 발생하지 않도록 하는 예방 전략이 최상의 전략이 될 수 있다. 소방검사는 소방업무의 예방 전략 중 가장 진취적이며 적극적인 방법이며 대응전략을 효과적으로 발휘할 수 있도록 하는 행위이다.

다시 말하면 소방검사는 화재예방과 진압대책을 위하여 건축물 등의 관계자와 소방기관에서 소방대상물의 위치·구조·설비 및 소

---

25) 2011년 12월 말 현재 국내에서 초고층화된 건축물은 준공된 건물이 30공, 공사 중인 건물이 51곳, 허가가 나거나 설계 및 추진 중에 있는 건축물이 총 125개의 초고층건축물이 들어설 예정으로 2016년에는 세계적으로 초고층빌딩국가 대열에 들어설 것으로 보고 있다.

방시설의 관리·유지상태 등을 점검 파악하여 화재 위험요인의 제거 및 미비·불량시설에 대해서는 시정 및 보완 대책을 수립하고 나아가 관련자료 등을 기록 관리함으로써 지속적으로 화재의 발생 요인을 억제하고 화재발생 시 초기 소화 및 그 피해를 최소화하기 위한 소방 활동이라 할 수 있다. 이러한 소방검사 활동의 구체적인 내용을 보면 민간차원에서는 화재가 발생하기 전에 소방시설 등의 고장유무를 파악하고 수리하는 등 화재에 대비하며 소방기관에서 이루어지는 소방검사는 첫째, 안전을 도모 또는 진압대책을 세우기 위하여 해당 관련자에게 자료제출의 법령상 의무를 부과하는 것과 둘째, 직접 대상물에 출입하여 법령에서 정하는 화재 관련 안전의무의 이행상태 및 화재 유무 등을 파악·질문하는 행위 셋째, 관계인에게 각종 화재 예방관련 자료조사 및 화재 예방을 위한 교육 및 지도 등을 하는 활동 등이다. 이러한 소방 활동을 통하여 국민의 안전을 확보하는 것이 소방검사의 근본 목적이라 할 수 있다.

2. 소방검사의 법적 성질

소방기본법의 목적은 화재와 각종 재난의 위험으로부터 국민의 생명과 건강 및 재산을 보호하는 것이며 이는 헌법을 구체화한 법으로서 위험방지라는 측면에서 경찰법적 성질을 가지는 대표적인 규제행정법이라고 할 수 있다.

소방기관에서 실시하는 소방검사의 법적성질에 대하여 전통적인 견해는 행정상 즉시강제로 보는 견해이다. 이에 의하면 즉시강제는 행정상 의무를 강제하는 것 외에 목전의 급박한 장애를 제거할 필요가 있는 경우에 의무를 명할 시간적 여유가 없거나 성질상 의무를 명하여서는 신속하게 목적을 달성하기 곤란한 경우에 직접 개인의 신체, 재산에 실력을 가하여 행정상 필요한 상태를 실현하는 작용을 말한다. 그러나 근래에는 독자성이 인정되면서 행정조사로 보는 견해가 대두되고 있다.

소방기관에서 실시하는 소방검사는 화재예방과 진압을 위하여 출입검사를 기본으로 하고 있는 사실행위인 행정조사[26]라고 할 수 있다. 현재 행정조사의 법적성질에 관하여는 학자에 따라 견해를 달리하고 있는데 행정조사에 대하여 즉시강제의 일종으로 보아 독자성을 부정하는 견해와 독자성은 인정하나 권력적 조사만을 행정조사로 보는 견해, 행정조사의 독자성은 인정하면서 권력적·비권력적 행정조사를 모두 행정조사로 보는 견해 등이 있다.[27] 행정조사는 행정의 효과적인 수행과 효율적인 운영에 필수적인 수단이기 때문에 권력적 행정조사와 비권력적 행정조사를 모두 포함한다.[28]

소방대상물 등의 화재예방과 화재진압에 필요한 정확하고 충분한 정보수집을 위한 조사활동이 이루어져야 하는데 이것이 소방기관의 소방검사이다. 소방검사는 소방행정을 집행하기 위한 필수 요소 중 하나이다. 현재 소방검사의 법적 근거는 <화재의 예방 및 안전관리에 관한 법률> 제3장 '화재안전조사'와 제4장 '화재의 예방조치', <위험물안전관리법> 제3장 '위험물시설의 안전관리' 등에 기초하고 있

---

26) 행정조사는 행정기관이 사인으로부터 행정상 필요한 자료나 정보를 수집하기 위하여 일체의 행정작용을 말한다.

27) 김형준, <행정법>, 네오시스

28) 기태근, "소방검사제도의 개선방안", 한국화재소방학회 논문.

다. 이를 근거로 질문행위 및 자료제출의 명령, 검사결과를 근거로 한 화재예방상의 미비, 결함사항의 사정, 권고 등의 지도행위를 총칭하는 것이라고 할 수 있다. 그러므로 소방검사는 다른 행정조사와 같이 사실행위에 속한다. 소방검사 그 자체로 특정된 법률효과를 발생시키는 것은 아니다. 소방검사에 근거하여 적합한 행정작용을 소방청장, 소방본부장, 소방서장은 할 수 있다. 그러나 소방검사 중 소방공무원이 "관계인에게 필요한 보고를 하도록 하거나 자료제출의 명령을 하는 것"은 행정처분이라고 할 수 있다.

3. 소방검사의 변천과정

소방검사 운영은 사회변화에 따라 소방법의 제정과 개정을 통하여 조금씩 변천하여 왔다. 여기서는 모든 개정작업에 따른 변천을 이야기하기에는 한계가 있으므로 큰 틀의 변화에 따른 변천과정을 설명하기로 한다.

○ 최초 소방검사

1958년 제정된 소방법은 소방대상물에 대한 소방검사를 최초로 법제화 하였다. 당시 소방검사 대상은 소방법 시행령으로 규정하였고 소방검사의 종류 및 회수는 소방법 시행규칙에 규정하여 시행하였는데 소방검사의 내용을 구체적으로 보면 검사의 종류는 총 7가지로 지리조사, 수리검사, 건축물검사, 흥행장검사, 화재예방검사,

화재현장검사 및 위험물검사가 있으며 검사횟수는 각 시·도지사가 정하도록 하였다. 검사기간 또는 시간은 흥행장, 백화점, 여관, 음식점 기타 공중의 출입이 빈번한 장소는 공개시간 내이거나 일출 후 일몰 전에 하도록 하고 학교, 공장, 사업장 기타 다수가 근무하는 장소는 근무시간이 끝나거나 일출시부터 일몰시까지로 한정하였으며 검사 시 48시간 전에 관계자에게 통지하도록 하고 있다. 검사자가 검사를 실시할 때에는 공무원 신분증을 제시하고 근무에 방해가 되지 않도록 하며 타인의 비밀을 누설하는 경우 처벌받도록 하였다.

O 1966. 4.14일 개정 소방법에 의한 소방검사

이때에는 개인의 주거에 화재 우려가 현저한 경우에는 관계자의 허가 없이도 소방검사를 시행할 수 있도록 하였다.

O 1973.2.8. 개정 소방법에 의한 소방검사

소방관서장은 화재예방상 필요한 경우에는 소방대상물과 검사일자 및 기간을 정하여 관할구역 내의 의용소방대원이 소방관계인을 대상으로 검사·질문할 수 있도록 하였다.

O 1976.4.27. 개정 소방법에 의한 소방검사

1976년 개정된 소방법에서는 각 시·도의 조례로 정하던 소방검사의 종류와 검사횟수 등을 전국적으로 통일하였다. 그 내용을 보면 첫째, 검사의 종류는 건축물검사, 화재예방검사, 화재현장검사, 위험물검사로 분류한다. 둘째, 소방검사에 필요한 조사는 지리조사와 수리조사로 한다. 셋째, 한 장소에 2개 이상의 특수장소가 있으면 동시에 실시하고 건축물이 2개 이상의 용도로 사용되어 검사가 중복되는 경우는 각 검사를 동시에 실시한다. 넷째, 이상기후 시에는 검사대상을 지정하여 특별검사를 실시한다.

○ 1980.6.3. 개정 소방법에 의한 소방검사

1980년에는 건축물검사, 위험물검사, 지리조사는 연 2회, 수리조사는 월 1회 이상 실시하고 건축물검사와 위험물검사를 동시에 실시하도록 하였다.

○ 1992.7.28. 개정 소방법에 의한 소방검사

소방대상물에 대한 소방검사는 월간, 연간 종합검사계획에 따라 실시하도록 하고 검사자는 검사 즉시 그 결과를 기재한 검사서의 사본 1부를 소방대상물의 관계인에게 교부하도록 개선하였다.

○ 1992.9.19. 개정 소방법에 의한 소방검사

소방검사자의 자격과 검사의 구분, 방법, 횟수 등에 관하여 개정하였는데 검사자는 소방공무원으로 3년 이상의 경력을 갖고 소방시설관리사, 소방시설기사, 위험물취급기능사, 건축·전기 관련 자격자, 소방학교 전문교육 이수자 등으로 자격을 한정하여 전문화하였으며 검사의 종류는 예방검사와 경방조사로 구분하고 횟수는 예방검사의 경우 연 2회 검사대상은 1급 방화관리대상물과 화재경계지구에 한하고 연 1회 또는 2년 1회 검사대상은 2급 방화관리대상물과 기타 건물로 정하였다. 경방조사의 경우 연 2회 검사대상은 예방검사대상과 같으며 연 1회 또는 2년 1회 조사대상은 기타대상물은 연 1회, 소방용수조사는 월 1회로 정하였다.

O 1994.10.27. 개정 소방법에 의한 소방검사

검사사항을 상세히 규정하고 검사자의 자격을 세분화하였으며 취약대상의 검사횟수는 강화하는 한편 감리결과 보고서를 준공검사에 갈음한 경우에는 30일 이내에 소방검사를 실시하도록 하였다.

O 1995.12.29. 개정 소방법에 의한 소방검사

소방시설 점검업체로부터 정기검진을 받은 경우에는 당해 연도 예방검사를 면제하였고 필요한 경우에 한하여 관계기관이나 단체와 합동점검반을 편성·운영할 수 있도록 하였다.

O 2003.5.29. 개정 소방법에 의한 소방검사

기존의 소방법을 4개 법률[29]로 분법화하여 소방검사의 내용을

---

29) 당시 단일법이던 <소방법>을 사회환경이 복잡해지면서 사회적 안전을 확보하기 위하여 4개로 분법하였는데 <소방기본법>, <소방시설설치유지 및 안전관리에 관한 법률>, <위험물안전관리

'소방시설 설치유지 및 안전관리에 관한 법률'에 규정하였다. 소방검사에 대한 기존의 예방검사, 경방조사의 구분과 검사횟수에 대한 규정을 삭제하여 소방검사의 대상인 소방대상물과 관계지역에 대하여 별도의 제한규정이나 의무규정 없이 소방검사를 실시할 수 있도록 하였다. 소방검사 방법은 화재가 발생하는 경우 인명피해의 발생이 우려되는 소방대상물의 층이나 장소에 대하여 중점적으로 실시하되 자동화재탐지설비의 수신반, 소화펌프 또는 제어반이 설치된 층이나 장소가 있는 경우에는 그곳에 대하여도 실시하도록 하여 소방검사의 방법을 구체화 하였다.

○ 2013.5.17. 개정 소방법에 의한 소방검사

소방검사에 대한 종전의 틀을 바꾸어 화재안전조사로 그 명칭을 바꾸고 대상 선정에 있어서 특별조사위원회를 구성하여 전체 대상에서 10% 정도를 선정토록 하고 검사방법도 시설 검사 위주에서 자율점검 실시 여부 등에 역점을 두었다. 이는 그동안의 소방검사제도가 관주도의 검사를 탈피하여 자율적 책임으로 가기 위한 시도이다.

○ 2014.7.8. 개정 소방법에 의한 소방검사

그동안 자체점검을 한 경우 그 점검결과를 2년간 자체적으로 보관하도록 하여 온 것을 소방안전관리자가 선임된 대상의 경우 소방관서에 보고토록 의무화하였으며 종합정밀점검 대상 역시 그 폭을

법>, <소방시설공사업법>이다.

넓혀 아파트의 경우 5000㎡ 이상으로 16층 이상인 경우에서 11층 이상인 것으로 강화하였으며 또한 제연설비가 설치된 터널과 공공기관으로서 연면적이 1000㎡ 이상으로 옥내소화전설비 또는 자동화재탐지설비가 설치된 것은 새로이 추가하였다. 이와 함께 종합정밀점검을 실시할 수 있는 자격을 강화하였으며 공공기관의 안전관리항목을 소방뿐만 아니라 전기와 가스 점검을 받았는지 여부를 확인토록 하였다.

○ 2018.4. '화재안전특별조사' 추진 지침에 의한 소방검사

2013년 '소방시설 설치 유지 및 안전관리에 관한 법'을 개정하여 기존의 소방검사 방법의 기본틀(官주도에서 民間주도로의 변경)을 변경 시행해 왔으나 이에 따른 부작용이 나타나자 2018년 4월 '화재안전특별조사'에 대한 지침으로 소방대상물의 전수조사를 시작하였다. 2017년 12월 충북 제천 스포츠센터 화재와 2018년 1월 경남 밀양 소재 세종병원 화재를 계기로 근본적인 개선방안을 지침에 담아 시행하게 되었는데 당시 청와대에서 안전 관련 공공기관, 지방자치단체, 민간전문가 등이 참여하여 <화재안전대책특별 TF>를 구성하여 취약시설 전수조사 수준의 실태조사, 과거방식 지양, 실명제 도입, 점검결과 공개등을 위주로 제천·밀양화재와 같은 대형화재 재발방지와 건축물 환경의(초고층화 심층화) 복잡화에 따른 인명피해 감소, 안전사회로의 인프라 구축을 목표로 시행하게 되었다. 이 시기 소방검사의 특성을 보면 첫째, 소방검사 대상은 화재빈도와 인명피해 가능성이 높은 다중이용시설 소재 복합건물, 의료시설 노유자시설 수련시설 등이며 둘째, 검사자 인력으로는 소방공무원뿐만 아니라 건축직공무원, 공공기관 전문인력(전기·가스), 자격 보유 보조인력(민간인)이 한 팀를 이루었다. 세째, 조사내용으로는 인적요소(이용자 특성, 안전관리이력 등), 물적요인(건축·소방·가스·전기시설 등), 환경적요인(소방관서와의 거리, 관할 소방서 역량 등)에 대한 종합조사였다. 처음으로 청와대가 직접 지휘하면서 국가의 예산을 지원받고 전문자격이 있는 민간인을 임시 채용하여 이루어졌고 소방적 요소뿐만 아니라 다양한 관점의 종합검사였다는 점에서 큰 의미가 있다.

그러나 이러한 검사 진행은 2019년 12월로 완료됨으로써 다시 화재예방, 소방시설 설치·유지 및 안전관리에 관한 법률 제4조에 의한 <화재안전조사>로 환원되어 실시되고 있다.

○ 2023.1. '화재예방, 소방시설 설치유지 및 안전관리에 관한 법률'의 분법에 따른 소방검사와 자체점검의 변화

2003년 5월 29일 제정된 '화재예방, 소방시설설치유리 및 안전관리에 관한 법률'이 '화재의 예방 및 안전관리에 관한 법률'과 '소방시설설치 및 관리에 관한 특별법'으로 분리되면서 그동안 진행해 오던 화재안전조사는 '화재의 예방 및 안전관리에 관한 법률'을 근거로 하여 '화재안전조사'로 명칭이 변경되었으며 화재안전조사 대상과 조사 결과를 인터넷 등에 공개하도록 하였다. 민간인이 시행하였던 소방시설 자체점검은 '소방시설 설치 및 관리에 관한 특별법'을 근거로 하여 시행하게 되었다.

화재예방, 소방시설설치유지 및 안전관리에 관한 법

화재의 예방 및 안전관리에 관한 법	소방시설 설치 및 관리에 관한 특별법

화재안전조사 – 화재안전조사(명칭변경)
(화재안전조사) 방법 및 절차 변경
- 조사 목적에 따라 종합조사와 부분조
  사로 구분
- 통지방법의 다양화(전화, 문자, 이메
  일 등)
- 조사결과 홈페이지 등을 통하여 국민
  에게 공개
	- 최초 자체점검 시 변경(완공 후
	  그다음 해 사용승인이 속하는 달에서
	  사용승인 후 60일 이내로 변경)
	- 관계인 보고 규정 신설(관리업자가
	  점검한 경우 관계인에게 기간 내
	  보고)
	- 점검 유예 규정 신설 : 천재지변 등
	  사유 발생 시 면제 또는 연기 신청
	  가능

제3장

소방검사의 연구 접근법

1. 사회학적 관점

위험과 안전의 문제는 현대를 살아가는 사람들에게는 불가분의 관계이다. 과거에는 자연적 재해의 두려움에서 안전을 기대했다면 현대인들은 자연적 재해와 더불어 각종 산업재해 등 인위재난과 사회적재난의 이중, 삼중의 위험 속[30]에서 안전을 갈망하게 되었다. 위험연구의 선구자 중 하나인 피터번스타인(Peter L. Bernstein)은 "위험통제가 과거와 현대를 구분하는 중요한 기준"이라고 주장하면서 인류의 진보과정에서 위험관리의 중요성을 강조하였는데(전미희, 2013) 이는 위험 발생은 생활의 질서를 파괴하여 인명과 재산의 손실을 가져올 뿐 아니라 넓은 지역의 피해를 가져와서 사회 전반적으로 큰 후유증을 남기기 때문이다. 즉 재난은 생물학적인 생존뿐 아니라 분업구조, 권위체계, 문화와 규범, 사회적 역할, 의미체계로서

---

30) 울리히백은 한국 사회의 위험에 대하여 근대적 위험과 현대적 위험이 중첩된 복합적 위험사회로 규정하고 있다.(2009년 조선일보와의 대담에서)

의 가치와 상황정의, 의사소통방식, 행위자의 동기 등의 모든 사회적 측면에 영향을 미친다.(Fritz in David, Shills: 1968:202) 재난은 사회적, 문화적, 경제적, 제도적 측면에서 한 지역이나 국가의 기존 사회구조나 경제구조에 심각한 피해를 입히는 것이다. 한편 재난은 사회의 특성31)과 결합하여 그 실체가 나타난다. 예를 들어 시골지역의 초가집에서 발생한 화재와 100층 규모의 초고층건물에서 화재가 발생하는 것은 그 규모와 피해 정도에 큰 차이를 보인다. 따라서 갈수록 복잡해져 가는 현대사회에서는 위험관리에 큰 관심을 보일 수밖에 없다. 위험과 위기관리에 대하여 프리드리히는 세 가지로 정리하고 있는데 첫째, 기술이 점점 복잡해져 감에 따라 위험에 대한 정확한 윤곽을 그리는 것이 불가능하게 되었고 둘째, 위험이나 안전을 수용하는 일은 단지 기술적인 문제가 아니라 실제로 일반대중이나 산업에 의해 얼마나 수용될 수 있느냐 하는 갈등하는 이해당사자들의 입장이 중요하게 되었다. 셋째, 과학기술정책과 관련된 결정일수록 정치적·합법적 권위의 정통성에 대한 압력을 받기 쉽다.(Frederichs, 1980: 123-124)

국제위험거버넌스협회(International Risk Governance Council;IRGC)에서는 위험의 성격이 달라지면 위험관리의 방법도 달라져야 한다고 주장한다.(전미희, 2013) IRGC는 위험 발생의 원천을 단순형, 복합성, 불확실성, 모호성 등 네 가지로 나누고 각 유형에 따라 관리 수단이 달라진다고 한다. 단순형의 경우 위기관리가 과거 전통적인 방법을 벗어날 필요가 없지만 복합성의 경우에는 위험을 만들어내는

---

31) 재난은 사회가 도시화되고 문명화될수록 또한 과학기술의 발전과 더불어 진화하게 된다.

원인과 결과 간에 연구들의 불일치가 생긴다. 따라서 보다 구체적인 위험특성연구와 이를 대비할 수 있는 견고한 시스템연구가 필요하다. 불확실성에 기인한 위험은 위험을 만들어내는 기제와 시기에 대한 충분한 지식이 없기 때문에 생겨나는 어려움을 반영하여야 한다.[32] 모호성에 기인한 위험이란 다양한 이해당사자들에 의해 상이하게 위험이 해석되는 경우를 말하는데 이러한 관점의 차이를 고려하지 않으면 위험관리를 할 수 없게 된다.[33] 이상과 같은 논의점을 토대로 보면 현대사회의 위기관리 필요성은 더욱 중요해지며 그 방법 또한 심층적이고 다양화될 수밖에 없다.

소방검사는 현대사회 위험의 특성에 맞게 변화해 왔다. 즉 과거 단순형의 위험에 대한 검사적 성격에서 복합성과 불확실성을 넘어 모호성의 위험을 진단하는 소방검사로의 진화라고 말할 수 있다. 소방검사의 변화 특성을 보면 초기 소방검사가 법 지향적이었다면 이후에는 소방서비스 측면이 강하였다. 그러나 현재 소방검사는 시민지향 즉 공공거버넌스를 지향하고 있다.

⟨표 1-5⟩ 소방검사의 변화 특성

구분	법 지향	서비스지향	시민 지향
목적	합법성	경쟁성	삶의 질
관점	국가	공공부문	시민사회
통제기제	관료제	시장	네트워크
논리	법	경제	정치

---

32) 불확실성에 기인한 위험의 대표적인 것은 지진을 들 수 있다. 지진에 대한 사전 대비도 필요하지만 대비에는 한계가 있기 때문에 사후 복원의 탄력성을 제고하는 것도 매우 중요하다.

33) 모호성에 기인한 위험의 대표적인 예는 유전자조작식품 등의 위험이 있다. 이러한 모호성에 기인한 위험 관리는 의사결정에 대한 광범위한 참여를 통한 사회적 담론과 공감대를 이끌어내는 것이 중요하다.

먼저 법 지향적 소방검사 시에는 합법성에 기초한 효율적인 소방검사를 지향하는 것으로 이러한 관점은 위험의 형태가 단순성에 기인했을 때 효과적인 검사방법으로 관료제의 규칙과 절차 그리고 정부의 공식적인 조직 관리에 초점을 둔다. 과거 소방검사는 소방관들에 의한 검사로서 1994년도 소방시설 관리사[34]가 탄생되기 전까지 소방검사를 주도해 왔다. 서비스 지향적 소방검사는 사회가 발전하면서 위험의 형태가 복합적이고 불확실해짐에 따라 법지향적 소방검사로는 효과를 발휘할 수 없게 되었다. 즉 위험의 다각적인 검토를 위한 가치 있는 서비스, 선택의 유연성과 투명성을 갖는 대응적인 서비스, 그리고 경쟁력 있는 공공서비스가 강조되었고 이는 국민들이 정부에 대해 공공행정가의 이미지가 아닌 공공관리자의 이미지와 일치하는 행태를 기대하기 시작했다. 또한 건물주의 민간업체와의 계약 즉 소방 관리업체[35]와의 자율적 계약에 의한 소방검사 등을 탄생시켰다. 그러나 이러한 변화는 화재를 예방하거나 대응하는데 긍정적인 측면만 있는 것이 아니었다. 과거의 소방검사가 부서화와 전문화를 통하여 화재 발생에 대한 문제 해결을 강조했다면 사회가 복잡해지고 위험이 불확실성을 넘어 모호성을 갖게 됨에 따라 다양한 행위자들 간의 협력이 필요하게 되었다. 따라서 시민지향형 소방검사가 대두되었다. 이는 합동검사라는 이름으로 다양한 기관[36]

---

34) 우리나라에서 소방시설관리사제도가 도입된 것은 1983년 소방법을 개정하면서다. 그러나 소방법 시행령과 시행규칙이 만들어지지 않으면서 사문화된 규정으로 잠재하다가 소방검사의 자율화와 민간화의 필요성이 대두되면서 1992년 시행규칙이 제정되고 이후 1994년 최초 소방시설관리사 시험이 시행되었다.

35) 소방관리업은 소방관리사 자격자가 일정한 사무실과 장비를 갖추고 대상물에 대한 소방검사를 시행할 수 있는 민간사업체이다.

36) 시청과 전기안전협회, 가스공사, 또는 국정원이나 경찰 등이 합류하여 화재 등 재난발생에 대한 안전도를 검사하였다.

과 NGO, 대학교수 등이 참여한 소방검사를 시행하는 지역 안에서 활발한 네트워크가 작동하게 되고 이것은 소방에 대한 전문가뿐만 아니라 비전문가인 일반 시만들의 참여로 화재에 대한 관심과 소방 검사의 중요성, 전문지식의 보편화를 가져올 수 있다.

2. 법학적 관점

국민의 생명과 신체의 '안전'은 1948년 대한민국 <헌법>이 제정된 이래로 국가의 이념으로 자리 잡아 왔으며 특히 '안전의 확보'라는 말은 우리 헌법에 의하여 조직화되는 국가가 개인의 안전 보장을 위하여 노력하여야 할 의무를 지고 있음을 명확히 하고 있다고 할 수 있다. 즉 <헌법> 제34조 제6항에서는 "국가는 재해를 예방하고 그 위험으로부터 국민을 보호하기 위하여 노력하여야 한다."라고 규정하고 있는데 이 조항의 의미는 국가에 의한 보호를 의미하며 이는 국가에게 기본권 보호를 위한 적극적인 활동을 행할 것을 의무 지운 것이다. 또한 <소방기본법> 제1조에서는 "화재를 예방·경계하거나 진압하고 화재, 재난·재해 그 밖의 위급한 상황에서의 구조·구급 활동 등을 통하여 국민의 생명·신체 및 재산을 보호함으로써 공공의 안녕질서 유지와 복리증진에 이바지함을 목적으로 한다."라고 화재의 예방 등 국가의 위험방지 의무를 부여하고 있다. 화재로부터 국민의 법익을 보호하고자 하는 입법권자의 의지가 바로 소방법에 표출되어 있는 것이다.

국가의 국민의 생명과 재산권을 보호할 의무를 국가론적으로 국가의 존립 목적에서 도출하기도 하고 기본권적으로 기본권의 보호의무에서 도출하기도 한다. 개인은 국가가 평화를 보장하고 자유롭게 살아가게 하도록 한다는 전제하에서 국가에게 고권을 이양하고 스스로 권력 행사를 포기하였다. 그리하여 국가가 위험방지를 할 과제를 부담하게 된 것이다. 따라서 국민의 생명과 건강에 대한 위험으로부터 보호하는 국가의 보호 의무는 국가목적에서도 도출된다. 그러나 근대 입헌주의의 발달로 국가목적은 헌법 속에 실정화 되었고 시민에 대한 국가의 권한과 의무도 헌법에 포함되어 있다. 그 결과 전통적인 국가 목적이론으로 포함하는 헌법이 존재하는 작금의 시대에 국가 행위의 정당성을 더 이상 국가목적에서 찾아야 할 필요성은 거의 사라졌다고 볼 수 있다. 화재의 위험이나 위험 가능성에 대한 국민의 건강·생명 및 재산권의 보호가 국가과제이기 위한 헌법적인 출발점은 기본권에 있다. 국민의 안전에 대한 국가의 보호의무는 기본권적 차원에서 나온다. 즉 기본권은 가치질서로서 "객관적 질서의 기본요소"이다. 이러한 객관적 질서의 기본요소가 국가에게 행위과제를 부여하게 되는 것이다. 그러므로 생명권, 건강유지권, 재산권 보호조항에서 생명과 건강, 재산을 보호해야 하는 국가의 의무가 나오게 된다. 화재의 위험으로 인한 국민의 생명, 건강, 재산권을 보호해야 하는 국가의 과제는 바로 이러한 기본권의 보호 의무에서 비롯된다고 할 수 있을 것이다. 즉 화재의 위험으로부터 국민의 안전을 보호한다는 것은 국가의 가장 기본적인 기본권 보호 의무라고 할 수 있다. 이러한 의미에서 소방 활동에 의한 국민의 기본권 보호 의무는 단순히 화재로부터 국민을 신속히 구조하고 화재를 진압하는 것뿐만 아니라 국민들이 사용하는 공간들 즉 소방대상물에 대한 화재안전조치를 행할 의무가 있으며 이러한 조치의 방법으로 소방검사가 자리하고 있다.

3. 행정학적 관점

위기관리에 대한 전통적 행정이론은 경제성, 능률성, 효과성의 행정 가치를 강조하며 이러한 가치를 극대화하기 위해서는 기능에 따른 전문화와 계층제 권한관계에 기초한 조정을 근간으로 하는 관료제 모형을 이상적인 조직 관리로 보아왔다. 예산 결정에 있어서는 비용효과성(cost-effectiveness)을 고려한 합리적 예산시스템을 추구하며 의사결정 역시 모든 가능한 대안들을 포괄적으로 고려하는 합리적 의사결정을 선호한다(Rosenbloom & Goldman). 행정학계에서는 위기관리의 전략을 위험 발생 전(前) 단계와 위험 발생 후(後) 단계로 구분하여 위험 발생 전 단계에는 예방과 대비전략을 위험 발생 후 단계에서는 대응과 복구전략이 효과적인 위기관리라고 본다.(Petak, 1985) 이를 구체적으로 살펴보면 첫째, 예방(mitigation)단계로서 사회의 위험이 감지되었을 때 무엇을 할 것인가를 결정하고 이 위험 감축을 위한 사업을 집행하는 단계이다. 예를 들면 사전 예방 대책의 수립과 위험 요인 점검, 위기 영향의 예측 및 평가, 피해 영향을 감소시키기 위한 강제적인 규제방안의 마련, 안전기준의 설정 등이 그것이다. 둘째, 대비(preparedness)단계는 인명을 구조하고 재난피해를 줄이기 위한 대응계획을 수립하고 일차 대응자를 훈련하는 단계로 위기 대처 시 핵심적인 자원을 파악하고 유관 기관 간 필수적인 협약을 포함한다. 셋째, 대응단계(response)는 피해자의 보호 및 구호조치, 피해상황 파악 및 응급복구, 희생자 탐색구조와 응급의료지원, 재난피해자 수용시설의 확보 및 관리, 긴급 복구계획의 수립 등을 들 수 있다. 특히 경보기능, 소개기능, 응급의료기능, 탐색·구조기능, 질서유지 기능, 긴급피해 복구기능이 강조된다.(이재은 1998) 넷째, 복구(recovery)단계는 피해지역이 재난 피해 발생 직후부터 활동하여 재난 피해 발생 이전 상태로 회복될 때까지의 장기적인 활동과정이다(Petak, 1985: 3). 피해지역이 초기 피해 상황으로부터 정상상태로 돌아올 때까지 지원을 제공하는 지속적인 활동을 의미한다.

이 개념적 틀은 위기관리 단계 유형에 관한 단순한 모형이지만 위기관리에 대한 공학적 접근을 넘어선 행정학적 접근의 의의를 찾을 수 있다.

소방행정에 있어서 위기관리의 한 측면으로 소방검사를 들 수 있는데 소방검사는 위험이 실제화되기 전에 사전에 조사하고 주지하는 예방적 측면과 위험에 대비할 수 있도록 하는 대비적 측면, 위험이 실제화되었을 때 대응할 수 있는 기능을 확보해 주는 대응적 측면이 있다.

먼저 소방검사의 예방적 측면을 보면 <소방시설 설치 및 유지관리에 관한 법률>에서 건축물의 소유자, 점유자, 관리자 등이 건물에 대한 방화관리의 총책임을 가지고 있으며 소방안전관리자를 선임하여 건축물의 소방에 대한 일체를 관리토록 하고 있다. 소방검사 시 이러한 일련의 조치들이 취해지고 있는지를 조사하여 실시되지 않고 있다면 이에 상응하는 처벌 등을 가하여 완전한 소방관리가 될 수 있도록 하며 해당 건축물에 대한 소방계획서를 작성하여 화재가 발생하지 않도록 불을 관리하고 화재에 대한 교육을 실시함으로써 불이 화재로 확대되지 않도록 하는지를 확인하고 적정한 조치들이 취해지지 않는다고 판단될 경우 이를 이행하게 하여 화재를 미연에 예방할 수 있도록 한다. 다음으로 소방검사의 대비적 측면을 보면 그 건축물에서 상시 근무하거나 내방(來訪)하는 사람들에게 화재발생 시 대피하거나 그 건축물 내 설치되어 있는 소방시설을 사용할 수 있는 방법을 숙지하도록 하는 훈련과 교육을 실시하고 자체소방대가 조직되어 잘 운영되고 있는지 여부를 확인하는 단계이다. 이러한 소방검사 행위는 화재가 발생하였을 때 효과적인 대응을 할 수 있는 사전 조치이다. 소방검사의 대응적 측면을 보면 화재가 발생할 경우 건물 내 있던 사람들이 안전한 곳으로 대피하거나 소방시설을 이용하여 화재를 진압할 수 있도록 하는 행위 등이 있는데 이때 설치되어 있는 소방시설이 작동되지 않거나 아주 설치되지 않았다면 화재발생에 대한 초기대응은 할 수가 없다. 따라서 소방검사 시 이러한 사항들을 검사하게 된다. 화재로 인한 대부분의 사망자는 화상에 의하기보다는 연기에 의한 사망자들이다. 이때 건축물 내 적정한 제연설비가 설치되어 있다면 연기에 의한 피해자는 줄어들 수 있으며 초기 진화용 스프링클러가 설치되어 있다면 초기에 진화할 수 있기 때문에 피해의 정도가 줄어들 수 있다. 또한 소방시설의 고장으로 화재 시 사용할 수 없는 경우에도 소방시설이 설치되어 있지 않는 경우와 같은 피해를 입게 되는데 그중 가장 많은 고장률을 보이는 것이 자동화재탐지설비이다. 자동화재탐지설비는 화재가 발생할 경우 이를 탐지하여 경보를 발하는 설비로서 사람들은 이 경보에 의하여 화재를 인식하고 대피하거나 화재를 진압하려는 노력을 하게 된다. 이러한 소방시설들의 고장은 화재에 대한 대응을 지연시키거나 대응하지 못하도록 하여 피해를 확산시킨다. 현재 우리나라 화재의 경우 소방시설이 작동하지 않은 피해는 화재발생대상 중 약 18%를 차지한다.

〈표 1-6〉 최근 3년간 화재 발생 시 소방시설 미작동 대상

(단위:개소)

구분	평균	2015	2016	2017
화재발생대상	18,736	16,766	19,165	20,276
소방시설 미작동 대상	3,273(17.7%)	3,079(18.5%)	3,327(17.7%)	3,412(17%)

※ 화재발생대상은 소방시설이 설치된 대상중 화재가 발생된 대상을 말한다.
(자료: 소방청, 2018)

건축물 내 소방시설이 적정하게 설치되어 있는지 여부와 설치된 소방시설이 잘 작동하는지 등은 화재 발생 시 초기대응에 중요한 문제이다. 소방검사는 재난의 4단계(예방, 대비, 대응, 복구) 중 최소 3단계 예방과 대비, 대응전략에 있어서 없어서는 안 될 부분이다.

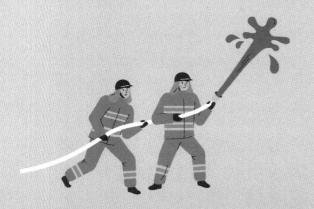

제2편

한국의 소방검사제도

한국에서의 소방검사제도는 소방기관에서 실시하는 <화재안전조사>와 <위험물 검사>가 있고 이외에도 소방업무의 효율화를 위하여 관할 구역 내 소방대상물에 대한 <소화활동자료조사>와 <소방대상물 일제조사>가 있다. 또한 민간자율점검으로서 소방시설관리업체에서 실시하는 경우와 소방대상물 관계인이 실시하는 자체점검이 있다.

소방기관에서 실시하는 조사 중 <소화활동자료조사>와 <소방대상물 일제조사>는 소방검사적 성격을 띠는 것은 아니고 단순히 소방예방활동과 진압활동을 위한 상황 조사적 성격이 강하다. 그러나 민간업체인 소방시설관리업체에서 실시하는 자체점검은 자체점검 실시 후 소방기관에 보고토록 강제하고 있고 지적사항이 있을 경우 이에 따른 시정보완명령을 소방기관에서 발부하여 시정될 수 있도록 하고 있다.

과거 소방검사는 소방기관에서 주도적으로 실시하였으며 이는 사실상 권력적 행정행위로서 관료적 성격이 강하였다. 그러나 소방력의 한계와 더불어 다양한 사회적 여건 변화로 인하여 소방검사의 형태를 바꾸지 않으면 소방검사의 실효성을 확보하기 어려워졌다. 따라서 2013년 소방검사제도를 큰 틀에서 소방기관과 민간업체로 양분하여 실시하도록 하는 소방검사의 이원화를 이루었다. 이는 소방기관에서 실시하는 검사업무의 효율성 증대와 더불어 소방대상물 관계자의 자율방화관리 책임의식 고취와 소방시장의 확대라는 긍정적 평가가 있었다.

　최근 다중이용시설에서의 화재로 다수의 인명피해가 빈번하게 발생함에 따라 민간이 주도하는 소방검사에 대한 신중론이 대두하고 있다. 그러나 어느 쪽에서 소방검사를 주도하는가는 부차적 문제가 아닐 수 없다. 부실한 소방검사로 많은 인명피해가 발생하는 것은 건물주와 국가 모두에게 큰 피해를 가져올 뿐만 아니라 특히 국민 개개인의 안전에 치명적일 수 있기 때문이다.

제1장

화재안전조사

1. 화재안전조사의 목적 및 필요성

화재안전조사의 근본 목적은 해당 소방기관의 관할 구역 내 있는 특정소방대상물, 관계지역 또는 관계인에 대하여 <화재예방 및 안전관리에 관한 법률> 등 소방 관계 법령에 적합하게 설치·유지 관리되고 있는지, 소방대상물에 화재, 재난·재해 등의 발생 위험이 있는지 등을 확인하기 위한 것이다.

과거 소방검사는 소방기관에서 실시하던 것으로 상시적, 전수적 성격이 강하여 많은 소방대상물 대비 상대적으로 적은 소방력으로는 감당하기 어려웠다. 이에 따른 부작용으로 소방검사가 형식적이고 부실하게 이루어지는 측면이 있었다. 또한 소방검사의 공공화로 소방대상물 관계자들의 자율방화관리 책임의식이 약하였다. 따라서 소방시설 등에 대해 설치·유지와 관리하려는 의식이 약하고 건축물 등에 대한 소방안전 의식마저 약하였다. 또한 과거와 다르게 빠르게 증가하는 소방대상물 수와 함께 건축물 및 시설 구조는 복잡하고 다양해졌으며 사회구조 역시 복잡·다변화되었다. 이러한 소방환경에 대한 종합적이고 다차원적인 안전관리가 필요하게 되었다. 따라서 소방대상물의 자체점검을 강화하여 평상시 소방안전을 자율적으로 시행하고 안전을 확보하도록 하였으며 국가에서는 많은 소방대상물 중 자율적으로 시행되는 자체점검 등이 불성실하게 이루어지거나 불완전하다고 판단되는 경우와 시기별 재난예측정보, 기상예보 등의 분석 결과 소방대상물에 화재, 재난 발생의 위험이 높다고 판단되는 시기, 국가적 행사 등 주요 행사가 개최되는 장소와 그 주변의 관계지역 등을 화재안전조사를 하도록 하였으며 더 나가 화재예방강화지구 등 화재발생 우려가 높은 장소와 화재가 자주 발생하였거나 발생할 우려가 뚜렷한 곳에 대하여도 점검을 실시할 수 있도록 하였다. 이는 소방 환경 변화에 맞추어 소방기관의 전수·일률적 점검을 탈피하여 소방대상물에 설치된 소방시설 등에 대한 기계적·구조적 점검과 소방대상물 관계자의 자율안전의식을 고취시키는 자율점검을 강화하고 국가는 이를 감시하고 보강하는 이차원적 소방검사로 소방안전을 강화한 것이라 할 수 있다.

2. 화재안전조사의 주체와 객체

화재안전조사를 실시할 수 있는 **주체** 즉 권한을 가진 자는 소방청장, 소방본부장, 소방서장으로서 일정한 자격이 주어진 관계공무원에 대하여 화재안전조사단을 구성하고 이들로 하여금 현장에 출입하여 화재안전조사를 실시하도록 하고 있다. 화재안전조사의 권한을 가진 자는 화재안전조사단이 일정한 자격과 장비를 보유하고 직무교육을 통하여 화재안전조사의 전문성과 효율성을 높여야 한다.

먼저 화재안전조사단 구성을 보면

화재안전조사단은 전문성 확보를 위하여 소방기술사, 소방시설관리사, 소방설비기사 또는 소방설비산업기사, 위험물기능장, 위험물산업기사 또는 위험물기능사, 국가기술자격법에 의한 건축·기계·가스와 관련된 자격자, 소방청장이 정하여 고시하는 소방관련 학과를 졸업한 사람, 중앙소방학교의 장 또는 지방소방학교장이 실시하는 직무 전문교육과정 중 예방업무 교육과정을 수료한 사람 중에서 선정하여 2인 이상을 1조로 편성한다. 외부 전문가를 조사단원으로 위촉할 경우에는 소방, 건축, 전기, 가스, 위험물 등 분야별 적정 인원수를 고려하여 조사단에 포함할 수 있다.

소방청장은 중요시설[37])에 대하여 화재 등 재난이 발생하여 사회·경제적으로 큰 피해가 예상되는 경우 안전관리사항 확인을 위하여 중앙화재안전조사단을 구성하여 운영할 수 있는데 이때 중앙화재안전조사단의 반장은 소방청의 국장 또는 과장급으로 하고 조사반원은 각 분야의 전문지식을 가진 소방청 또는 소방관서 소속 소방공무

---

37) <화재안전조사에 관한 세부운영규정 제7조>에 의하면 중앙 및 지방화재안전조사단은 소방대상물의 규모, 용도 및 중요도 등에 따라 다음과 같이 구분하여 화재안전조사를 실시한다고 정하고 있다.
 - 중앙화재안전조사단 : ① 소방안전특별관리시설물 ② 국가핵심기반시설, 국가중요시설, ③ 초고층건축물, 중대재해처벌 등에 관한 법률 제2조 제4호 다목의 다중이용업소 ④ 특급 또는 1급 소방안전관리대상물 ⑤ 소방청장이 필요하다고 인정하는 시설 및 대상
 - 지방화재안전조사단 : ① 소방안전관리대상물 ② 화재예방강화지구, 전통시장 ③ 소방본부장또는 소방서장이 필요하다고 인정하는 시설 및 대상

원과 외부 기술전문가로 구성한다. 중앙화재안전조사반의 화재안전조사 결과 관계법령에 위반하였거나 보완조치가 필요한 사항은 그 특정소방대상물을 관할하는 소방관서에 통보하여 시정될 수 있도록 하고 있다.

화재안전조사단의 직무에 대한 전문성을 확보하기 위하여 주기적으로 직무교육을 받도록 하고 있는데 이는 중앙소방학교 또는 지방소방학교에서 실시하는 전문교육을 이수하게 하거나 연간 16시간 이상(분기별 4시간 이상) 자체계획을 수립하여 실무교육을 실시하거나 인터넷 사이버교육 또는 중앙소방학교 또는 지방소방학교에 실무교육을 위탁할 수 있다. 또한 이들에 대한 이력을 관리하여야 하는데 화재안전조사자 명부에 근무배치일, 근무경력, 전문교육 이수 내역 또는 자체실무교육 이수 내역 등 필요사항을 기록하여 관리하여야 한다. 이렇게 작성된 명부는 보관하여 경력증명서 발급 시 증명자료로 활용할 수 있도록 하여야 한다.

화재안전조사에 당하는 **객체**는 화재안전조사의 상대방이라고 할 수 있다. 화재안전조사의 상대방은 소방기관의 관할구역 내에 있는 소방대상물과 관계지역, 관계인을 말한다.

3. 화재안전조사 대상 선정 및 조사항목

효율적인 화재안전조사가 이루어지게 하기 위하여 소방청장, 소방본부장, 소방서장은 관할구역의 특정소방대상물 등에 대하여 소방대상물의 현황과 이용 시기, 계절별 화재위험 특성 등을 고려하여 화재의 예방·경계를 위하여 연간 및 월간 화재안전조사계획을 수립하여 이를 시행하여야 한다.

3.1 화재안전조사 대상 선정

화재안전조사는 현장조사를 원칙으로 하고 있기 때문에 관할구역 내의 소방대상물과 관계인, 관계지역 등에 대하여 현장조사를 실시하게 된다.[38] 이때 관할 구역 내 소방대상물이 소방인력과 비교하여 과다하기 때문에 많은 소방대상물 중 일부 대상물을 선정하게 되는데 선정되는 소방본부장, 소방서장은 소방대상물이 객관적이고 공정하게 선정되기 위하여 '화재안전조사위원회'를 구성·운영할 수 있다. 그러나 소방본부장 또는 소방서장은 ① 화재발생 위험이 현저히 높다고 인정되는 대상 ② 소방시설 등과 관련된 민원이 제기된 대상 ③ 긴급한 조사가 필요하다고 인정되는 대상 등에 대하여는 위원회의 심의 없이 조사대상을 선정할 수 있도록 하고 있다.

화재안전조사위원회가 화재안전조사대상 선정에 있어서 과거와 같이 관할 구역 내 있는 전(全)소방대상물을 조사하는 것이 아니므로 최근 대형화재가 발생한 것과 유사한 대상이나 건축물 내에 다중이용업소, 숙박시설이나 노유자시설 등이 있는 대상, 소방시설관리

---

[38] 개인의 주거에 대하여는 관계인의 승낙이 있거나 화재발생의 우려가 뚜렷하여 긴급한 필요가 있는 때에 한정하고 있다.

업자가 점검인력 배치기준을 위반하였거나 허위 또는 부실 점검한 대상과 다각적으로 위험도를 판단하여 위험도가 유사한 경우에는 고층, 연면적이나 바닥면적이 넓은 대상, 건축물 사용승인일이 오래된 대상 등 위험도가 높을 것으로 예상되는 대상 등을 검토하여 선정하여야 한다.

그러나 반드시 화재안전조사 대상에 포함해야 하는 대상이 있는데 이는 ① 소방대상물 중 소방시설 등 방화시설, 피난시설 등에 대한 자체점검 등이 불성실하거나 불완전하다고 인정되는 대상이나 ② <화재의 예방 및 안전관리에 관한 법> 제18조에 따른 화재예방강화지구에 대한 화재안전조사 등 다른 법률에서 화재안전조사를 실시하도록 한 경우와 ③ 국가적 행사 등 주요 행사가 개최되는 장소 및 그 주변의 관계 지역에 대하여 소방안전관리 실태를 점검할 필요가 있는 경우, ④ 화재가 자주 발생하였거나 발생할 우려가 뚜렷한 곳에 대한 점검이 필요한 경우, ⑤ 재난예측정보, 기상예보 등을 분석한 결과 소방대상물에 화재, 재난·재해의 발생 위험이 높다고 판단되는 경우 등, ⑥ 화재예방안전진단이 불성실하거나 불완전하다고 인정되는 경우, ⑦ 기타 화재, 재난·재해 그 밖의 긴급한 상황이 발생할 경우 인명 또는 재산피해의 우려가 현저하다고 판단되는 경우이다.

이러한 기준을 바탕으로 소방청장, 소방본부장, 소방서장은 특정소방대상물 등에 대한 화재의 예방·경계를 위하여 연간 및 월간 화재안전조사 계획을 수립하여 시행하여야 한다.

3.2 화재안전조사위원회 구성 및 운영

화재안전조사 대상을 선정하기 위한 화재안전조사위원회의 구성은 위원장을 포함하여 7명 이내의 위원으로 성별을 고려하여 구성하고 위원장은 소방관서장이 된다. 위원은 과장급 직위 이상의 소방공무원이나 소방기술사, 소방시설관리사, 소방 관련분야의 석사학위 이상을 취득한 사람, 소방관련 법인 또는 단체에서 소방 관련 업무에 5년 이상 종사한 사람, 소방공무원 교육기관 <고등교육법> 제2조의 학교 또는 연구소에서 소방과 관련한 교육 또는 연구에 5년 이상 종사한 사람 중에서 소방관서장이 임명하거나 위촉하도록 하고 있다. 위촉위원의 임기는 2년으로 하고 한 차례만 연임할 수 있다.

위원회는 재적위원 과반수 이상의 출석으로 개회하고 출석위원 과반수 이상의 찬성으로 의결하는데 위원장은 회의 개최 3일 전까지 개최 사실과 심의 내용을 위원에게 통지하여야 한다. 위원회는 분기 1회 이상 개회하여 다음 달의 화재안전조사대상 선정에 관련된 사항을 심의하여야 하는데 이때 특정소방대상물의 위험 특성의 변화가 없거나 심의 대상 안건의 내용이 특이하지 않은 경우 반기 1회 이상으로 조정하여 운영할 수 있다.

소방관서장이 위원회에 조사대상 선정 요청을 할 때에는 관할구역 내 위험 특성 변화 사항과 그 밖의 중요화재 발생 사항, 소방대상물의 현황과 각 대상 선정 사유 등을 기재한 자료를 위원회 개회 10일 전까지 위원장에게 제출하여야 한다.

화재안전조사위원으로 선정된 위원 중에서 심신장애로 직무를 수행할 수 없게 된 경우와 직무를 태만히 하거나 비위사실이 있는 경우, 직무태만, 품위 손상 등 위원으로서 적합하지 아니한 행위를 하는 사람, 위원 스스로 직무를 수행하기 어렵다는 의사를 밝히는 경우에 대해서는 소방관서장은 해임하거나 해촉 할 수 있다. 화재안전조사위원은 심의사항에 대하여 제척·기피·회피할 수 있는데 그 사항은 다음과 같다.

위원이 해당 안건의 심의·의결에서 스스로 회피해야 하는 사항으로는 첫째, 위원과 그 배우자나 배우자였던 사람 또는 위원의 친족이거나 친족이었던 사람이 해당 안건의 소방대상물 등의 관계인이거나 그 관계인과 공동권리자 또는 공동의무자인 경우, 소방대상물 등의 설계, 공사, 감리 또는 자체점검 등을 수행한 경우, 해당 소방대상물 등에 대하여 직접적인 이해관계가 있는 경우 둘째, 위원이 소방대상물 등에 관하여 자문, 연구, 용역, 감정 또는 조사를 한 경우 셋째, 위원이 임원 또는 직원으로 재직하고 있거나 최근 3년 내에 재직하였던 기업 등이 소방대상물 등에 관하여 자문, 연구, 용역, 감정 또는 조사를 한 경우이다. 또한 소방대상물 등의 관계인이 위원에게 공정한 심의·의결을 기대하기 어려운 사정이 있는 경우에는 위원회에 기피신청을 할 수 있고 이때 위원회는 의결로 이를 결정하여야 한다.

3.3 화재안전조사 항목

화재안전조사단에 의해 이루어지는 화재안전조사는 특정소방대상물의 규모, 용도, 취약성 등을 고려하여 점검하는데 그 항목으로는 다음과 같다. ① 소방안전관리자의 업무수행에 관한 사항으로서, 소방계획서 작성 및 자위소방대 조직등 '화재의 예방 및 안전관리에 관한법' 제24조, 제25조, 제27조, 제29조에 따른 소방안전관리 업무 수행에 관한 사항, ② 법 17조에 따른 화재의 예방조치 등에 관한 사항, ③ 법36조에 따른 피난계획의 수립 및 시행에 관한 사항, ④ 법 제37조에 따른 소화·통보·피난 등의 훈련 및 소방안전관리에 필요한 교육에 관한 사항, ⑤ <소방기본법> 제21조2에 따른 소방자동차 전용구역의 설치에 관한 사항, ⑥ <소방시설공사업법> 제12조에 따른 시공, 같은 법 제16조에 따른 감리 및 같은 법 제18조에 따른 감리원의 배치에 관한 사항, ⑦ <소방시설 설치 및 관리에 관한 법률> 제12조에 따른 소방시설의 설치 및 관리에 관한 사항, ⑧ <소방시설 설치 및 관리에 관한 법률> 제15조에 따른 건설현장 임시소방시설의 설치 및 관리에 관한 사항, ⑨ <소방시설 설치 및 관리에 관한 법률> 제16조에 따른 피난시설, 방화구획 및 방화시설의 관리에 관한 사항, ⑩ <소방시설 설치 및 관리에 관한 법률> 제20조에 따른 방염에 관한 사항, ⑪ <소방시설 설치 및 관리에 관한 법률> 제22조에 따른 소방시설 등의 자체점검에 관한 사항, ⑫ <다중이용업소의 안전관리에 관한 특별법> 제8조, 제9조, 제9조의2, 제10조, 제10조의 2 및 제11조부터 제13조까지의 규정에 따른 안전관리에 관한 사항, ⑬ <위험물안전관리법> 제5조, 제6조, 제14조, 제15조 및 제18조에 따른 위험물 안전관리에 관한 사항, ⑭ <초고층 및 지하연계 복합건축물 재난관리에 관한 특별법> 제9조, 제11조, 제12조, 제14조, 제16조 및 제22조에 따른 초고층 및 지하 연계 복합건축물의 안전관리에 관한 사항, ⑮ 그 밖에 소방대상물에 화재의 발생 위험이 있는지 등을 확인하기 위해 소방관서장이 화재안전조사가 필요하다고 인정하는 사항이다.

4. 화재안전조사의 시행절차 및 방법

4.1 화재안전조사의 시행절차

화재안전조사는 목적에 따라 종합조사와 부분조사로 구분하여 실시할 수 있다. 종합조사는 '화재의 예방 및 안전관리에 관한 법' 제7조의 화재안전조사 항목 전부를 확인하는 조사이며 부분조사는 '화재의 예방 및 안전관리에 관한 법' 제7조의 화재안전조사 항목 중 일부를 확인하는 조사이다.

화재안전조사절차는 3단계로 구분할 수 있다. 첫째, 사전준비단계, 둘째, 현장검사단계, 셋째, 검사이후 단계이다. 먼저 사전준비단계로는 화재안전조사를 위한 연간 및 월간 계획을 수립하여야 한다. 연간계획은 매년 12월 31일까지, 월간계획은 전월 말일까지, 수시계획은 시행 전일까지 수립하도록 하여야 한다. 이후 화재안전조사 대상을 선정하기 위한 '화재안전조사위원회'를 구성·운영함으로써 조사 대상을 선정한다. 이때 소방대상물의 현황, 이용자 특성 및 시기·계절별 화재위험 특성 등을 고려하여 화재안전조사 대상을 선정하도록 한다. 조사대상이 선정되면 대상물에 조사실시 전에 관계인에게 조사대상, 조사기간 및 조사사유 등을 우편, 전화, 전자메일 또는 문자전송 등을 통하여 통지하고 인터넷 홈페이지나 전산시스템 등을 통하여 7일 이상 공개하여야 한다.

둘째로 현장검사 단계로써 조사를 시행할 때에는 조사취지와 조사사항을 설명하고 소방안전관리 등에 대한 사항을 질문하거나 육안으로 검사한다. 이후 조사서를 작성하여 관계인에게 전달하고 조사결과 불량사항 등에 대해 설명한다. 세 번째로 검사 이후 단계로는 조사서를 작성하여 보고하고 이상이 있는 대상물의 경우에는 시정보완명령 발부 및 관계기관에 통보한다. 시정보완명령 사항이 완료된 이후에는 이를 확인하여야 한다.

아래 <그림 2-1>은 이러한 과정을 도표화 한 것이다.

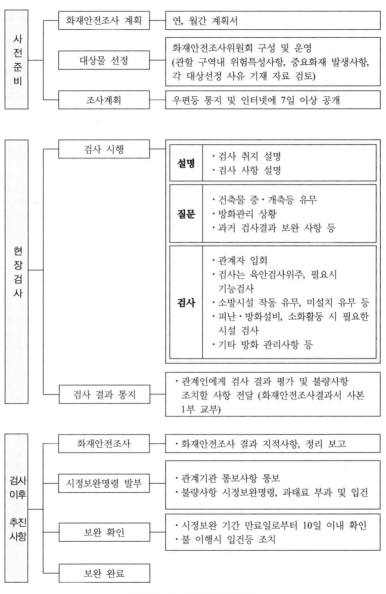

사전준비	화재안전조사 계획	연, 월간 계획서
	대상물 선정	화재안전조사위원회 구성 및 운영 (관할 구역내 위험특성사항, 중요화재 발생사항, 각 대상선정 사유 기재 자료 검토)
	조사계획	우편등 통지 및 인터넷에 7일 이상 공개

현장검사	검사 시행	설명	·검사 취지 설명 ·검사 사항 설명
		질문	·건축물 증·개축등 유무 ·방화관리 상황 ·과거 검사결과 보완 사항 등
		검사	·관계자 입회 ·검사는 육안검사위주, 필요시 기능검사 ·소방시설 작동 유무, 미설치 유무 등 ·피난·방화설비, 소화활동 시 필요한 시설 검사 ·기타 방화 관리사항 등
	검사 결과 통지		·관계인에게 검사 결과 평가 및 불량사항 조치할 사항 전달 (화재안전조사결과서 사본 1부 교부)

검사 이후 추진 사항	화재안전조사	·화재안전조사 결과 지적사항, 정리 보고
	시정보완명령 발부	·관계기관 통보사항 통보 ·불량사항 시정보완명령, 과태료 부과 및 입건
	보완 확인	·시정보완 기간 만료일로부터 10일 이내 확인 · 불 이행시 입건등 조치
	보완 완료	

〈그림 2-1〉 화재안전조사 절차

4.2 화재안전조사의 시행방법

화재안전조사에는 몇 가지 원칙에 의거 실시하여야 하는 데 그 원칙은 행정적 원칙, 기술적 원칙, 실무적 원칙으로 구분할 수 있다.

가. 화재안전조사의 행정적 원칙

가) 화재안전조사 일정 공개

소방관서장은 화재안전조사를 실시하는 경우 사전에 조사대상, 조사기간 및 조사 사유 등 조사계획을 우편, 전화, 전자메일 또는 문자전송 등을 통하여 통지하고 소방관서의 인터넷 홈페이지나 전산시스템을 통해 7일 이상 공개해야 한다. 그러나 화재가 발생할 우려가 뚜렷하여 긴급하게 조사할 필요가 있는 경우나 화재안전조사의 실시를 사전에 통지하거나 공개하면 조사목적을 달성할 수 없다고 인정되는 경우 등 사전통지 없이 화재안전조사를 실시하는 경우에는 화재안전조사를 실시하기 전에 관계인에게 조사사유 및 조사범위 등을 현장에서 설명해야 한다.

그러나 사전통지를 받은 관계자는 다음의 사유가 있어 화재안전조사를 받을 수 없다고 판단되면 화재안전조사 연기신청서를 작성하여 화재안전조사 시작 3일 전까지 화재안전조사를 받기가 곤란함을 증명하는 서류를 첨부하여 소방관서장에게 제출하여 연기받을 수 있다.

〈표 2-1〉 화재안전조사 연기 신청 사유

화재안전조사 연기 신청 사유
① <재난 및 안전관리 기본법> 제3조 제1호에 해당하는 재난이 발생한 경우
② 관계인이 질병, 장기출장 등으로 화재안전조사에 참여할 수 없는 경우
③ 권한 있는 기관에 자체점검기록부, 교육·훈련일지 등 화재안전조사에 필요한 장부· 서류 등이 압수되거나 영치되어 있는 경우
④ 소방대상물의 증축·용도변경 또는 대수선 등의 공사로 화재안전조사를 실시하기 어 려운 경우

이렇게 신청된 경우 사유가 타당하다고 인정되면 화재안전조사를 연기해 줄 수 있지만 연기사유가 없어졌거나 연기기간의 종료, 또는 긴급히 조사하여야 할 사유가 발생하게 되면 관계인에게 통보하고 화재안전조사를 실시할 수도 있다.

나) 소방검사의 증표

화재안전조사의 증표는 화재안전조사를 행하려는 자가 정당한 권한자인지를 명확하게 관계자에게 증명하는 것이다. 따라서 증표는 화재안전조사권의 존재를 증명하기 위한 것이다. 화재안전조사 시 증표 제시는 필요적 의무규정이므로 관계자의 청구 유무에 관계 없이 이를 제시하여야 한다. 증표를 관계자에게 제시하지 않은 때에는 화재안전조사를 거부할 때에 강제로 검사할 수 없다. 그러나 증표의 미제시가 관계자에게 지적되어 이를 이유로 화재안전조사를 거부한 때를 제외하고 증표를 제시하지 않고 행한 화재안전조사라도 유효한 화재안전조사라고 해석할 수 있다.

다) 비밀유지

소방 목적 달성을 위해 적극적으로 관계 장소에 출입하여 소방대상물의 위치·구조·설비 및 관리의 상황을 검사하는 것은 자신의 의사와 관계없이 관계자의 비밀을 알 수 있는 위치에 있게 된다. 이 때문에 <화재의 예방 및 안전관리에 관한 법률>에서 소속공무원은 화재안전조사 시 지득한 관계자의 비밀을 함부로 타인에게 누설하여서는 아니 된다고 하고 있다. 또 <공무원법>에도 공무집행과정에서 지득한 비밀을 누설할 수 없도록 하고 있다. 비밀이란 적은 범위의 제한된 자만이 알고 있어야 하는 것으로 일반인이 알고 있지 않아야 하는 것이며 이를 타인이 알지 못함으로써 본인이 이익을 가질 수 있는 것을 말하는 것으로 이 비밀성에 대하여는 본인의 주관 또는 사회통념상 그런 정도인 것만으로도 비밀이 된다. 또 함부로란 정당한 이유 없이란 의미로서 직무상 필요한 사항에 대하여 검사결과를 상사에게 보고하는 것은 함부로 타인에게 누설하는 것은 아니다. 이 규정을 위반하게 되는 경우에는 형사벌에 처하도록 하고 있다.

라) 관계자의 승낙과 거절 등

화재안전조사 시 사전에 관계자의 승낙 또는 동의를 요하는 경우는 다음과 같다.

① 개인의 주거에 출입할 때에는 통상(화재발생의 위험이 현저하게 커서 특히 긴급을 요할 때 제외) 관계인의 승낙을 얻어야 한다. 이때 관계인 외의 자로부터 얻은 승낙은 적법하지 아니하다. 따라서 관계인인지 불명확한 때에는 그 점을 잘 확인하여 행동할 필요가 있다.

② 해뜨기 전이나 해가 진 뒤에 화재안전조사를 실시하는 경우이다. 부득이한[39] 이러한 경우에는 반드시 관계인의 승낙을 얻어야 한다.

---

39) 사전통지를 태만히 하였거나 통보과정 자체에 하자가 있었을 경우 등이 이에 해당한다.

반면 관계자가 화재안전조사 시 정당한 이유 없이 방해 또는 기피하는 경우 소방법의 벌칙 적용 사항이 된다. 단 개인의 주거에 대한 화재안전조사는 관계자의 승낙이 절대적인 요건이 되므로 화재안전조사 거부의 이유가 정당하지 않더라도 벌칙을 적용시킬 수 없다. 또한 관계자가 소방공무원의 화재안전조사를 폭행 또는 협박에 의해 거부코자한 때에는 형법에 의거 공무집행방해죄와 소방법 위반과 경합이 되지만 통상 공무집행방해죄가 성립된다. 정당한 이유란 증표의 미제시를 이유로 할 때, 출입 시 관계자의 동의를 얻지 아니한 때나 이를 태만히 한 때, 출입 시 사전 통보를 해야 할 경우, 이를 태만히 한 때(사전 통보는 하였으나 그 법정절차에 하자가 있을 때 포함), 관계자의 일방적 사정이 이유이기는 하지만 그 이유가 사회통념상 타당성이 있다고 인정되는 때이다.

　한편 화재안전조사 시에는 관계자, 방화관리자, 위험물안전관리자, 기타 책임 있는 자의 참여를 요구하여야 한다. 관계자의 참여를 요구하는 것은 법상의 요청이 아니더라도 검사 및 질문을 원활하게 하기 위해 소방검사 운용상의 타당한 방법으로서이다.

　소방공무원은 화재안전조사를 실시하면서 관계자의 정당한 업무를 방해하여서는 안 된다. 화재안전조사는 화재예방·진압이라는 공익목적을 위해 수행하는 것으로 그 성질상 결과적으로 관계자의 권리 및 자유를 제한하거나 침해하여서는 아니 되므로 관계자의 업무에 다소라도 방해가 된다면 조사 등을 필요 이상으로 하거나 직접조사 등에 관계없는 행위에 의해 관계자의 업무를 방해하지 않도록 주의하여야 한다.

마) 전문가 참여

현대사회의 건축물의 구조와 용도 등은 복잡하고 다양하게 설계되어 있다. 또한 초고층건축물의 증가와 에너지원의 다양화, 한 건축물 안에 다중이용시설·공공기관·체육관 등 복합건물의 증가 등으로 화재안전조사도 다차원적이고 종합적인 조사가 필요하다. 따라서 해당 분야의 전문가들을 참여토록 하고 있는데 이는 화재안전조사의 효율을 높이는 데 커다란 역할을 하고 있다.

나. 기술적 원칙

화재안전조사는 소방대상물의 안전관리 유지사항 및 소방시설 작동 여부 등을 조사하는 것이므로 누구라도 화재안전조사를 할 수 있는 것이 아니라 일정정도의 기능이 숙달되어 있는 전문자격자가 해당 장비를 가지고 조사하여야 한다. 화재안전조사자의 자격기준은 앞장 '화재안전조사의 주체와 객체'에서 설명하였기에 생략한다. 화재안전조사 시 필요한 장비 등은 <화재의 예방 및 안전관리에 관한 법률> 시행규칙에서 정하고 있는데 다음의 장비 등을 충분히 활용하여 특별조사를 실시하는 것이 조사의 실효를 높일 수 있다.

소방시설	장 비	규 격
공통시설	방수압력측정계, 절연저항계, 전류전압측정계	
소 화 기 구	저울	
옥내·외소화전설비	소화전밸브압력계	
스프링클러설비 포 소 화 설 비	헤드결합렌치	
이산화탄소소화설비 분말소화설비 할로겐화합물소화설비 청정소화약제소화설비	검량계, 기동관누설시험기, 그 밖에 소화약제의 저장량을 측정할 수 있는 점검기구	
자동화재탐지설비 시 각 경 보 기	열감지기시험기, 연감지기시험기, 공기주입시험기, 감지기시험기연결막대, 음량계	
누전경보기	누전계	누전전류 측정용
무선통신보조설비	무전기	통화시험용
제연설비	풍속풍압계, 폐쇄력측정기, 차압계(압력차 측정기)	
통 로 유 도 등 비 상 조 명 등	조도계(밝기 측정기)	최소눈금이 0.1Lux 이하인 것

다. 실무적 원칙

<화재안전조사에 관한 세부운영규정> 별지3에서 정하고 있는 화
재안전조사 세부조사표에 따라 다음 사항을 확인 및 질문하는 방법
으로 법의 적합성을 조사한다. 그러나 화재안전조사의 효율성 제고
를 위하여 필요한 경우 소방대상물의 규모·용도·화재취약성 등을
고려하여 화재안전조사 세부조사표의 내용을 변경하여 사용할 수
있다.

가) 소방안전관리 사항의 적법성 여부 확인

① 소방안전관리자의 업무수행에 관한 사항

  - 소방안전관리자 선임사항의 적합성, 소방계획성 작성, 자위소방대 조직 등

② 소방계획서에 포함된 업무의 수행에 관한 사항

  - 관계인의 소방훈련 및 교육 결과보고서 보존관리사항 확인사항과 소방시설 등 안전관리 점검 정비 관련 문서 확인 등

③ 공공기관 등의 소방안전관리에 관한 사항

④ 자체점검의 적합성 여부에 관한 사항

  - 작동기능점검의 점검표 및 배치확인서 보관여부 확인, 자체점검의 적정성

⑤ <소방기본법> 제12조에 따른 화재의 예방조치 등에 관한 사항

⑥ <소방기본법> 제15조에 따른 불 사용 설비 등의 관리와 특수가연물의 저장·취급에 관한 사항

⑦ <소방기본법> 제21조의2에 따른 소방자동차 전용구역의 설치에 관한 사항

⑧ 다중이용업소의 안전관리에 관한 사항

  - 점검자의 자격, 점검주기, 점검방법 등의 적정성

  - <다중이용업소 안전관리에 관한 특별법> 제8조부터 제14조까지의 안전관리 사항의 적합성

⑨ 위험물 제조소등의 안전관리에 관한 사항

  - <위험물 안전관리법 시행규칙> 제64조에 따른 정기점검

의 적합성 여부

- 그 밖의 위험물 안전관리법에 규정된 안전관리에 관한 사항

⑩ <화재예방법> 제36조에 따른 피난계획의 수립 및 시행에 관한 사항

⑪ <소방시설공사업법> 제12조에 따른 시공, 같은 법 제16조에 따른 감리 및 같은 법 제18조에 따른 감리원의 배치에 관한 사항

⑫ 소방시설 설치 및 관리에 관한 법률」 제12조에 따른 소방시설의 설치 및 관리에 관한 사항, 제15조에 따른 '건설현장 임시소방시설의 설치 및 관리에 관한 사항', 제16조에 따른 피난시설, 방화구획(防火區劃) 및 방화시설의 관리에 관한 사항(㉠ 피트층, 파이프닥터 등 건축물의 피난보조 공간의 안전유지관리 사항, ㉡ 방화구획 관통부 내화충전재 관리사항 ㉢ 옥상광장의 피난 장애물 및 옥상층의 불법 가설물 설치 관련 사항), 제20조에 따른 방염(防炎)에 관한 사항, 제22조에 따른 소방시설 등의 자체점검에 관한 사항

⑬ <초고층 및 지하연계 복합건축물 재난관리에 관한 특별법> 제9조, 제11조, 제12조, 제14조, 제16조 및 제22조에 따른 초고층 및 지하연계 복합건축물의 안전관리에 관한 사항

⑭ 그 밖에 소방대상물에 화재의 발생 위험이 있는지 등을 확인하기 위해 소방관서장이 화재안전조사가 필요하다고 인정하는 사항

다) 자료제출 명령 등

효율적인 화재안전조사를 위하여 화재안전조사요원은 해당 관계자에게 필요한 보고를 하게 하거나 자료를 제출하도록 명령할 수 있으며 해당 소방대상물의 위치·구조·설비 또는 관리 상황을 조사하거나 이에 대하여 관계인에게 질문할 수 있다.

라) 합동조사반 편성 운영

건축물의 소방방화관리 실태뿐만 아니라 그 건축물에 대한 전반적인 위험구조와 재난상황에 대비하기 위하여 관할기관의 협의를 거쳐 합동조사반을 편성하여 운영할 수 있는데 이때 참여 기관은 다음과 같다.

〈표 2-3〉 합동조사반 참여 기관

○ 관계 중앙행정기관 및 시·군·구
○ 한국소방산업기술원(소방산업의 진흥에 관한 법률)
○ 한국화재보험협회(화재로 인한 재해보상과 보험가입에 관한 법률)
○ 한국가스안전공사(고압가스안전관리법)
○ 한국소방안전협회(소방기본법 제40조)
○ 한국전기안전공사(전기사업법)
○ 그 밖에 소방방재청장이 정하여 고시한 소방관련 단체

5. 화재안전조사 결과 조치명령

5.1 화재안전조사 결과 보고

화재안전조사반은 화재안전조사를 마쳤을 때에는 <화재안전조사에 관한 세부운영규정>에 의한 화재안전조사서를 작성하여 조사가 이루어진 현장에서 특정소방대상물의 관계인에게 교부하고 해당소방관서장에게 보고하여야 한다. 이때 적법하지 않은 사항이 지적 되었을 때에는 조치명령을 내려 시정될 수 있도록 하여야 한다.

5.2 조치명령

5.2.1 위법이 없는 경우의 조치명령

가. 조치명령 사항
화재안전조사 결과 소방대상물의 위치·구조·설비 또는 관리의 상황이 화재나 재난·재해 예방을 위하여 보완될 필요가 있거나 화재가 발생하면 인명 또는 재산의 피해가 클 것으로 예상되는 때에는 소방대상물의 관계인에게 그 소방대상물의 개수·이전·제거·사용의 금지 또는 제한, 사용폐쇄, 공사의 정지 또는 중지, 그 밖의 필요한 조치를 명할 수 있다. 또한 조치명령으로 손실을 입었다면 이에 따른 손실을 보상하여야 한다.

나. 조치명령에 따른 보상
손실보상의 경우 시·도지사와 손실을 입은 자는 서로 협의하여 시가(時價)로 보상하도록 하고 있다. 그러나 협의가 되지 않을 경우 시·도지사는 그 보상금액을 지급하거나 공탁하고 이를 상대방에게 알려야 할 의무가 있다. 이때 상대방이 보상금의 지급 또는 공탁의 통지에 불복하는 경우 지급 또는 공탁의 통지를 받은 날로부터 30일 이내에 관할 토지수용위원회에 재결을 신청할 수 있다.

다. 조치명령 미이행 시 인터넷 등에 공개 절차

첫째, 조치명령 미이행 시 인터넷 등에 공개하려면 공개내용과 공개방법등을 공개대상 소방대상물의 관계인에게 미리 알려야 하며 둘째, 조치명령 이행기간이 끝난 때부터 소방청, 소방본부, 소방서의 인터넷 홈페이지에 조치명령 미이행 소방대상물의 명칭, 주소, 대표자의 성명, 조치명령의 내용 및 미이행 횟수를 제재해야 한다. 셋째, 관보 또는 지방자치단체의 공부, 일간신문, 유선방송, 반상회보, 주민 소식지 등의 매체 중 1곳 이상을 통하여 1회 이상 같은 내용을 알려야 한다. 넷째, 조치명령 미이행 사실 등의 공개가 제3자의 법익을 침해하는 경우에는 제3자와 관련된 사실을 제외하고 공개하여야 하며 다섯째, 조치명령이 이행되었을 때에는 즉시 공개내용을 삭제하여야 한다.

5.2.2 위법이 있는 경우의 조치명령

가. 조치명령 절차

화재안전조사 결과 소방대상물이 법령을 위반하여 건축되어 있거나 설비되어 있고 소방시설 등 피난·방화시설, 방화구획 등이 법령에 적합하게 설치되어 있지 않은 경우 시정해야 할 사항을 관계인에게 명하고(조치명령), 관련 행정기관이 있는 경우[40] 관련행정기관의 장에게 필요한 조치해 줄 것을 요청할 수 있다.

소방기관에서는 소방대상물의 관계인에게 화재안전조사 조치명령서를 발부할 때에는 조치명령서를 알아보기 쉽게 작성하여 발부하고 관리하여야 한다. 소방대상물의 관계인은 조치명령서를 받은 이후 조치명령서에서 허용하는 기간 내 시정사항에 대하여 시정될 수 있도록 하여야 하며 조치명령 기간이 만료된 이후 10일 이내에 소방기관에서는 그 이행 여부를 확인하고 기간 내 이행하지 않았을 때에는 해당 특정소방대상물의 화재안전 조사자는 소방서장에게 보고하고 위반자에 대하여 과태료 등 벌칙을 부과하여야 한다.

나. 조치명령 내용

조치명령 내용으로는 화재안전조사의 위반내용과 관계 증명서류 등을 참고하여 구체적으로 보완조치 대상·내용 및 근거법령의 조문을 기재하여야 하며 조치명령 보완기간은 조치명령 사안에 따라 달라지는데 보통 소방시설 등의 작동·기능에 지장을 초래하지 아니한 경미한 사항에 대하여는 20일 이내, 그 밖의 사항에 대하여는 조치대상 및 공사의 규모 등을 감안하여 소방서장이 기간을 정하도록 하고 있으며 조치명령에 따른 시정기간 내 이행하지 않을 경우 받게 될 불이익에 대하여 자세히 기록하도록 하고 있다. 그러나 조치명령 기간 내에 그 명령을 이행할 수 없는 경우 즉 경매 또는 양

---

40) 화재안전조사 결과 건축·전기·가스시설 등이 관계법령에 위반된 사실을 발견한 때에는 해당 관계기관에 그 위반내용을 통보하고 필요한 조치를 하여 줄 것을 요청할 수 있다.

도·양수 등 특정소방대상물의 소유권 변동으로 조치명령기간 내 시정이 불가능한 경우나 질병 또는 국외출장 등으로 관계인의 장기간 부재하여 조치명령 기간 내 조치가 불가능한 경우, 천재·지변 등의 사유로 조치명령 기간 내 조치가 불가한 경우, 시장·상가·복합건축물 등 관계인 의견조정이 곤란한 경우 등 불가피한 사유로 인하여 조치명령 기간 내에 조치가 불가능하다고 인정할 만한 상당한 사유가 있는 경우에는 소방서장은 사유를 참조하여 조치명령기간을 연장할 수 있다.

다. 조치명령 미이행 시 행정처분

조치명령 기간이 만료되었다면 만료 후 10일 이내에 그 이행 여부를 확인하고 조치명령이 이행되지 않았다면 <예방소방업무처리규정 제3조>가 정하는 바에 의해 소방서장에게 보고하고 행정처분을 하여야 한다.

1) 행정벌 부과

화재안전조사 결과 행정벌 벌칙규정(행정형벌, 행정질서벌)의 적용대상이 되는 사항에 대하여는 '소방 관계법령 위반사실 보고서'에 그 위반내용, 위반법령의 조문을 기록하고 '소방 관계법령 위반사실 자인서' 등 증빙자료를 첨부하여 소방서장에게 보고한 다음 해당 행정벌을 부과한다. 이때 필요한 경우 사법경찰관리집무규칙에 따라 특별사법경찰관리로 하여금 보강수사 등의 조치를 취할 수 있다.

2) '이행강제금' 부과

'이행강제금' 제도는 장래 의무의 이행을 확보하기 위한 수단으로서 일정기간 내에 의무를 이행할 경우 이행강제금을 납부하지 않아도 된다는 점에서 과태료 제도와 다르다. 이는 시설에 대한 보완 또는 개수 등의 조치명령을 이행할 수 있는 시간적 여유를 주고 이행하지 않을 경우 강제금을 부과함으로써 자발적으로 의무를 이행하도록 하려는 취지의 제도이다. 이행강제금 제도를 규정하고 있는 입법례로서는 건축법, 농지법, 옥외광고물 관리법 등이 있으며 소방관계법령 중에서는 <다중이용업소의 안전관리에 관한 특별법>이 있다. 이행강제금 부과권자는 소방방재청장, 소방본부장, 소방서장이며 이행강제금을 부과하기 전에 이행 강제금의 금액·부과사유, 납부기간, 수납기관, 이의제기방법 및 이의제기기관 등을 문서로 통지하여야 한다. 이때 처분에 불복하는 사람은 고지를 받은 날로부터 30일 이내에 부과권자에게 이의를 제기할 수 있다. 이행강제금 부과방법으로는 최초의 조치명령이 있은 날을 기준으로 매년 2회 이내의 범위 안에서 당해 조치명령이 이행될 때까지 반복하여 이행강제금을 부과·징수할 수 있다. 이행강제금 부과기준은 다음 <표 2-4>와 같다.

○ 일반기준 : 이행강제금 부과권자는 위반행위의 동기와 그 결과
  를 고려하여 제2호의 이행강제금 부과기준액의 1/2까지 경감
  하여 부과할 수 있다.

○ 개별기준

〈표 2-4〉 이행강제금 부과 기준

(단위: 만 원)

위반행위	해당법조문	이행강제금 금액
1. 법 제9조 제2항에 따른 안전시설 등에 대하여 보완 등 필요한 조치명령을 위반한 경우	법 제26조 제1항	
가. 안전시설 등의 작동·기능에 지장을 주지 않는 경미한 사항		200
나. 안전시설 등을 고장상태로 방치한 경우		600
다. 안전시설 등을 설치하지 아니한 경우		1,000
2. 법 제10조 제3항에 따른 실내장식물에 대한 교체 또는 제거 등 필요한 조치명령을 위반한 경우	법 제26조 제1항	1,000
3. 법 제10조의 2 제3항에 따른 영업장의 내부구획에 대한 보완 등 필요한 조치명령을 위반한 경우	법 제26조 제1항	1,000
4. 법 제15조 제2항에 따른 화재안전조사 조치명령을 위반한 자	법 제26조 제1항	
가. 다중이용업소의 공사의 정지 또는 중지명령을 위반한 경우		200
나. 다중이용업소의 사용금지 또는 제한 명령을 위반한 경우		600
다. 다중이용업소의 개수·이전 또는 제거명령을 위반한 경우		1,000

(자료: 다중이용업소의 안전관리에 관한 특별법 시행령 별표7)

3) 과징금 부과

과징금제도는 종례의 행정상 의무의 이행을 강제로 담보하는 제
도로서 실정법상 행정의 실효성 확보를 위한 제재 내지 강제의 목적
으로 이용되는 수단이다. 우리나라에서 최초로 규정된 것은 1980년

12월 31일 제정된 "독점규제 및 공정거래에 관한 법률"에서 비롯되었으며 점차 증가추세에 있다. 소방 관련법에서 과징금을 부과하도록 하고 있는 법률은 "위험물안전관리법"으로서 제조소등에 대한 사용의 정지를 하여야 하는 대상에 대하여 사용정지 처분이 그 이용자에게 심한 불편을 주거나 그 밖에 공익을 해칠 우려가 있는 때에 사용정지 처분에 갈음하여 2억 원 이하의 과징금을 부과하도록 하고 있으며 과징금을 납부하여야 하는 사람은 납부기한까지 납부하고, 납부하지 않을 경우 <지방세외수입금의 징수 등에 관한 법률>에 따라 징수하게 된다.

과징금 금액은 제조소등의 1일 평균 매출액을 기준으로 하여 제2호 가목의 기준에 따라 산정한다. 이 경우 1일 평균 매출액은 전년도의 1년간의 총 매출액의 1일 평균 매출액을 기준으로 하되 신규사업·휴업 등으로 인하여 1년간의 총매출액을 산출할 수 없는 경우에는 분기별·월별 또는 일별 매출액을 기준으로 하여 1년간의 총 매출액을 환산한다.

1년간의 총 매출액이 없거나 산출하기 곤란한 제조소등의 경우에는 해당 제조소등에서 저장 또는 취급하여 위험물의 허가수량(지정수량의 배수)을 기준으로 하여 제2호나목의 기준에 따라 산정한다.

과징금 산정기준은 <표 2-5>와 같다.

가. 1일 평균 매출액을 기준으로 한 과징금 산정기준

〈표 2-5〉 과징금 산정기준

과징금 금액 = 1일 평균 매출액 * 사용정지 일수 * 0.0574

나. 저장 또는 취급하는 위험물의 허가수량을 기준으로 한 과징금 산정 기준

등급	저장 또는 취급하는 위험물의 허가수량(지정수량의 배수)		1일당 과징금의 금액 (단위:천 원)
	저장량	취급량	
1	50배 이하	30배 이하	30
2	50배 초과~100배 이하	30배 초과~100배 이하	100
3	100배 초과~1,000배 이하	100배 초과~500배 이하	400
4	1,000배 초과~10,000배 이하	500배 초과~1,000배 이하	600
5	10,000배 초과~ 100,000배 이하	1,000배 초과~2,000배 이하	800
6	100,000배 초과	2,000배 초과	1000

1. 저장량과 취급량이 다른 경우에는 둘 중 많은 수량을 기준으로 한다.
2. 자가발전, 자기난방 그 밖의 이와 유사한 목적의 제조소등에 있어서는 이표에 의한 금액의 1/2를 과징금의 금액으로 한다.

(자료: 위험물안전관리법 시행규칙 별표3의2)

4) 관보 등에 게재

화재안전조사 결과에 따른 조치명령을 이행하지 않은 경우 소방 관서서장은 소방대상물의 관계인에게 미리 고지[41]하고 소방청, 소 방본부, 소방서의 홈페이지에 게재하고 관보 또는 해당 소방대상물

---

41) 소방시설설치유지 및 안전관리에 관한 법 시행령 제10조에 의하면 조치명령 미이행 사실을 공 개하려면 공개내용과 공개 방법 등을 미리 관계인에게 미리 고지하도록 하고 있다.

이 있는 지방자치단체의 공보나 전국 또는 지방일간신문, 유선방송, 반상회보, 해당 소방대상물이 있는 지방자치단체에서 지역 주민들에게 배포하는 소식지 등에 1회 이상 같은 내용을 공개할 수 있도록 하고 있다.

인터넷 홈페이지 등에 공개할 때에는 조치명령 미이행 소방대상물의 명칭, 주소, 대표자의 성명, 조치명령의 내용 및 미이행 횟수를 게재하고 해당 소방대상물이 조치명령을 이행했을 때에는 해당 인터넷 홈페이지에서 삭제하도록 하고 있다. 조치명령 미이행 사실 등의 공개가 제3자의 법익을 침해하는 경우에는 제3자와 관련된 사실을 제외하고 공개하여야 한다.

제2장

소방시설 자체점검제도

1. 소방시설의 자체점검제도의 의의

소방시설은 비상시에 즉시 사용할 수 있도록 설치되고 관리·유지되어야 한다. 그러나 화재가 장기간 발생하지 않고 관계자 등의 소방안전의식이 희박할 경우 소방시설의 유지관리가 적정하게 이루어지지 않음으로써 그 성능이 떨어지거나 고장 난 상태로 방치되어 화재 발생 시 무용지물이 된다.42) 따라서 유사시를 대비하기 위하여 설치된 소방시설은 평상시 유지·관리가 무엇보다 중요하다. 소방시설에 대한 평상시 유지·관리는 관(官) 주도로 이루어지기에는 부족한 점이 많기 때문에 대상물의 소유자 또는 점유자, 관리자 등의 자율적 관리가 더 효율적이라 할 수 있다. 자율적 관리야말로 안전을

---

42) 2014년 8월 2일 전북에서 발생한 공동주택 화재는 처음 14층에서 발생하여 15층으로 연소 확대되어 재산피해 8천만 원, 인명피해 4명이 발생하였다. 당시 14층 발화점 주택의 소유자는 소화기로 화재를 진압하려 하였으나 꺼지지 않자 옥내소화전을 이용하여 화재를 진압하고자 하였으나 옥내소화전이 작동하지 않아 초기에 화재를 진압하지 못하여 15층까지 확대되었다. 당시 피해주택은 발화주택을 포함하여 총 4주택이었다.(전북일보, 14.8.3)

지키는 첨병이다. 소방시설 자체점검제도는 소방관서에서 실시하는 화재안전조사와는 별도로 특정소방대상물의 관계인이 그 대상물에 설치된 소방시설 등을 점검·관리를 함으로써 화재발생 등 유사시 신속한 대응을 통하여 그 소방대상물을 이용하는 사람들의 생명과 재산을 보호하고자 하는 제도이다. 따라서 소방시설 자체점검제도는 자기 재산은 자기가 지킨다는 자기책임의 원리와 민간 자율적 안전 관리를 통한 관 주도의 예방소방의 한계를 극복하여 소방 고유의 목적을 효율적으로 실현하고자 하는데 그 의의가 있다.

현행 <소방시설 설치 및 관리에 관한 법률>에서는 '소방시설 등의 자체점검'의 실시 의무를 특정소방대상물의 관계인에게 지우고 있으나 특정소방대상물의 규모·용도 및 설치된 소방시설의 종류에 따라 자체점검자의 자격·절차 및 방법등을 달리하고 있다. 화재안전조사와 자체점검은 많은 부분에서 차이를 보이고 있다. 그러나 가장 큰 차이는 화재안전조사는 소방행정기관에서 실시하는 소방검사로서 공적(公的)영역에서 이루어지는 반면 소방시설 자체점검은 사적(私的)영역 즉 민간차원에서 실시하는 점검으로서 모든 소방대상물이 의무적으로 실시해야 하는 강제적인 점검제도이다. 소방시설 자체점검제도의 근본목표는 소방대상물 관계인의 책임에 의한 자율안전관리체계를 조성하는 것이다. 민간차원에서 건축물 등에 대하여 소방안전관리가 잘되어 있는지를 스스로 점검하고 인식하며 개선할 수 있도록 하여 소방예방차원의 한계를 극복함으로써 소방안전을 실현하고자 하는 것이다.

2. 소방시설 자체점검제도 도입 배경

소방시설 자체점검제도는 건물주의 자율적인 방화관리의식을 고취시키고 그동안 행정기관 주도의 소방검사에 대한 문제점을 극복한다는 2가지 측면에서 도입되었다고 할 수 있다.

첫째, 특정소방대상물에 거주하거나 이용하는 불특정 다수인의 소방 안전 확보를 위한 소방시설에 대한 투자는 비생산적이며 설치된 소방시설이라 하여도 사용되지 않을 것이라는(화재가 발생하지 않을 것이라는 강한 확신) 인식이 아직도 사회 전반에 걸쳐 팽배하며 이러한 인식은 소방시설을 설치한 이후 성능을 확보하기 위한 지속적이고 자발적인 노력을 하지 않게 하는 요인으로 자리하고 있다. 그러나 현실에서는 그 반대로 작동되고 있다. 화재가 발생하였으나 소방시설이 고장나거나 전원을 차단하여 소방시설이 작동되지 않아 많은 인명피해와 재산피해를 가져오는 사례가 많다. 화재발생에도 불구하고 소방시설이 작동하지 않아 그 피해를 확대시킨 사례는 전체 화재발생 대상 중 30% 이상을 차지하고 있다.(소방방재청 국가화재정보시스템, 2021) 이는 화재발생 등 비상시 소방시설의 작동불량 등에 따른 초기대응이 이루어지지 않음으로써 많은 인명 및 재산피해가 지속적으로 발생하고 있다는 것을 보여 주는 것이다. 따라서 대상물의 관계자들이 자발적으로 소방시설에 대한 유지·관리와 화재 등 유사시 신속하게 대응할 수 있도록 하기 위한 제도적 장치의 마련이 필요하였다.

둘째, 날로 급증하고 있는 특정소방대상물에 비례하여 예방소방행정을 수행하기 위한 소방공무원을 확보하여야 하지만 <지방자치

단체의 행정기구와 정원기준 등에 관한 기준>에 따른 '공무원 총정
원제'로 인해 소방인력의 추가 확보가 사실상 불가능하며 소방공무
원의 획기적인 인력의 증가 없이 소방관서 위주의 소방검사를 계속
실시할 경우 업무과다로 인한 형식적인 부실검사를 계속 수행할 수
밖에 없는 구조적인 문제가 존재하고 또한 소방대상물의 대형화, 복
잡화, 지하화 등에 따른 새로운 방식의 소방시설의 도입으로 인한
소방검사의 전문성 확보가 요구되는 등 관주도의 소방검사는 한계
에 도달하게 되었다. 아래 <표 2-6>은 15년간 소방검사 대상물 증가
현황이다.

〈표 2-6〉 최근 15년간 소방검사대상 증감 현황

(단위: 개소)

연도별	계(개소)	증가율(%)	화재안전조사대상	종합정밀점검대상
2002	617,080	4.9	613,028	4,052
2003	649,591	5.3	644,965	4,626
2004	937,534	44.3	919,610	17,924
2005	726,487	-22.51	708,721	17,766
2006	735,437	1.23	700,061	35,276
2007	767,303	4.23	700,161	38,032
2008	791,034	3.09	751,269	39,765
2009	812,257	2.68	770,791	41,466
2010	832,608	2.51	789,206	43,402
2011	859,126	3.18	814,131	44,995
2012	884,540	2.96	838,023	46,517
2013	929,677	5.1	877,589	52,088
2014	1,400,313	50.62	1,339,854	60,459
2015	1,428,541	2.02	1,365,986	62,555
2016	1,501,312	5.09	1,436,241	65,071

<자료: 소방청, 2018.>

이러한 사회적 상황에서 정기적인 소방검사 외에 대형화재취약대상 및 다중이용시설 등에 대한 관련 부처 합동점검 등에 따른 수시검사를 정확하게 하는 것은 현실적으로 불가능하여 일정 규모 이상의 특정소방대상물에 설치된 각종 소방시설의 적정한 유지·관리를 담보하기 위해서 특정소방대상물의 관계인이 스스로 그 대상물에 설치된 소방시설 등에 대해 점검할 필요성이 제기되었으며 이를 위해 행정기관에 의한 정기적인 화재안전조사 외에 자체적으로 점검을 실시하도록 하는 소방시설 등에 대한 자체점검제도가 도입되게 되었다.

3. 소방시설 자체점검제도의 변천과정

자체점검제도가 도입되기 이전에도 방화관리제도의 일환으로 특정소방대상물의 관계인 등에 의한 자율안전관리제도가 있었으나 법적인 근거가 미흡하고 현실 여건에 맞지 않아 제도의 시행에 어려움이 있었으며 실제 대부분의 소방점검은 소방관서의 정기검사를 포함한 각종 소방검사 시 소방공무원에 의한 타율적인 점검이었다고 할 수 있다.

1958년 3월 10일 최초로 <소방법>이 제정된 이래 이러한 형태의 소방점검이 이루어져 오다가 자체점검제도가 최초로 입법화된 것은 1983년 12월 30일 자 소방법(제29조) 개정 시이며 사실상 이것이 소방검사업무의 민간 위탁 효시가 된 것이다. 그러나 세부 시행사항을 담은 시행령과 시행규칙이 만들어지지 않아 1991년 말까지 시행하지 못하다가 1991년 12월 14일 시행령과 시행규칙이 비로소 제정되어 '소방시설 점점업' 규정이 신설되어 다수인이 출입 또는 근무하는 특수장소의 소유자 등은 당해 장소에 설치된 소방시설에 대하여 정기적으로 자체검사를 실시하거나 신설된 소방시설 점검업자로부터 정기적으로 점검을 받도록 하고 소방시설 점검에 대한 전문기술을 가진 자에게 소방시설 관리사 자격을 부여하여 소방시설 점검업에 종사할 수 있도록 하였다.

1992년 9월 1일 자체점검제도에 대하여 획기적인 개선을 하였는데 그 내용은 다음과 같다.

① 소방대상물의 관계인이 그 장소에 설치된 소방시설을 자체적으로 점검하는데 필요한 점검자격자, 점검방법 등에 관한 사항
② 소방시설점검업의 등록기준, 신청서류 등 점검업의 등록에 필요한 사항
③ 소방시설관리사의 시험응시자격·시험과목·시험방법 등 소방시설관리사의 자격시험에 필요한 사항
④ 소방시설점검업을 영위하는 자가 지켜야 할 준수사항을 위반하였거나 시설기준에 미달한 경우 행정처분의 기준

1994년 10월 27일 소방법시행규칙을 개정하여 '소방시설점검업체의 의무점검제도'를 도입하였다. 그동안 관계인이나 방화관리자 또는 소방시설관리사가 해오던 특수장소에 설치된 소방시설의 자체점검을 일정규모 이상(1만㎡ 이상)의 소방대상물에 대하여는 소방시설관리사만이 점검할 수 있도록 하여 전문기술자에 의한 정밀점검이 이루어져 소방의 안전성을 제고하고 그 점검에 대한 책임을 명확히

하고자 한 취지다.

1995년 12월 29일에는 소방법 시행규칙을 개정함으로써 자체점검의 변화를 꾀하였다.

① 위험물탱크안전성능시험자 또는 한국소방검정공사로부터 정기점검을 받은 경우와 소방시설점검업자에게 정기적으로 점검을 하게 한 경우에는 당해연도의 소방검사를 받은 것으로 본다.
② 위험물제조소등에 대한 정기점검의 종류, 점검의 구분, 점검방법 및 점검대상범위 등을 구체적으로 규정하였다.
③ 스프링클러설비 또는 포소화설비가 설치된 연면적 1만㎡ 이상인 아파트에 대한 자체점검에 대하여는 소방시설관리사가 행하도록 하던 것을 해당소방대상물의 소방안전관리자도 점검할 수 있도록 완화하였다.
④ 한국화재보험협회에서 실시하는 안전점검을 자체점검으로 인정하도록 하여 자체점검주체의 범위를 넓혔다.

2003년 5월 29일 단일법이던 <소방법>이 4가지 법률로 제정되면서 자체점검에 관한 사항은 <소방시설 설치 유지 및 안전관리에 관한 법률>에서 다루어지도록 하였는데 그동안 '소방시설점검업'이란 용어를 '소방시설관리업'으로 변경하고 자체점검주체를 소방시설관리업자 등으로 조정하였으며 소방시설관리업자의 위법 부당한 사항에 대하여 행정처분을 할 수 있는 규정을 마련하였다. 그 내용을 살펴보면 ① 소방시설 등에 대한 자체점검주체를 소방시설관리업자 또는 행정자치부령이 정하는 기술자격자(소방안전관리자로 선임된 소방시설관리사 및 소방기술사)로 하며 ② 소방시설관리업자가 소방시설 등의 점검을 게을리 하거나 점검결과를 허위로 보고한 경우에 등록취소 또는 영업정지의 행정처분을 할 수 있도록 하였으며 ③ 소방시설관리업에 대한 영업정지처분을 하는 것이 국민에게 심한 불편을 주거나 공익을 해칠 우려가 있는 때에는 영업정지처분 대신 3천만 원 이하의 과징금을 부과할 수 있도록 하였다.

2004년 7월 7일 <소방시설 설치 유지 및 안전관리에 관한 법률>을 개정하여 소방시설자체점검기준을 더욱 구체화하였고 소방시설관리업등록신청서에 기술인력연명부 등을 첨부하여 시·도지사에게 제출하도록 하는 소방시설관리업의 등록에 관한 사항을 정하였다.

2005년 8월 4일 개정된 <소방시설 설치 유지 및 안전관리에 관한 법률>에는 소방방재청장에게 화재안전조사권을 부여하고 소방시설관리업자의 자체점검 시 관리사의 참여를 의무화하였다.

2014년 7월 8일 개정된 <소방시설 설치 유지 및 안전관리에 관한 법률>에는 그동안 작동기능점검을 한 경우 그 결과를 소방관서에 제출하지 않고 해당 건축물에서 자체 보관하였으나 이로 인하여 관계자 등이 소방시설의 점검이 소홀하고 형식적으로 이루어지는 것을 막기 위하여 작동기능점검을 실시한 경우 30일 이내에 그 결과를 소방기관에 보고토록 하였으며 종합정밀점검 대상을 확대하였다. 확대된 대상은 제연설비가 설치된 터널과 1,000㎡ 이상인 공공기관으로 옥내소화전 또는 자동화재탐지설비가 설치된 대상, 아파트 연면적이 5000㎡ 이상으로 11층 이상인 것, 다중이용업소 중 유흥주점 등 8개 업종의 영업장이 설치된 연면적 2,000㎡ 이상인 것이다.

2019년 8월 13일 개정된 <화재예방, 소방시설 설치 유지 및 안전 관리에 관한 법률>에는 소방안전관리대상물의 작동기능점검 및 종합정밀점검 결과의 제출 기간을 단축하여 소방본부장 또는 소방서장이 그 결과에 따라 필요한 조치명령을 신속하게 하기 위해 종전에는 작동기능점검 및 종합정밀점검 실시 결과 보고서를 30일 이내에 제출하게 하였으나 7일 이내에 제출하게 하고, 스프링클러설비가 설치된 특정소방대상물은 면적에 관계없이 모두 종합정밀점검을 실시하도록 변경하여 소방시설관리업자 등 전문가가 점검하게 하였다.

2021년 11월 30일 개정된 <소방시설 설치 유지 및 안전관리에 관한 법률>에는 이전 법률이 화재 예방정책에 관한 사항과 소방시설 설치 및 유지관리에 관한 사항 등이 함께 복잡하게 규정되어 있어 국민이 이해하기 어려울 뿐만 아니라 화재로 인한 피해를 줄이고 체계적인 화재 예방정책 추진에도 한계가 있어 「화재예방, 소방시설 설치·유지 및 안전관리에 관한 법률」을 분리하여 화재예방법(화재의 예방 및 안전관리에 관한 법)과 소방시설법(소방시설 설치 및 관리에 관한 법)으로 구분하였다. 자체점검제도는 금번 개정된 <소방시설 설치 유지 및 안전관리에 관한 법률>에 담았는데 이는 변화하는 소방환경에 맞추어 자체점검제도를 변경하여 그동안의 자체점검제도의 미비점을 보완하였다.

변경되는 사항은 첫째, 특정소방대상물의 관계인은 소방시설 등이 적합하게 설치·관리되고 있는지에 대하여 스스로 점검하거나 점검능력 평가를 받은 관리업자 또는 행정안전부령으로 정하는 기술자격자(특급, 고급, 중급, 초급)로 하여금 정기적으로 자체점검하게 하도록 하고 둘째, 특정소방대상물의 관계인은 자체점검결과 소화펌프 고장 등 중대 위반사항이 발견된 경우에는 지체 없이 수리 등 필요한 조치를 하도록 하였으며 셋째, 특정소방대상물의 관계인이 자체점검을 한 경우에는 그 점검결과를 소방시설 등에 대한 수리·교체·정비에 대한 이행계획을 첨부하여 소방본부장 또는 소방서장에게 보고하고, 이행계획을 기간 내에 완료하여 소방본부장 또는 소방서장에게 이행계획 완료 결과를 보고하도록 하였다.

〈그림 2-2〉 자체점검제도 변천사

자체점검제도 근거마련 1983. 12. 30	⇒	**소방법 제29조 【특수장소 등의 소방시설】 제3항** ◇ 특수장소의 관계자는 당해 소방대상물에 설치한 소방시설에 관하여 내무부 장관의 지정을 받은 자로부터 정기적으로 점검을 받도록 규정
자체점검제도 개선 (전문점검업 제도) 1991. 12. 14	⇒	**소방법시행규칙 제29조 【자체점검 기준】** ◇ 관계인은 당해 장소에 설치되어 있는 소방시설에 대하여 정기적으로 자체점검을 실시하거나 소방시설점검업자로 하여금 정기적으로 점검하게 법제화 ◇ 자체점검에 필요한 세부사항 내무부령으로 정함 ㉮ 점검자 : 소방시설관리사, 방화관리자, 관계인 ㉯ 점검회수 : 작동기능 연2회, 종합정밀 연 1회 이상
점검업체에 의무점검제도 도입 1995. 7. 1	⇒	**소방법 시행규칙 제29조 【소방시설의 자체점검】** ◇ 소방시설에 대한 자체점검은 관계인·방화관리자 또는 소방시설관리사가 실시하여 왔으나 앞으로는 연면적 1만 제곱미터 이상인 특수장소의 경우에는 소방시설관리사만이 점검할 수 있도록 규정

자체점검자격조정 1995. 12. 29	⇒	**소방법 시행규칙 제29조 【자체점검 기준】** ◇ 자체점검 세부사항 　㉮ 점검대상 및 점검자 　　- 연 1만㎡ 이상인 SP 또는 포소화설비 설치대상 　　　: 소방시설관리사 　　- 상기외의 방화관리대상 : 소방시설관리사, 방화 　　　관리자 　　- 그 밖의 대상 : 소방시설관리사, 관계인 　㉯ 횟 수 : 작동기능 상반기 1회, 종합정밀 하반기 1회 　㉰ 점검결과 : 자체 비치 및 방화관리대상 소방서 제출
4개 분법으로 개정 **(소방시설설치유지 및** **안전관리법)** 2004. 5. 29	⇒	◎ 소방시설설치유지 및 안전관리에 관한 법률 제정 ◇ 소방시설 등의 자체점검의 구분과 대상 　㉮ 통 상 점 검 : 영 제3조의 특정 소방대상물 　㉯ 종합정밀점검 : SP설비 또는 물분무 등 소화설비 　　가 설치된 연면적 5천㎡ 이상인 특정소방대상물 　　(APT 16층 이상) ◇ 소방시설 등의 자체점검대상, 점검자의 자격 및 종류 　㉮ SP설비 또는 물분무 등 소화설비가 설치된 연면적 　　5천㎡ 이상인 특정소방대상물(APT 16층 이상) 　　- 통 상 점 검 : 방화관리자(방화관리업무대행) 　　- 종합정밀점검 : 소방시설관리업자 또는 방화관 　　　리자로 선임된 소방시설관리사・소방기술사 　㉯ 방화관리대상물에 설치된 소방시설 등 : 소방시설 　　관리업자 또는 방화관리대상물의 방화관리자 　㉰ 그 외 특정소방대상물 : 소방시설관리업자 또는 　　관계인 ◇ 점검의 횟수 : 통상점검 월 1회 이상, 종합정밀점검 　연 1회 이상
점검횟수 및 시기개정 2006. 11. 29	⇒	◎ 소방시설설치유지 및 안전관리에 관한 법률 시행규칙 　개정 ◇ 자체점검 점검횟수 및 시기 개정 　㉮ 작동기능점검 : 연 1회 이상 실시(종합정밀점검대 　　상 종합정밀점검을 받은 달부터 6월이 되는 달에 　　실시) 　㉯ 종합정밀점검 : 건축물 사용승인이 속하는 달까지 　　실시

점검능력공시 및 점검자 배치 시스템 운영(대상확대) 2012. 2. 5	◎ 소방시설설치유지 및 안전관리에 관한 법률 개정 ◇ 점검능력 평가 및 공시 등 ㉮ 관계인 또는 건축주가 적정한 관리업자를 선정할 수 있도록 하기 위하여 관리업자의 신청이 있는 경우 해당 관리업자의 점검능력을 종합적으로 평가하여 공시할 수 있다 ㉯ 점검능력을 평가하기 위하여 관리업자의 기술인력 및 장비 보유현황, 점검실적, 행정처분인력 등 필요한 사항에 대하여 데이터베이스를 구축 ◎ 소방시설설치유지 및 안전관리에 관한 법률 시행규칙 개정 ◇ 점검대상 강화(확대) ㉮ 30층 이상, 높이 120미터 이상 또는 연면적 2만제곱미터 이상인 소방대상물 종합정밀점검 반기별 1회 이상 실시(작동기능점검 제외)
다중이용업소 등 점검대상 추가(확대) 2014. 7. 8	◎ 소방시설설치유지 및 안전관리에 관한 법률 시행규칙 개정 ◇ 종합정밀점검 ㉮ 아파트 : 5천㎡ 이상이고 11층 이상인 것만 해당 ㉯ 다중이용업소 중 유흥주점 등 8개업종의 영업장이 설치된 연면적 2,000㎡ 이상 ㉰ 제연설비가 설치된 터널 ㉱ 연면적 1,000㎡ 이상인 공공기관으로 옥내소화전 또는 자동화재탐지설비가 설치된 것
점검결과보고일 변경 및 대상확대 2019. 8. 13	◎ 점검결과 보고기한 : 30일에서 7일 이내로 변경 ◎ 점검대상 확대 : 스프링클러설치 대상은 면적에 관계없이 모두 전문가가 점검하도록 함
법분리 및 위반사항 발견시 조치사항 추가 2022. 12. 1	◎ <화재예방법>과 <소방시설법>으로 분리 ◎ 자체점검 내용 보강 - 특정소방대상물에 적합한 자격자에 의한 자체점검 실시 - 자체점검결과 중대위반사항 발견시 조치계획 수립 등 조치 - 조치계획 등을 포함한 자체점검결과서를 소방관서에 보고

4. 현행 소방법상 자체점검제도

4.1 법적근거

제3절에서 살펴본 것과 같이 1983년에 자체점검제도가 도입된 이후 여러 차례의 개정 절차를 거쳐 왔다. 현행의 자체점검제도의 법적근거는 <소방시설 설치 및 관리에 관한 법률> 제22조, 제23조, 제24조, <동법 시행령> 제33조에서 제36조, <동법 시행규칙> 제19조 내지 제25조에서 규정하고 있으며 규정별 구체적인 내용은 아래 <표 2-7>과 같다.

<표 2-7> 현행 자체점검제도 법적 근거

구분	근거법령
자체점검의 시행 및 결과 조치	<소방시설 설치 및 관리에 관한 법률> 제22조(소방시설 등의 자체점검 등), 동법 시행령 제34조
자체점검자 기술자의 자격범위	<동법 시행규칙> 제19조(기술 자격자의 범위)
자체점검의 구분 및 대상	<동법 시행규칙> 제20조(소방시설 등 자체점검의 구분 및 대상)
점검결과 조치 등	<동법> 제23조(자체점검의 결과의 조치) <동법 시행규칙 제23조> 제19조(점검결과보고서의 제출)
자체점검 기록표 게시 등	<동법 제24조> 점검기록표 게시> <동법 시행규칙 제25조> 자체점검 결과의 게시
자체점검 대가	<동법 시행규칙> 제21조(자체점검 대가)
위험물제조소등	<위험물안전관리법 제18조>(정기점검 및 정기검사)

4.2 자체점검의 운용 방법

1) 자체점검의 종류 및 점검방법

가. 종합점검

소방시설 등의 작동기능점검을 포함하여 소방시설 설비별 주요구성부품의 구조기준이 소방방재청장이 고시하는 '화재안전기준' 및 <건축법> 등 관련 법령에서 정하는 기준에 적합한지를 점검하는 것을 말한다.

가) 최초점검 : 건축물의 사용승인을 받은 날 또는 소방시설 완공검사 증명서를 받은 날로부터 60일 이내 종합점검 실시

나) 대상
① 최초점검 대상
② 스프링클러설비 설치 대상
③ 물분무등소화설비(호스릴방식 제외)가 설치된 연면적 5,000㎡ 이상인 특정소방대상물(위험물제조소등은 제외됨)
④ <다중이용업소의 안전관리에 관한 특별법 시행령>에 의한 단란·유흥주점, 영화관, 비디오감상실, 복합영상물제공업(비디오물소극장업은 제외), 노래연습장, 숙박·숙식제공하는 고시원, 산후조리원, 안마시술소가 설치된 특정소방대상물로서 연면적이 2000㎡ 이상인 것
⑤ 제연설비가 설치된 터널
⑥ 공공기관 중 연면적 1,000㎡ 이상인 것으로 옥내소화전설비

또는 자동화재탐지설비가 설치된 것

다) 점검자의 자격

- 관리업에 등록된 소방시설관리사
- 소방안전관리자로 선임된 소방시설관리사 및 소방기술사
- 기타 보조인력(대상별 특급, 고급, 중급, 초급기술자격자)

라) 점검 횟수 : 연 1회 이상(단 특급소방안전관리대상은 반기 1회 실시)

- 소방본부장 또는 소방서장은 소방청장이 소방안전관리가 우수하다고 인정한 특정소방대상물에 대해서는 3년의 범위에서 소방청장이 고시하거나 정한 기간 동안 종합점검을 면제할 수 있음.

마) 점검시기

- 최초점검 대상은 건축물을 사용할 수 있게 된 날로부터 60일 이내
- 최초점검 대상외의 대상은 건축물의 사용승인일이 속하는 달에 실시한다. 다만 <공공기관의 안전관리에 관한 규정> 제2조제2호 또는 제5호에 따른 학교의 경우에는 해당 건축물의 사용승인일이 1월에서 6월 사이에 있는 경우에는 6월 30일까지 실시
- 건축물 사용승인일 이후 가목3)에 따라 종합점검 대상에 해당하게 된 경우에는 그다음 해부터 실시
- 하나의 대지경계선 안에 2개 이상의 점검 대상 건축물이 있는 경우에는 그 건축물 중 사용승인일이 가장 빠른 건축물의 사용승인일을 기준으로 점검 실시

나. 작동점검

소방시설 등을 인위적으로 조작하여 정상적으로 작동하는지를 점검하는 것을 말한다.

가) 대상 : <소방시설 설치 및 관리에 관한 법률 시행령> 제5조에 따른 특정소방대상물(단 위험물제조소등과 소방안전관리자를 선임하지 않는 소방대상물, 특급소방안전관리대상물은 제외됨)

나) 점검자의 자격

① 간이스프링클러설비 또는 자동화재탐지설비가 설치된 대상 :
- 관계인
- 관리업에 등록된 소방시설관리사
- 소방안전관리자로 선임된 소방시설관리사 및 소방기술사
- <소방시설공사업법 시행규칙> 별표 4의2에 따른 특급점검자

② ①에 해당하지 않는 특정소방대상물
- 관리업에 등록된 소방시설관리사
- 소방안전관리자로 선임된 소방시설관리사 및 소방기술사

다) 점검횟수 : 연 1회 이상

라) 점검시기

① 종합정밀점검을 실시해야 할 대상의 경우
→ 종합정밀점검을 받은 달부터 6개월이 되는 달에 실시

② ①에 해당하지 않는 대상은 대상물의 사용승인일이 속하는 달

의 말일까지 실시. 다만 건축물관리대장 또는 건물 등기사항증
명서등에 기입된 날이 서로 다른 경우에는 건축물관리대장에
기재되어 있는 날을 기준으로 점검한다.

**다. 〈공공기관의 소방안전관리에 관한 규정〉 제2조에 따른 공공기관의
장은 다음 사항을 준수하여야 한다.**

① 공공기관에 설치된 소방시설 등의 유지·관리상태를 맨눈 또
는 신체감각을 이용하여 점검하는 외관점검을 월 1회 이상 실
시(작동점검 또는 종합점검을 실시한 달에는 실시하지 않을
수 있다)하고 그 점검 결과를 2년간 자체 보관해야 한다. 이
경우 외관점검의 점검자는 해당 특정소방대상물의 관계인, 소
방안전관리자 또는 관리업자로 해야 한다.

② 공공기관의 소방시설 등 자체점검과 별도로 전기시설물 및 가
스시설에 대하여 다음의 점검 또는 검사를 받아야 한다.

- 전기시설물 : <전기사업법> 제63조에 따른 사용전검사
- 가스시설 : <도시가스사업법> 제17조에 따른 검사, <고압가
  스안전관리법> 제16조의 2 및 제20조 제4항에 따른 검사 또
  는 <액화석유가스의 안전관리 및 사업법> 제37조 및 제44조
  제2항·제4항에 따른 검사

라. 공동주택(아파트 등으로 한정함) 세대별 점검방법

① 관리자(관리소장, 입주자대표회의 및 소방안전관리자를 포함한
다. 이하 같다) 및 입주민(세대 거주자를 말한다)은 2년 이내
모든 세대에 대하여 점검을 해야 한다.

② 가목에도 불구하고 아날로그감지기 등 특수감지기가 설치되어 있는 경우에는 수신기에서 원격 점검할 수 있으며, 점검할 때마다 모든 세대를 점검해야 한다. 다만, 자동화재탐지설비의 선로 단선이 확인되는 때에는 단선이 난 세대 또는 그 경계구역에 대하여 현장점검을 해야 한다.

③ 관리자는 수신기에서 원격 점검이 불가능한 경우 매년 작동점검만 실시하는 공동주택은 1회 점검 시마다 전체 세대수의 50퍼센트 이상, 종합점검을 실시하는 공동주택은 1회 점검 시마다 전체 세대수의 30퍼센트 이상 점검하도록 자체점검 계획을 수립·시행해야 한다.

④ 관리자 또는 해당 공동주택을 점검하는 관리업자는 입주민이 세대 내에 설치된 소방시설 등을 스스로 점검할 수 있도록 소방청 또는 사단법인 한국소방시설관리협회의 홈페이지에 게시되어 있는 공동주택 세대별 점검 동영상을 입주민이 시청할 수 있도록 안내하고, 점검서식(별지 제36호서식 소방시설 외관점검표를 말한다)을 사전에 배부해야 한다.

⑤ 입주민은 점검서식에 따라 스스로 점검하거나 관리자 또는 관리업자로 하여금 대신 점검하게 할 수 있다. 입주민이 스스로 점검한 경우에는 그 점검 결과를 관리자에게 제출하고 관리자는 그 결과를 관리업자에게 알려주어야 한다.

⑥ 관리자는 관리업자로 하여금 세대별 점검을 하고자 하는 경우에는 사전에 점검 일정을 입주민에게 사전에 공지하고 세대별 점검 일자를 파악하여 관리업자에게 알려주어야 한다. 관리업자는 사전 파악된 일정에 따라 세대별 점검을 한 후 관리자에

게 점검 현황을 제출해야 한다.

⑦ 관리자는 관리업자가 점검하기로 한 세대에 대하여 입주민의 사정으로 점검을 하지 못한 경우 입주민이 스스로 점검할 수 있도록 다시 안내해야 한다. 이 경우 입주민이 관리업자로 하여금 다시 점검받기를 원하는 경우 관리업자로 하여금 추가로 점검하게 할 수 있다.

⑧ 관리자는 세대별 점검현황(입주민 부재 등 불가피한 사유로 점검을 하지 못한 세대 현황을 포함한다)을 작성하여 자체점검이 끝난 날부터 2년간 자체 보관해야 한다.

마. 자체점검 실시 결과 조치사항

① 관리업자 또는 소방안전관리자로 선임된 소방시설관리사 및 소방기술사는 점검이 끝난 날부터 10일 이내 자체점검 실시결과 보고서와 소방시설등점검표를 첨부하여 관계인에게 제출한다.

② 실시 결과를 제출받거나 스스로 자체점검을 끝낸 관계인은 자체점검이 끝난 날부터 15일 이내에 자체점검 실시 결과보고서 (점검인력 배치확인서와 소방시설 등의 자체점검 결과 이행계획서)를 소방본부장 또는 소방서장에게 서면 또는 소방청장이 지정하는 전산망을 통하여 보고한다.

③ 보고를 마친 관계인은 소방시설 등 자체점검실시 결과 보고서를 점검이 끝난 날부터 2년간 자체 보관한다.

④ 보고를 받은 소방본부장 또는 소방서장은 다음 구분에 따라 이행계획의 완료기간을 정하여 관계인에게 통보한다.

- 소방시설 등을 구성하고 있는 기계·기구를 수리하거나 정

비하는 경우: 10일

- 소방시설 등의 전부 또는 일부를 철거하고 새로 교체하는 경우 : 20일

⑤ 이행계획을 완료한 관계인은 이행을 완료한 날부터 10일 이내 완료 보고서(이행계획 건별 전·후 사진 증명자료, 소방시설공사 계약서)를 첨부하여 소방본부장 또는 소방서장에게 보고한다.

⑥ 이행계획기간 내 완료가 어려운 경우 완료 만료일 3일 전까지 이행완료의 곤란함을 증명하는 서류와 연기신청서를 소방본부장 또는 소방서장에게 제출한다.

⑦ 소방본부장 또는 소방서장에게 자체점검 결과 보고를 마친 관계인은 보고한 날부터 10일 이내에 소방시설 등 자체점검기록표를 작성하여 특정소방대상물의 출입자가 쉽게 볼 수 있는 장소에 30일 이상 게시한다.

⑧ 소방본부장 또는 소방서장은 다음의 경우 300만 원 이하의 과태료를 부과한다.

- 관계인의 보고가 거짓이거나 보고하지 않는 경우
- 이행계획을 기간 내 완료하지 않거나 이행계획 완료 결과를 보고하지 않는 경우
- 점검기록표를 기록하지 않거나 게시하지 않는 경우
- 점검인력 배치기준 등 자체점검시 준수사항을 위반한 경우

2) 자체점검 대가

관리업자 등이 자체점검을 한 경우 그 점검에 대한 대가는 <엔지

니어링산업 진흥법> 제31조에 따른 엔지니어링 사업의 대가 기준 가운데 산업통상자원부장관이 고시한 실비정액가산방식으로 계산한다.

4.3 자체점검 주체별 분류

1) 소방시설관리업

소방시설관리업이라 함은 소방시설 등의 점검 및 유지·관리와 소방안전관리업무의 대행 업무를 하기 위하여 일정한 기술 인력과 장비 등을 갖추고 해당 시·도지사에게 등록한 업체를 말한다. 일정 규모 이상의 특정소방대상물의 소방시설 등에 대한 유지·관리업무는 1차적으로 그 대상물의 관계인에게 있지만 스프링클러설비나 물분무 등 소화설비에 대한 점검 및 관리·유지와 같은 업무는 고도의 전문성이 요구되는 관계로 종합정밀점검을 함에 있어 소방시설관리사를 주 인력으로 하는 전문적인 소방시설관리업체에게 위탁하여 점검을 행할 수 있도록 하고 있다.

2021년 현재 등록된 소방시설관리업체는 전국적으로 292개소이다. 소방시설 관리업을 하기 위해서는 등록신청서에 기술 인력 연명부, 기술자격증(자격수첩), 법인등기부등본(법인의 경우에 한함), 장비명세서를 첨부하여 시·도지사에게 제출하여야 하며 등록에 따른 기술인력 기준은 주 인력으로 소방시설관리사 1인 이상, 보조기술인력은 ① 소방설비기사 또는 소방설비산업기사 ② 소방공무원으로 3년 이상 근무한 자 ③ 소방 관련학과 졸업자 ④ 소방기술과 관련된 학력·경력 인정자 중에서 다음 <표 2-8>에 의한 기준을 지켜야 한다.

〈표 2-8〉 소방시설관리업의 업종별 등록기준 및 영업범위(제45조제1항 관련)

기술인력 등 업종별	기술인력	영업범위
전문 소방시설관리업	가. 주된 기술인력 　1) 소방시설관리사 자격을 취득한 후 소 　　방 관련 실무경력이 5년 이상인 사람 　　1명 이상 　2) 소방시설관리사 자격을 취득한 후 소 　　방 관련 실무경력이 3년 이상인 사람 　　1명 이상 나. 보조 기술인력 　1) 고급점검자 이상의 기술인력: 2명 이상 　2) 중급점검자 이상의 기술인력: 2명 이상 　3) 초급점검자 이상의 기술인력: 2명 이상	모든 특정소방대상물
일반 소방시설관리업	가. 주된 기술인력: 소방시설관리사 자격을 　취득한 후 소방 관련 실무경력이 1년 이 　상인 사람 1명 이상 나. 보조 기술인력 　1) 중급점검자 이상의 기술인력: 1명 이상 　2) 초급점검자 이상의 기술인력: 1명 이상	특정소방대상물 중 「화재의 예방 및 안전관리에 관한 법률 시행령」 별표 4에 따른 1급, 2급, 3급 소방안전관리대상물

1. "소방 관련 실무경력"이란 「소방시설공사업법」 제28조제3항에 따른 소방기술과 관련된 경력을 말한다.
2. 보조 기술인력의 종류별 자격은 「소방시설공사업법」 제28조제3항에 따라 소방기술과 관련된 자격·
　학력 및 경력을 가진 사람 중에서 행정안전부령으로 정한다.

(자료: 소방시설 설치 및 관리에 관한 법률 시행령 별표 9)

2) 소방시설관리사

소방시설관리사란 소방방재청장이 실시하는 관리사 시험에 합격
한 자로서 소방시설 등의 점검 및 유지·관리업무에 대한 고도의 전
문지식과 기능을 소유한 자라 할 수 있다. 1994년 제1회 시험 이래
2021년 말까지 총 1,410명을 배출하였다. 소방시설관리사의 업무범
위는 소방시설관리업의 주 인력과 특정소방대상물의 소방안전관리
자로서 작동기능점검과 특히 종합정밀점검 업무 등 자체점검 업무
등이다.

3) 소방안전관리자

소방안전관리자는 일정규모 이상의 특정소방대상물의 소방안전을 확보하기 위하여 선임되어 근무하는 소방설비기사 또는 소방안전에 관한 전문교육을 받은 사람 등 일정자격 요건을 갖춘 사람을 말한다. 자체점검과 관련하여 소방안전관리자는 작동기능점검업무를 수행할 수 있으며 특히 소방시설관리자 또는 소방기술자 자격을 소유한 소방안전관리자는 종합정밀점검업무도 수행할 수 있다. 2021년 소방청 통계연보에 의한 소방안전관리자 선임 현황을 보면 총 380,039명으로 일반 소방안전관리대상 344,971명, 공공기관 35,068명이다. 일반 소방안전관리대상 344,971명 중 특급대상에 선임된 사람은 823명, 1급대상 17,499명, 2급대상 173,334명, 3급대상 153,315명이다. 공공기관 소방안전관리대상 35,068명 중 특급 공공기관은 15명, 기타 공공기관(1, 2, 3급)은 35,053명이다.

4) 특정소방대상물의 관계인

특정소방대상의 자체점검의 경우 전문적인 기술 인력이 필요하지 않은 규모의 대상에 대하여는 그 대상물의 관계인이 자체점검을 실시하도록 하고 있는데 소방기본법에 의하면 '관계인'이란 소방대상물의 소유자, 점유자, 관리자라 말한다. 따라서 소규모의 소방대상물의 자체 점검 시 그 대상물의 소유자나 점유자 또는 관리자가 실시하면 된다.

위험물 제조소등 소방검사

1. 위험물과 위험물시설

1.1 위험물의 개념

우리가 사는 사회 안에는 많은 위험물이 존재하고 있다. 광의의 위험물이란 신체 또는 재산상의 손실을 가져올 우려가 있는 물질로서 ① 물질의 폭발성, 반응성, 강산성 등의 화학적 위험성 ② 물질의 온도, 압력, 전압 등 물리적 상태에 이르는 위험성 ③ 물질과 인체의 관계에서 오는 생리적 위험성으로 구분 지을 수 있으나 소방 관련법에서 말하는 위험물은 화재와 관련된 위험물로서 '인화성 또는 발화성 등의 성질을 가지는 것으로서 대통령령이 정하는 물품'을 말한다. 이러한 위험물은 화학적, 물리적 성질, 저장·취급방법 및 화재 발생 시 진압 방법의 유사성에 따라 6가지로 분류하는데 첫째, 제1류 위험물은 산화성고체로서 불연성이지만 가연물을 강하게 산화시키는 성질을 가진 물질이다. 제1류 위험물은 가연물과 혼합하면 열, 충격, 마찰에 의해 분해하여 강렬하게 연소한다. 산화성고체에는 염소산염류, 무기과산화물, 브롬산염류, 질산염류, 요오드산염류, 과망간산염류등이 있다. 둘째, 제2류 위험물인 가연성고체는 화염에 의해 쉽게 착화 되고 연소속도 및 발열량이 커서 소화가 곤란한 물질이다. 가연성고체에는 황화린, 적린, 유황, 철분, 금속분, 마그네슘 등이 있다. 셋째, 제3류 위험물은 자연발화성 물질 및 금수성 물질로서 공기와 접촉하면 자연적으로 발화하거나 물과 접촉하여 발화 또는 가연성 가스가 생성되는 물질이다. 대표적인 물질로는 칼륨, 나트륨, 알킬알루미늄, 황린 등이 있다. 넷째, 제4류 위험물인 인화성액체는 점화원에 의해 쉽게 인화되는 물질이다. 이 위험물은 인화점에 따라 특수인화물, 알코올류, 제1~제4석유류, 동식물유류로 분류하고 있으며 대표적 물질로 휘발유, 경유, 등유 등이 있다. 다섯째, 제5류 위험물은 자기반응성물질로서 가열하면 분해하여 비교적 낮은 온도에서 다량의 열이 발생하거나 폭발적으로 반응하는 물질이다. 산소의 공급 없이도 연소가 일어나는 물질로 니트로글리세린, TNT 등 폭발물이 이에 해당한다. 여섯째, 제6류 위험물인 산화성액체는 불연성물질이지만 가연물과 혼합하면 연소를 촉진하는 물질이다. 대표적인 물질로는 과산화수소, 질산 등이 있다.

이러한 위험물들은 우리가 사는 사회 안에 인간과 건축물, 기계 등 사회적 시설물 등과 섞어 혼재해 있고 또한 이러한 위험물들이 존재하지 않는다면 문명의 발달과 번영을 기대할 수 없기 때문에 우리 사회 안에서 언제나 공존해야 하는 문제가 있다. 따라서 위험물에 대한 특별한 관리를 해야 하는 필요성이 있다. 이에 국가에서는 일정수량 이상을 취급하거나 저장할 때에는 적합한 시설 안에서 하도록 강제하고 있다. 즉 <위험물안전관리법>에 의하면 위험물을 지정수량 이상 저장 또는 취급하고자 할 때에는 관할 소방서에서 허가를 득하여야 한다고 한다.[43] 이때 지정수량은 위험물의 종류별로 위험성을 고려하여 위험물안전관리법에서 정한 수량으로 위험물을 저장 또는 취급함에 있어 허가를 받아야 하는 최저의 기준이 되는 수량을 말한다.

1.2 위험물시설의 개념

위험물의 특성상 취급 또는 관리등이 부실하거나 소홀하게 될 경우 화재, 폭발 등에 의하여 인간의 생명과 재산은 물론 사회의 혼란을 야기할 수도 있기 때문에 <위험물안전관리법>에서는 각 위험물의 특성에 기초하여 정해진 지정수량 이상의 위험물을 저장 또는 취급하게 되는 경우 허가된 장소에서 저장 또는 취급하도록 하고 있다. 따라서 지정수량 이상의 위험물을 저장 또는 취급하려면 소방서로부터 허가를 받아 화재예방, 화재진압, 연소 확대 저지를 위한 적정한 위험물 시설을 설치하여야 한다. 위험물 시설은 제조소등(제조소, 저장소, 취급소)으로 구분한다.

가. 위험물제조소등의 개념

1) 제조소등의 개념
제조소등이란 '위험물안전관리법'에 따라 위험물을 제조, 저장 또

---

43) 위험물안전관리법 제2조(정의) 제1항 제6호

는 취급하기 위해 허가받은 장소를 말하고 위험물을 사용하는 목적 및 형태에 따라 제조소, 저장소, 취급소로 분류한다.

2) 제조소등의 구분

제조소등은 지정수량 이상의 위험물을 사용 목적에 따라 구분한 것으로 위험물의 제조가 목적인 제조소, 저장이 목적인 저장소, 취급이 목적인 취급소로 구분한다.

○ 제조소

제조소란 위험물을 제조할 목적으로 지정수량 이상의 위험물을 취급하기 위한 시설을 설치한 장소로써 위험물을 제조하기 위하여 이용하는 원료가 위험물인지 비위험물인지 여부에 관계없이 여러 공정을 거쳐 제조한 최종물품이 위험물인 경우가 제조소이다. 제조소에 해당하는지 여부를 결정하는 데 있어 최종 생산품인 위험물의 양이 지정수량 이상인지 여부에 관계없이 제조를 위한 위험물의 취급량(투입, 순환, 산출 등)이 지정수량 이상일 경우 제조소에 해당한다. 제조소는 생산되는 제품이 위험물에 해당하는 경우의 시설이다. 제조소와 유사한 제조시설을 가지고 있다고 하더라도 생산제품이 위험물이 아닐 경우 제조소에 해당하지 않으며 일반취급소로 분류된다. 제조소와 일반취급소의 구분 기준은 생산제품이 위험물에 해당하는지 여부이다.

○ 저장소 : 지정수량 이상의 위험물을 저장하기 위한 시설로서 위험물시설의 설치허가를 받은 장소를 말하여 형태에 따라 8가지로

구분한다.

- 옥내저장소 : 지붕과 기둥 또는 벽으로 둘러싸인 옥내에 위험물을 저장하는 곳으로 일반적으로 위험물을 용기에 담아 저장창고 형태의 건축물에 저장한다. 옥내저장소는 위험물을 대량으로 저장하여 발생할 수 있는 위험성의 증가에 대비하여 저장창고의 층수, 면적, 높이 등을 제한하고 있다. 즉 위험물을 저장하는 건축물의 형태(단층건축물, 다층건축물, 복합용도 건축물), 위험물의 저장량(50배 이하, 50배 초과 규모), 위험물의 특이성질(제5류 위험물 중 유기과산화물, 또는 지정과산화물, 알킬알루미늄, 히드록실아민 등)에 따라 건축물에 적용되는 규정들이 조금씩 다르다.

- 옥외탱크저장소 : 옥외에 있는 탱크에 위험물을 저장 또는 취급하기 위한 저장소로서 탱크뿐만 아니라 이에 부속된 건축물 기타 공작물, 공지 등을 포함한다. 주로 액체상의 위험물을 비교적 대량으로 저장하는 시설로서 옥외 지상에 설치되기 때문에 지면 하에 설치되는 지하탱크나 건축물 내에 설치되는 옥내탱크에 비해 사고의 위험이 높은 저장소라 할 수 있다.

- 옥내탱크저장소 : 저장탱크를 옥내의 전용실에 설치하여 위험물을 저장, 취급하는 저장소로서 탱크와 건물이라는 이중의 안전장치를 가지고 있고 건축물 내에 탱크를 설치하기 때문에 저장용량을 제한하고 있어 비교적 안전한 형태의 저장소이다. 따라서 안전거리 및 보유공지의 규제를 받지 아니한다. 옥외탱크저장소의 경우 탱크 하

나를 옥외탱크저장소로 보지만 옥내탱크저장소는 탱크 전용실을 하나의 옥내탱크저장소로 보며 하나의 탱크 전용실에 2개 이상의 옥내저장탱크를 설치할 수도 있다.

- 지하탱크저장소 : 지하에 매설되어있는 탱크에 위험물을 저장, 취급하는 저장소로서 저장탱크가 지하 땅속에 매설되기 때문에 사고의 위험이 비교적 적은 저장소이다. 비교적 안전한 저장형태로써 안전거리 및 보유공지의 적용이 제외되나 지하에 매설하기 때문에 부식의 문제가 발생할 수 있고 위험물의 누설 등을 조기에 발견할 수 없으며 탱크의 수리가 곤란하다는 문제점이 있어 완벽한 설치 및 관리가 필요하다.

- 간이탱크저장소 : 간이탱크에 위험물을 저장하는 저장소로서 간이탱크는 용량을 600리터 이하의 작은 탱크로 원동기 기타 기계설비 등에 주유할 목적으로 사용할 수 있으나 현실적으로 많이 활용되지 않는 실정이다.

- 이동탱크저장소 : 차량(견인되는 차를 포함함)에 고정된 탱크에 위험물을 저장·취급하는 저장소를 말한다. 일반적으로 저장소는 저장을 목적으로 한 고정시설이나 이동탱크저장소는 위험물의 저장 목적보다는 위험물의 운송을 목적으로 설치하는 저장소이다. 따라서 운송 중 교통사고로 인한 누출 및 화재 사고 등 고정된 시설에 비해 위험성이 높은 저장소라 할 수 있다.

- 옥외저장소 : 옥외의 장소에서 용기나 드럼 등에 위험물을 수납하여 저장하는 형태의 저장소를 말한다. 옥외에 저장하게 되면 일광이나 비, 바람 등의 영향을 받아 화재 내지는 폭발이 발생할 수 있기 때문에 비교적 다른 저장소에 비해서 위험성이 높은 저장소라고 할 수 있다. 이에 따라 옥외저장소에 저장할 수 있는 품목은 <위험물안전관리법 시행령 별표 2>에서 별도로 정하고 있는데 다음과 같다.

- 제2류 위험물 중 유황 또는 인화성고체(인화점이 섭씨 0도 이상인 것에 한한다.
- 제4류 위험물 중 제1석유류(인화점이 섭씨 0도 이상인 것에 한함)·알코올류·제2석유류·제3석유류·제4석유류 및 동식물류
- 제6류 위험물
- 제2류 위험물 및 제4류 위험물 중 특별시·광역시 또는 도의 조례에서 정하는 위험물 (「관세법」 제154조의 규정에 의한 보세구역 안에 저장하는 경우에 한한다)
- 「국제해사기구에 관한 협약」에 의하여 설치된 국제해사기구가 채택한 「국제해상위험물규칙」(IMDG Code)에 적합한 용기에 수납된 위험물

　- 암반탱크저장소 : 암반 내의 공간을 이용한 탱크에 액체의 위험물을 저장하는 장소를 말한다. 지하수면 아래의 천연암반을 굴착, 공간을 만들어 액체위험물을 저장하며 증기의 발생 및 위험물의 누출을 지하수압으로 조절하는 저장소이다. 일반적으로 원유, 휘발유, 경유, 등유등 석유제품을 대량 저장할 경우에 암반탱크저장소를 이용하며 대부분 해안가, 호수, 강가 등 수리조건이 좋은 곳에 위치하고 있다.

　ㅇ **취급소** : 취급소는 저장소와 제조소와는 다르게 대상물에서 위험물을 사용 등의 형태로 취급하는 시설을 말한다. 종류에 따라 4가지로 구분하고 있다.

- 주유취급소 : 고정된 주유설비에 의하여 위험물을 자동차, 항공기 또는 선박 등의 연료탱크에 직접 주유할 것을 목적으로 하는 취급소를 말한다. 위험물을 용기에 옮겨 담거나 차량에 고정된 5천 리터 이하의 탱크에 주입하기 위하여 고정된 급유설비를 병설한 장소를 포함하며 「석유 및 석유대체연료사업법」에 의한 가짜 석유제품에 해당하는 물품[44]은 취급할 수 없다.

- 판매취급소 : 점포에서 위험물을 용기에 담아 판매하기 위하여 지정수량의 40배 이하의 위험물을 취급하는 장소를 말한다. 일반적으로 석유가게, 도료류 판매점, 화공약품 상회 등이 판매취급소에 속한다고 할 수 있다. 판매취급소는 국민의 일상생활과 밀접한 관련이 있는 시설로서 안전거리 및 보유 공지에 대한 제한이 없다.

- 이송취급소 : 배관 및 이에 부속하는 설비에 의하여 위험물을 이송하는 취급소로서 일종의 파이프라인 시설이며 배관이 제3자의 부지 등을 통과하는 것을 말한다. 위험물을 취급하는 양이 지정수량 이상인지 여부는 1일에 이송하는 양을 기준으로 산정하며 복수의 배관으로 허가를 한 것에 있어서는 각각의 배관에서 이송되는 위험물의 양을 합산한 수량으로 한다.

- 일반취급소 : 일반취급소는 위험물을 취급하는 장소로서 위에서 설명한 주유취급소, 판매취급소, 이송취급소와 「석유 및 석유대체연

---

44) 석유 및 석유대체연료 사업법 제29조

료사업법」에 의한 가짜 석유제품에 해당하는 제품을 취급하는 장소를 제외한다.

2. 위험물시설의 안전관리

2.1 위험물 화재의 위험성과 특수현상

가. 위험물 화재의 위험성

화재란 가연물이 산소와 점화원을 만나 산화하는 화학적 현상을 말한다. 그러나 가연물이 어떠한 종류인지에 따라 연소현상과 연소과정, 확산정도, 피해 범위 등이 크게 달라진다. 가연물이 위험물일 경우 주변의 작은 영향에도 반응하여 화재로 확산되거나 상온에서 스스로 발화하는 등 다른 가연물과는 다른 위험성을 내포하고 있다.

위험물의 화재 위험성을 구체적으로 살펴보면 첫째, **출화위험**을 들 수 있다. 위험물의 특성상 특별히 별도의 가열이 없이도 내부 반응열의 축적에 의해 온도가 상승하고 발화점에 달하여 연소현상을 보이거나 인화성이 강하여 작은 열기에 의해 화재로 확대될 가능성이 많다. 둘째, **연소 확대의 위험성**이 강하다. 대체적으로 위험물 화재는 발화 직후 확대될 위험성이 크다. 이는 이연성과 속연성이 있기 때문이다. 이연성이란 쉽게 연소하는 성질을 말하는데 위험물은 발화에너지가 작고 낮은 농도의 산소 중에서도 연소가 가능하며 연소점이 다른 가연물들과 비교하여 현저히 낮은 편이며 연소가 계속되기 쉽다. 또한 연소열이 크다. 속연성이란 빨리 연소하는 성질로서 가연성가스를 생성하고 고농도산소를 방출하며 분자 내 연소가 가능하다. 또한 위험물간 혼합하거나 접촉하였을 때 발화 가능성이 크다. 셋째, **소화곤란의 위험성**을 들 수 있는데 위험물은 일반적으로 화재 발생 시 소화가 곤란하므로 사람이나 물건에 대한 손해가 크고 피해가 증가하게 된다. 소화를 곤란하게 하는 위험요인을 보면 ❶ 물에 대한 위험한 반응을 들 수 있다. 위험물이 물과 반응하여 발열하거나 발화 내지는 폭발하는 위험물질이 있으며 물과 반응하여 가연성가스를 발생시키거나 유독성, 유해성물질을 생성하기도 한다. 또한 물과 반응하여 부식성 물질을 생성하거나 주수에 의해 불꽃이 비산하거나 부유, 화면(火面)이 확대되는 경우 등이다. ❷ 고온의 위험성을 말할 수 있는데 산소와 친화력이 큰 위험물은 격렬히 연소하며 고온이 발생하거나 고온에 의하여 화상, 열상, 용융현상이 발생하기도 한다. ❸ 연소현상을 보이기 위해서는 지속적이고 적정량의 산소가 필요한데 위험물에 따라 저농도 산소 중에서도 연소현상을 보인다. ❹ 유독 또는 유해한 물질을 생성하기도 한다. 위험물질이 연소하면서 자체적으로 유독한 위험물질이나 유해한 물질을 생성하거나 소화용수나 소화약제 등과 반응하여 유독물질을 생성하는 경우가 있다. ❺ 위험물이 연소하면서 다량의 연기를 발생시켜 연기에 의한 피난장애 및 소화곤란의 경우가 발생한다. ❻ 대부분의 위험물은 인화 시 순간적으로 폭발하는 위험성을 가지며 폭발 시 광범위하게 발생하고 피해 정도가 크다. 넷째, **손상위험**을 들 수 있다. 손상위험에는 대인위험과 대물위험으로 구분할 수 있는데 먼저 대인위험의 경우 사람에게 직접적으로 피해는 입히는 경우인데 중독, 질식, 화상, 외상을 들 수 있다. 대물위험은 사물에 대한 위험성으로 가열,

부식, 파손의 위험 등이 있다.

나. 위험물 화재의 특수현상

위험물 화재는 여러 가지 원인에 의해 발생하는데 그 중 몇 가지 특수현상을 살펴보면 다음과 같다.

1) Boil-Over 현상

원유나 중질유와 같이 끓는점이 다른 성분을 가진 제품의 저장탱크에 화재가 발생하여 장시간 진행되면 유류 중 가벼운 성분이 먼저 유류 표면층에서 증발하여 연소되고 무거운 성분은 계속 축적되어 화염의 온도에 의하여 가열되어 상부에 층을 이루게 되는데 이를 열류층(heat layer)이라 한다.

열류층은 화재의 진행과 더불어 점차 탱크 바닥으로 도달하게 되는데 이때 탱크의 저부에 물 또는 물-기름 에멀젼[45]이 존재하면 뜨거운 열류층이 온도에 의하여 물이 수증기로 변하면서 급작스러운 부피 팽창(1,700배 이상)에 의하여 유류가 탱크 외부로 분출하게 되는데 이를 Boil-Over 현상이라 한다. Boil-Over 현상이 발생하면 화재가 확대되고 진화작업에 큰 지장을 초래하게 된다.

보일오버가 발생할 수 있는 조건은 ① 저장탱크 상부에 뚜껑이나 지붕이 없는 열린 탱크여야 하며 ② 한 종류가 아닌 여러 개의 비점을 가진 불균일한 유류 저장탱크일 것 ③ 탱크 밑 부분에 물 또는 습도를 함유한 찌꺼기 등이 있을 것 ④ 거품을 형성하는 고점도의

---

45) 에멀젼 : 물의 미립자가 기름과 섞여서 기름의 증발능력을 떨어뜨려 연소를 억제하는 것

성질을 가진 유류일 것 ⑤ 화재가 장시간 계속될 것 등이다.

〈그림 2-3〉 Boil-over[46]

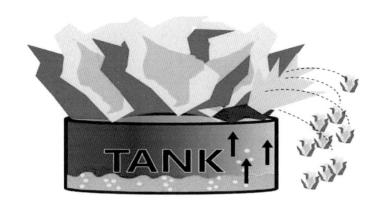

2) Slop-Over 현상

중질유와 같이 점성이 큰 유류에 화재가 발생하면 유류의 액표면 온도가 물의 비점 이상으로 올라가게 되는데 이때 소화용수 등이 뜨거운 액표면에 유입되게 되면 물이 수증기로 변하면서 급작스러운 부피 팽창에 의하여 유류가 탱크 외부로 분출되게 되는데 이를 Slop-Over 현상이라 한다. Slop-Over 현상도 화재의 확대 및 진화작업에 장애를 초래하는 요인이 된다.

---

46) 출처: https://hello-onl.tistory.com/37

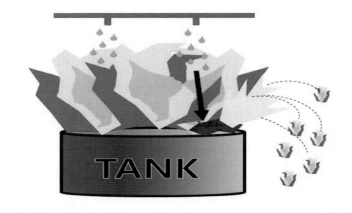

3) BLEVE 현상

휘발유와 같은 인화점이 낮은 제품의 저장탱크 주위에 화재가 발생하여 저장탱크 벽면이 장시간 화염에 노출되게 되면 탱크벽면은 물론 탱크내부 액체의 온도도 증가하게 된다. 이때 탱크벽면의 온도는 액체가 차 있는 부분은 내부액체로의 열전달에 의하여 위험할 정도로 증가되지는 않으나 액체가 차 있지 않은 윗부분의 온도는 매우 증가하여 재질의 인장력이 저하되어 탱크내부 압력을 견디지 못하고 파열되게 된다. 저장탱크 벽면이 파열되면 탱크내부 압력은 급격히 감소되고 이로 인하여 탱크내부의 과열된 액체가 폭발적으로 증발하면서 이 폭발적인 증발력에 의하여 액체 및 탱크의 조각이 날아가게 되는데 이러한 현상을 BLEVE(Boiling Liquid Expanding Vapor Explosion) 현상이라 한다. BLEVE 현상으로 분출된 인화성 액체의

---

47) 출처: https://hello-onl.tistory.com/37

증기는 주위의 공기와 혼합하여 인화범위 내에 들어오게 되므로 대형 화염이 형성되어 공의 모양으로 상부로 상승하게 되는데 이를 Fire-ball이라 한다. Fire-ball은 큰 복사열을 방출하므로 주위의 인명 및 재산에 많은 피해를 줄 수도 있다.

① **BLEVE** 발생 조건
   ㉠ 가연물이 비점 이상 가열될 것
   ㉡ 가연성 가스가 밀폐계 내에 존재할 것
   ㉢ 기계적 강도 이상의 압력이 형성될 것
   ㉣ 내용물이 대기 중으로 방출될 것
   ㉤ 온도상승으로 인한 탱크 파열

② **BLEVE** 대책
   ㉠ 온도를 낮추는 대책
     - 방액제를 경사지게(1.5° 이상) 하여 화염이 직접 탱크에 접하지 않도록 함
     - 화염으로부터 탱크로의 입열억제 - 탱크외벽 단열조치, 탱크 지하설치 등
     - 고정식 살수설비 설치 - 현재 가장 많이 사용
   ㉡ 용기의 강도를 강화시키는 대책
     - 탱크 내의 압력감압 - 폭발억제장치 설치
     - 열전도도가 좋은 물질 설치 - 폭발방지장치 설치
     - 용기의 내압강도 유지 및 파괴방지 - 경년부식에 의한 내압강도 고려

- 용기의 외력에 의한 파괴방지 - 타물체에 의한 기계적 충
돌 방지

〈그림 2-5〉[48) BLEVE 현상

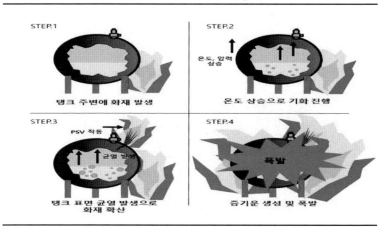

4) Vapor Cloud

저장탱크에 화재가 발생하면 화재로 인한 복사열이 주위로 전달
된다. 화재탱크 인근에 다른 저장탱크가 있을 경우 이 저장탱크가
복사열을 받아 저장 액체의 온도가 증가하게 되고 이로 인하여 증기
의 방출이 많아져 다량의 증기와 탱크외부로 누출되게 된다. 이렇게
누출된 증기는 바로 확산되지 않고 구름과 같이 뭉쳐져 있게 되는
경우도 있는데 이를 Vapor Cloud라 하며 Vapor Cloud가 화재탱크
의 화염과 연결되게 되면 화염이 Vapor Cloud를 타고 인접 탱크로
전파되어 화재가 확대되게 된다. 저장탱크 화재가 단시간 내에 소화

48) 출처: https://hello-onl.tistory.com/39

되지 않을 경우 **Vapor Cloud**에 의하여 인접한 모든 탱크에 화재가 발생하는 대형사고로 발전하게 되기도 한다.

(1) 증기운 폭발 발생과정 및 위험성
　① 인화성 또는 가연성 액체 저장탱크에서 가스가 누설되어 급격히 증발
　② 증발된 가스와 공기와 혼합하여 증기운 형성(실제로는 압축가스가 팽창하거나 휘발성 액체가 증발할 때 증기운 형성)
　③ 형성된 증기운이 주위 점화원으로부터 점화
　④ 폭연에서 폭굉과정을 거쳐 UVCE를 일으킴
　⑤ Fire Ball로 발전

(2) 증기운 폭발 형성조건
　① 방출되는 물질이 가연성일 것
　② 발화전에 충분한 증기운을 형성할 것
　③ 충분한 증기운이 연소범위 이내일 것
　④ 난류에 의한 빠른 화염전파속도를 가질 것
　⑤ UVCE를 일으키기 위해서는 고에너지 상태인 액화상태여야 하므로 온도를 낮추거나 압력을 가압해 주어야 한다.

(3) 증기운 폭발의 방지대책
일반적인 폭발방지대책에는 예방과 방화대책이 있으나 UVCE는 제어나 진압을 통한 특별한 방화대책이 없으므로 예방만이 최선의 대책이다.

① 가연성 물질의 유출을 막음

② 가연성 물질의 재고량 최소화

③ 누설대비 가스누설 검지기 설치

④ 누설 시 초기단계에서 시스템 자동정지(자동차단밸브 설치)

⑤ 사례연구를 통한 누출지역 보완 및 종사자 교육홍보

〈그림 2-6〉[49] 증기운 폭발

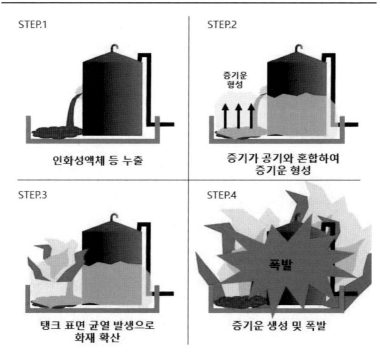

49) 출처: https://hello-onl.tistory.com/40

5) 링 파이어(Ring fire)

대형의 유류저장탱크 화재 시의 소화과정에서 발생하게 되는 현상으로 "유류저장탱크의 화염이 분출하는 유류표면에 포를 방출하는 경우 저장탱크의 중앙부분의 화염은 소화되었어도 바깥쪽 벽을 따라 환상(環狀)으로 화염이 계속 분출되는 것"을 말한다. 이러한 Ring fire 현상이 일어나는 이유는 화재 시 가열된 유류저장탱크의 벽열에 의하여 벽주위에 방출된 포가 열화(劣火)되어 안정성이 떨어진 상태에서 윗부분의 열이 벽을 따라 아래로 내려와 유류를 가열하여 증발시킴으로써 생성된 증기가 포의 표면을 뚫고 상승하여 그 증기에 불이 붙기 때문이다. 특히 유류저장탱크의 화재가 발생되면 저장탱크벽의 온도는 보통 700~800도가 된다. 주로 위험물 저장탱크 방식 중 부상식 지붕(Floating roof)방식의 화재 시 탱크의 측판과 부판(데트의 실(seal)) 사이에서 주로 나타난다.

6) 프로스 오버(Froth over)

물에 의해 탱크 내 유류가 넘치는 현상으로 고온에서도 끈끈한 점성을 유지하고 있는 고점도 중질유 유류가 저장탱크 속에 물과 섞여 들어가 있을 때 또는 유류 표면 아래로 물이 유입되면서 물이 고점도 유류 아래에서 비등할 때, 기름과 섞여 있는 물이 갑자기 수증기화 되면서 탱크 내부에서 탱크 내의 이부 내용물을 넘치게 하는 현상으로서 직접적으로 화재가 발생을 하지 않는다

즉 유류 탱크 아래쪽에 물이나 물 - 기름 혼합물이 존재하고 있는 상태에서 물의 비점 이상의 온도를 가진 폐유 등을 상당량 주입할 때도 프로스오버가 발생한다.

7) 과압, 과충전등 조작미숙으로 인한 사고[50]

과압에 의한 사고는 대부분 저장탱크는 0.02kg/㎠ 압력에 견디도록 설계되며 이 압력의 약 3배에서 파열이 된다. 액체의 경우 공급 펌프 압력이 크고 넘침 장치가 탱크 상부에 너무 높게 설치되면 과충전이 되면서 과압이 생기고 지붕·벽 용접부나 바닥 용접부에서 파열되어 누출이 생기며 질소 등 불연성·불활성 가스를 탱크에 봉입 시 가스압에 의한 과압이 발생하기도 한다. 과충전에 의한 사고는 탱크 내 내용물을 변경할 때 비중의 차이가 있으면 액 지침계가 부피가 아니고 중량일 경우 넘침이 생길 수 있고 충전 경보장치나 액 지침계가 고장이 생겨 누출되거나 탱크와 탱크 간에 액체를 수송할 때 높이의 차이로 인한 미세한 경사가 넘침을 야기하기도 한다.

8) 정전기, 낙뢰에 의한 화재폭발

정전기는 두 개의 표면이 마찰할 때 발생되는데 발생되자마자 급속하게 대기로 방전되면서 스파크의 형태로 발전하게 되고 이것이 주위의 가연성증기·가스에 인화되어 화재폭발에 이르게 된다. 다만, 가연성가스·증기가 폭발범위에 있거나 스파크 에너지가 최소발화에너지(0.02~0.3mJ) 이상 되어야 한다는 조건에 따른다. 일반적으로 정전기의 발생원인은 비전도성 액체의 과속한 흐름이나 분말·가스소화기를 사용할 때 약제 방출구, 플라스틱 공장에서 플랜트 용기로부터 금속 닥트를 통해 분말을 비울 시, 유출된 가솔린 등 증발성이 큰 액체를 플라스틱 빗자루 등으로 쓸 때, 배관에서 고압가스·증기가 누출될 때, 탱크로리 맨홀을 통해 액체를 채울 때 등 많은 원

---

50) 박용섭, <위험물관리의 문제점과 개선방안>, 2004, 석사논문 중 인용 pp. 8~9.

인이 있다.

낙뢰·번개는 일종의 정전기로서 구름과 대지간의 전화가 방전되는 현상으로 이것이 발생하면 최고 200,000A의 전류에 온도는 순간적이나 약 10,000℃, 압력은 최고 100기압에 이른다. 탱크에 낙뢰·번개가 떨어지면 순간적으로 방대한 열이 발생하여 발화·폭발에 이른다.

2.2 위험물시설의 안전관리 실태

가. 위험물 시설 인·허가

위험물은 그 자체로 위험하기 때문에 특별한 취급과 관리가 필요하다. 물론 그에 따른 안전한 시설들을 갖추어야 하는 것은 위험물을 안전하게 사용하는데 기본이라 할 수 있다. 현재 우리나라에서 위험물과 관련한 사고들은 이러한 안전한 시설을 갖추지 않고 사용하거나 시설을 갖추었다 하더라도 유지·관리 등이 부적절하여 발생하는 경우가 많다.

<위험물안전관리법>에서는 위험물시설의 설치에 대하여 안전을 확보하기 위한 최소한의 안전규정을 두고 있으며 이외에도 위험물시설의 안전관리를 위하여 전문지식이 있는 전문가를 위험물안전관리자로 선임하여 위험물시설의 유지관리와 위험물 취급에 있어서 안전이 확보되도록 하고 있다. 또한 위험물로 인한 사고가 발생하게 될 경우를 대비하여 일정 규모 이상의 위험물시설이 갖추어진 곳에는 자체소방대를 설치하여 위험물 사고 시 초기대응이 이루어지도록 하고 있다. 이외에도 위험물시설을 갖추고 사용하는 사업장 등에

는 화재예방과 화재 등 사고가 발생하였을 때 비상조치를 위하여 자체적인 매뉴얼 즉 '예방규정'을 작성하고 관할 소방서에 제출하도록 하고 있다.

소방방재청 위험물 통계 자료에 의하면 2020년 12월 말 기준 위험물 제조소등 허가 현황은 총 110,350개소로서 제조소 2,375개소, 취급소 24,650개소(주유취급소 14,910 판매취급소 552 이송취급소 363 일반취급소 8,825), 저장소 83,325개소(이동탱크 25,839, 옥외탱크 26,745, 옥내탱크 10,765, 지하탱크 7,383, 옥내저장소 8,023, 옥외저장소 4,509, 간이탱크저장소 35, 암반탱크 26)가 있다. 이중 위험물제조소는 전체 허가대상의 2.1%를 차지하고 있지만 위험물을 제조하기 위한 일련의 시설(제조소, 취급시설, 저장시설을 포함)을 갖추고 위험물을 제조하거나 다량의 위험물을 취급한다는 점에서 위험요소가 많다고 할 수 있다. 주유취급소의 경우 전체 대상 중 13%를 차지하고 있고 상대적으로 일반취급소의 비율이 과거보다 크게 축소된 것은 저장소의 개념이 바뀌어 일반취급소 허가 없이 저장소의 허가가 가능해졌기 때문이다. 저장소 중 많은 비율을 차지하는 순을 나열해 보면 옥외탱크, 이동탱크, 옥내탱크, 옥내저장, 지하탱크, 옥외저장, 간이탱크, 암반탱크 순으로 설치되어 있는데 우리 사회에 위험물시설이 많이 설치되어 있다면 그에 따른 사고를 염두에 두어야 한다는 측면에서 사고 발생의 가능성의 순이라고 보아도 물의가 없을 듯하다.

위험물은 그 특성에 따라 제1류에서 제6류로 구분하여 그 특성에 맞게 저장하거나 취급할 수 있도록 시설기준을 제정하였음을 이미

앞장에서 언급한 바 있다. 아래 <표 2-9>는 2020년 12월 말 기준으로 허가된 위험물 제조소등의 유별 현황이다. 총 112,913개소 중 제1류가 900, 제2류 748, 제3류 544, 제4류 109,516, 제5류 760, 제6류 445개소로서 우리나라에서 가장 많이 취급하고 있는 위험물은 제4류 인화성 위험물이 절대적으로 많으며 기타 위험물은 크게 차이가 나지 않는다.

〈표 2-9〉 위험물제조소등의 유별 위험물 현황

(단위 : 개소)

구분	계소	제1류	제2류	제3류	제4류	제5류	제6류
계	112,913	900	748	544	109,516	760	445

(자료: 위험물 통계 자료, 2021, 소방청)

<위험물안전관리법>에서 제조소등 허가된 위험물시설에 대하여는 위험물안전관리자를 선임하거나 위험물안전관리대행기관에 위탁하여 위험물의 취급 및 안전관리에 관한 직무를 수행하도록 하고 있는데 2020년 말 기준 우리나라의 제조소등에 선임된 안전관리자는 총 57,285명이며 위험물안전관리대행기관 안전관리 선임 수는 1,388개소이다. 위험물사고에 대비·대응을 위하여 설치된 자체소방대는 총 323개소로서 소방차 925대, 인원 8,348명이 있다. 또한 제조소등의 화재예방과 화재 등 재해 발생 시의 비상조치를 위한 매뉴얼이라고 할 수 있는 예방규정을 제정하여 제출한 대상은 총 12,649개소로서 제조소 1,576개소, 일반취급소 2,381개소, 이송취급소 363개소, 옥외저장소 435개소, 옥내저장소 793개소, 옥외탱크저장소 7,075개소, 암반탱크저장소 26개소이다.

나. 위험물 시설의 화재 등 사고 현황

아래 <표 2-10>은 최근 3년간 위험물시설별 사고 발생 현황이다. 아래 <표 2-10>에 따르면 최근 3년간 우리나라 위험물시설 화재는 전체 197건이 발생하였다. 사고 발생과 관련하여 두 가지로 분류해 볼 수 있는데 첫째, 정상적인 허가 절차를 거쳐 사용하고 있는 합법적인 시설에서의 사고와 둘째, 허가를 받지 않고 사용하고 있는 무허가시설에서의 사고이다. 먼저 허가 절차를 거친 위험물시설에서의 사고 현황을 보면 화재 등 각종 사고가 가장 빈번하게 발생하는 곳은 제조소인데 이는 제조소의 특성상 위험성이 높은 곳임을 단적으로 보여주는 것이라 할 수 있다. 제조소는 전체 위험물시설 허가 중 약 2.1%를 차지한 데 반해 화재 등 사고는 전체화재 대비 17.3%를 차지하고 있다. 제조소는 위험물이나 비위험물을 투입하여 위험물을 제조 · 취급하는 곳으로 화재 발생 가능성이 크다는 것을 보여준다.

다음으로 화재 등 사고가 많이 발생하는 시설은 주유취급소인데 전체 사고의 15.7%를 차지하고 있다. 주유취급소는 차량에 직접 주유하기 위한 시설인데 2021년 말 현재 우리나라 등록차량은 2,507만 대로서 인구 2.06명당 1대를 차지할 정도이다. 특히 주유취급소는 많은 가연성가스가 체류하고 있으며 주유중 작은 불꽃만으로도 폭발 등 화재의 위험성이 커 특별히 안전에 유의하여야 함에도 불구하고 최근 셀프주유취급소가 급증하여 위험성을 더하고 있다. 그 다음으로 일반취급소, 이동탱크저장소 등이 뒤를 잇고 있다.

두 번째로 허가 절차 없이 위험물을 사용 또는 저장, 취급하다가 사고가 발생하는 사례이다. 이는 아래 <표 2-10>의 기타 항목으로 무허가시설이나 운반 과정 중, 또는 지정수량 미만의 장소를 말한다. 위험물 취급 및 저장 등에 따른 안전을 도모하기 위한 적합한 시설의 허가 절차를 거치지 않은 장소가 무허가 시설이며 운반 과정 중 사고는 위험물에 대한 안전교육 등이 이루어지지 않은 운전자 등이 위험물을 취급하게 되는 경우이고 지정수량 미만을 사용하는 장소는 위험물시설 허가사항이 지정수량 이상일 때에 이루어지는 것으로 위험물을 저장 또는 취급하면서도 위험물시설에 대한 허가 없이, 또한 위험물에 대한 전문지식이 없는 상태에서 사용하기 때문에 사고로 이어지는 경우가 많다. 이곳에서 발생한 사고는 전체 사고 대비 33%를 차지하는데 이는 위험물에 대한 안전한 사용 지도가 되지 않는다는 점과 피해 확대 가능성이 크다는 점에서 심각한 위험이 존재하고 있다고 볼 수 있다.

〈표 2-10〉 최근 3년 위험물시설 종류별 사고현황(2018~2020)

연도	제조소	옥내저장소	옥외탱크저장소	옥내탱크저장소	지하탱크저장소	간이탱크저장소	이동탱크저장소	옥외저장소	암반탱크저장소	주유취급소	판매취급소	이송취급소	일반취급소	기타	계
'18	10	1	7	0	3	0	8	1	0	6	0	0	6	30	72
'19	16	1	3	1	4	0	3	1	0	16	0	0	6	13	64
'20	8	2	2	1	0	0	6	2	0	9	0	2	7	22	61
합계	34	4	12	2	7	0	17	4	0	31	0	2	19	65	197
비율	17.3	2	6	1	3.6	0	8.7	2	0	15.7	0	1	9.7	33	100

※ 1) 기타항목으로는 무허가시설, 운반과정, 지정수량 미만을 취급하는 곳에서의 화재이다.
 (자료: 2021년 발간된 소방방재청 통계자료를 활용하여 재구성하였음)

최근 3년간 위험물시설의 화재 등 사고 발생을 원인별로 분류해 보면 총 발생 건수 197건 중 인적요인으로 위험물 취급 및 작업장관리 부주의와 조치소홀 등으로 인한 사고가 56%를 차지하고 있다. 이는 위험물을 취급함에 있어서 소홀히 하거나 주의를 기울이지 않음으로 인한 사고라고 볼 수 있다. 물적 요인은 24%를 차지하고 있는데 그 내용은 시설물의 부식노후화, 시공불량, 고장파손 등이다. 이 역시 사람이 주의를 기울이면 발생하지 않을 사항들이다. 위험물 시설 등에 대한 관리 소홀과 위험물 사용 시 안전관리 사항이 지켜지지 않고 있음을 보여 주는 것이라 할 수 있다. 기타 요인은 교통사고나 자연재해, 외부로부터의 전이 등이 있는데 이러한 사유로 인한 위험물시설에서의 사고가 20% 차지하고 있다. 위험물에 대한 안전한 사용과 위험물시설의 적정성 유지는 위험물 사고와 긴밀한 관계가 있다. 다시 말하면 위험물 취급과 위험물시설의 안전한 관리는 위험물로 인한 사고를 예방할 수 있는 것이다. 아래 <표 2-11>은 최근 3년간 발생한 사고를 원인별로 파악한 현황이다.

〈표 2-11〉 사고발생 원인별 현황(2018~2020년)

구분	계	인 적 요 인(부주의)				물 적 요 인				기타
		소계	위험물 취급	작업장관리	기타 부주의	소계	부식 노후	시공 불량	고장 파손	
2018	72	41	14	14	13	19	5	0	14	12
2019	64	34	19	6	9	14	2	2	10	16
2020	61	35	19	2	14	14	10	0	4	12
계	197	110	52	22	36	47	17	2	28	40
(%)	100	56	26	12	18	24	8.7	1	14.3	20

2018년부터 2020년까지 위험물시설의 사고로 인하여 발생된 인명피해는 2018년에 사망자 3명, 부상자 46명으로 총 49명이었으며 2019년도에는 사망자 2명, 부상자 56명으로 총 58명이었다. 2020년도에는 사망자 48명, 부상자 70명으로 총 118명이 발생하여 3년간 위험물시설에서의 화재 등 사고로 인한 인명피해는 225명이나 되고 있다. 특히 2020년 사고로 인한 사망자가 118명으로 전년 대비 급증한 사유는 2020년 전라북도 남원 소재 「사매2터널」 내에서 이동탱크를 포함한 차량 31대가 추돌하면서 발생한 화재로 사상자 48명이 발생하였고 2020년 4월 29일 경기도 이천시 소재 물류센터 신축공장에서 무허가 위험물 등을 취급하면서 발생한 화재로 인하여 사상자 50명이 발생하였으며 2020년 11월 19일 인천 남동구 소재 소독제 제조공장에서 무허가위험물을 취급하는 과정에서 폭발이 발생하면서 12명의 사상자가 발생한 것이 주요하다. 아래 <표 2-12>는 인명피해가 발생한 장소를 위험물 시설별로 분류하였다. 인명피해가 가장 많이 발생한 장소는 무허가시설과 지정수량 미만의 위험물을 취급하는 장소로서 전체 사고의 59%(136명)를 차지하고 있는 것은 안전관리의 사각지대에 놓인 곳에서의 사고가 인명피해를 높였다는 점에서 매우 시사하는 바가 크다 할 수 있다. 그다음으로 인명피해가 발생하는 장소는 제조소 13.4%(30명), 옥외탱크저장소 8.4%(19명), 이동탱크저장소 5.8%(13명), 일반취급소 5.8%(13명) 순이다.

〈표 2-12〉 최근 3년간 인명피해 발생 장소

구분	제조소	취급소			저장소								무허가시설	운반과정	지정수량미만	계
		주유	이송	일반	옥내	옥외탱크	옥내탱크	지하탱크	간이탱크	이동탱크	옥외	암반탱크				
'18	2	3	0	0	0	5	0	0	0	3	1	0	10	1	24	49
'19	16	6	0	1	0	11	0	0	0	3	0	0	12	0	9	58
'20	12	0	0	12	3	3	1	0	0	7	0	0	63	2	15	118
합계	30	9	0	13	3	19	1	0	0	13	1	0	85	3	48	225
%	13.4	4	0	5.8	1.3	8.4	0.5	0	0	5.8	0.5	0	37	1.3	21	100

다음은 위험물시설에서의 재산피해 현황이다. 2018년도에 발생한 위험물시설에서의 사고 등으로 인하여 발생한 재산피해는 약 197억 5천여만 원이었으며 2019년도에는 166억 6천여만 원이었고 2020년 도에는 184억 7천여 만으로 3년간 위험물 시설 등에서 발생한 사고 로 548억 8천여만 원의 큰 재산피해가 있었다. 재산피해가 발생한 곳을 위험물 시설별로 분류하면 아래 <표 2-13>과 같다.

위험물 시설 중 재산피해가 가장 많이 발생한 장소는 위험물 제조 소로서 약160억 5천만 원 정도로 전체 재산피해액의 30% 정도를 차지한다. 다음으로는 무허가시설과 지정수량 미만을 취급하는 소량 위험물 취급소로서 134억1천만 원 정도로 전체 재산피해의 27%이 다. 그다음으로 옥외저장소, 이동탱크가 그 뒤를 따르고 있다. 위험 물 제조소는 비위험물 또는 위험물을 이용하여 위험물을 생산하는 곳으로서 위험성이 상존하는 곳이며 제조과정 중 예상하지 못한 사 고가 있을 수 있는 개연성이 많다. 따라서 원료부터 생산물품, 생산 물품의 보관과 이송 중의 위험성에 주위를 기울여 취급과 관리에 최선의 노력을 기울여야 할 것이다.

재산피해 발생에서 제조소 다음으로 크게 발생하는 장소는 위험물 사용에 대한 허가를 받지 않고 사용하는 무허가시설과 지정수량 미만을 취급하는 소량위험물 취급 장소이다. 지정수량 이상의 위험물은 안전한 시설의 허가와 안전관리자의 관리가 이루어지는 반면 무허가 시설과 소량위험물취급소는 위험물취급에 대한 안전시설의 부재와 관리의 부재가 있다. 음성적으로 이루어지는 위험물취급과 저장 등은 많은 사고로 이어지고 이러한 사고 피해는 개인과 사회가 부담하게 되어 불신과 불안사회로 이어진다. 일정 규모 이상의 위험물을 사용하고자 하는 사람은 반드시 허가 등을 통하여 안전한 시설을 갖출 수 있도록 하고 소량의 위험물을 사용하고자 하는 사람 역시 해당관서에 신고 등을 하여 안전지도하에 사용할 수 있어야 할 것이다.

〈표 2-13〉 장소별 재산피해 현황

(단위:천만 원)

구분	제조소	취급소			저장소									무허가시설	운반과정	지정수량미만	계
		주유	이송	일반	옥내	옥외탱크	옥내탱크	지하탱크	간이탱크	이동탱크	옥외	암반탱크					
'18	478	2.3	0	76	0.03	934	0	1	0	10	66.7	0		8.9	9.4	389	1,975
'19	711	18.4	0	39	0	3.3	0.1	7.1	0	21	1.5	0		813	7.7	44	1,666
'20	416	16.5	31	144	0.4	1	0.05	0	0	27.3	0.02	0		777	4.4	430	1,847
합계	1,605	37.2	31	259	0.43	5.3	0.15	8.1	0	58.3	68.52	0		867.2	21.5	474.4	5,488

(자료: 2021년 발간된 소방방재청 통계자료를 활용하여 재구성하였음)

3. 위험물제조소등의 소방검사

위험물제조소등의 검사 종류는 두 가지로 구분할 수 있는데 먼저 위험물제조소등의 관계자가 실시해야 하는 의무점검과 정기검사, 소방관서에서 실시하는 검사가 있다.

위험물시설에 대하여 관계자가 실시하는 의무점검으로는 위험물시설의 정기점검과 일정 규모 이상의 대상에서 실시하는 정기검사가 있으며 소방기관에서 실시하는 검사는 출입검사와 시기별 등 사회적 요인에 따라 실시하는 부정기적 검사가 있다. 정기점검은 모든 위험물제조소등의 관계인이 실시하는 것이지만 정기검사는 위험물시설의 규모가 큰 위험물제조소등에 대하여 해당 관계인이 소방기술원 등 전문기관에 의뢰하여 실시한다.

출입검사와 부정기적 검사는 소방관서에서 실시하고 있는데 이는 위험물을 제조하거나 저장 또는 취급하는 시설은 위험성이 상존하고 있기 때문에 특별한 주의를 기울이지 않으면 대형사고화 할 수 있기 때문이다. 따라서 위험물 제조소등의 관계자 등이 정기적으로 위험물시설을 점검할 수 있도록 하고 더 나가 위험물시설 허가대상의 안전규정과 안전시설이 유지되고 있는지 여부 및 지역 내에서 위험물을 허가 없이 사용하는지 여부 등에 대하여 소방기관에서 정기 또는 부정기적으로 검사를 실시함으로써 위험물시설에 대한 안전관리를 도모하고 위험물 사고가 발생하지 않도록 하여 국민의 생명과 재산을 보호하고 사회의 안정을 도모하는 것이 위험물제조소등에 대한 소방검사의 근본 목표이다.

3.1 정기점검 및 정기검사

가. 정기점검

1) 대상 : 정기점검을 실시해야 하는 대상은 ❶ 지하탱크저장소, ❷ 이동탱크저장소, ❸ 위험물을 취급하는 탱크로서 지하에 매설된 탱크가 있는 제조소·주유취급소 또는 일반취급소, ❹ 지정수량 10배 이상의 위험물을 취급하는 제조소, ❺ 지정수량 100배 이상의 위험물을 저장하는 옥외저장소, ❻ 지정수량 150배 이상의 위험물을 저장하는 옥내저장소, ❼ 지정수량 200배 이상의 위험물을 저장하는 옥외탱크저장소, ❽ 암반탱크저장소, ❾ 이송취급소, ❿ 지정수량 10배 이상의 위험물을 취급하는 일반취급소【다만 제4류 위험물(특수인화물 제외)만을 지정수량 50배 이하로 취급하는 일반취급소로서 보일러·버너 또는 이와 비슷한 것으로서 위험물을 소비하는 장치로 이루어진 일반취급소와 지정수량 50배 이하로 취급하는 일반취급소로서 위험물을 용기에 옮겨 담거나 차량에 고정된 탱크에 주입하는 일반취급소는 제외한다.】이다.

2) 횟수 : 모든 정기점검대상은 연 1회 이상 실시
3) 점검 주체 및 실시자
   - 점검주체 : 제조소등의 관계인
   - 점검 실시자 : 안전관리자, 위험물 운송자(이동탱크에 한정함), 안전관리대행기관(특정.준특정옥외탱크제외), 탱크 시험자
   ※ 안전관리대행기관 또는 탱크 시험자가 점검하는 경우 해당 제조소등의 안전관리자는 점검현장에 참관해야 함.

4) 정기점검 기록·유지 기간

제조소등의 관계인은 정기점검 후 제조소등의 명칭과 점검방법 및 결과, 점검년월일, 점검을 실시한 안전관리자 등의 성명 등을 기록하여 해당기간 동안 보관한다.

- 옥외탱크의 구조안전점검에 관한 기록 : 25년
- 구조안전점검 연장신청하여 안전조치후 적정성을 인정받은 탱크 : 30년
- 기타 : 3년

5) 정기점검 결과 제출 : 점검한 날부터 30일 이내에 시, 도지사에게 제출.

6) 구조안전점검 : 50만 리터 이상의 액체위험물을 저장한 옥외탱크저장소는 정기점검외에 구조안전점검을 실시하여야 함.

- 구조안전점검 시기

❶ 제조소등의 설치허가에 대한 완공검사필증을 받은 날부터 12년

❷ 정기검사를 받은 날부터 11년

❸ 안전조치를 받은 대상은 정기검사를 받은 날부터 13년

나. 정기검사

1) 대상 : 특정·준특정옥외탱크저장소(위험물제조소등 정기점검 대상 중 액체위험물을 저장 또는 취급하는 50만 리터 이상의 옥외탱크저장소)

2) 종류 : 정밀정기검사, 중간정기검사, 비상사태 등 소방서장이 지시한 경우

3) 시기
① 정밀정기검사 : 다음 기간 내 1회
- 특정·준특정옥외탱크저장소의 완공검사필증을 교부받은 날로부터 12년
- 최근 정밀정기검사를 받은 날로부터 11년
② 중간정기검사
- 제조소등 완공검사필증을 교부받은 날로부터 4년
- 최근 정밀정기검사 또는 중간정기검사를 받은 날로부터 4년

4) 점검자 : 소방기술원

5) 검사내용(구조안전점검)
- 수직도·수평도에 관한 사항(지중탱크 제외)
- 밑판(지중탱크의 경우에는 누액방지판을 말한다)의 두께에 관한 사항
- 용접부에 관한 사항
- 구조·설비의 외관에 관한 사항

6) 검사방법
- 특정. 준특정옥외탱크저장소의 위치. 구조 및 설비의 특성을 고려하여 안전성 확인에 적합한 검사방법으로 실시하여야 함.

- 특정. 준특정옥외탱크저장소의 관계인이 구조안전점검을 받은 후 정밀정기검사를 신청하는때에는 구조안전점검을 받은 사항은 전체의 검사범위 중 임의의 부위를 발췌하여 검사한다.
- 특정옥외탱크저장소의 변경허가에 따른 탱크안전성능검사를 하는 때에 정밀정기검사를 같이 실시하는 경우 검사범위가 중복되면 해당 검사범위에 대한 어느 하나의 검사를 생략한다.

7) 검사 결과 조치사항
- 이상이 없을 경우 : 검사종료일로부터 10일 이내 정기검사필증을 신청자(관계인)에게 교부하고 관할 소방서에 결과보고서를 제출한다.
- 이상이 있는 경우 : 개선사항을 신청자(관계인)와 소방서장에게 통보 후 관계인이 개선사항을 완료한 다음 정기검사신청서를 소방기술원에 제출한다.

8) 정기검사의 기록·유지
- 정기점검을 받은 제조소등의 관계인과 정기검사를 실시한 기술원은 정기검사합격확인증 등 정기검사에 관한 서류를 해당 제조소등에 대한 차기 정기검사시까지 보관함.

3.2 출입검사

가. 목적

출입검사는 화재안전조사와 같은 경우로서 관할 소방기관에서 위험물의 저장 또는 취급에 따른 화재 예방 또는 진압대책을 위하여 필요한 경우 또는 위험물 화재로 인하여 사회적 파장이 우려되는 경우에 위험물을 저장 또는 취급하고 있다고 인정되는 장소에 대하여 위험물검사를 실시함으로써 위험물 사용의 안전을 도모하고 화재 발생의 위험을 방지함으로써 국민의 생명과 재산을 보호하고 더 나아가 안전한 사회 구현을 그 목적으로 한다.

나. 대상 : 위험물을 저장 또는 취급하고 있다고 판단되는 모든 곳

다. 실시권자 : 소방공무원

라. 방법

① 위험물제조소등의 출입검사에 있어서 공개시간이나 근무시간 내 또는 해가 뜬 후부터 해가 지기 전까지의 시간 내에 실시한다.(단 화재 발생의 긴박한 경우와 관계인의 승낙이 있는 경우는 제외)

② 검사를 실시하는 관계공무원은 정당한 업무를 방해하거나 검사를 실시하면서 알게 된 비밀을 누설하여서는 아니 된다.

③ 검사를 실시하는 관계공무원은 권한을 표시하는 증표를 지니고 관계인에게 보여야 한다.

④ 위험물제조소등의 관계인에게 검사에 필요한 자료 제출 및 질문 등을 할 수 있으며 위험물로 의심되는 경우 물품 수거권이 있다.

마. 내용

- 제조소등 위치·구조 및 설비 관련 유지·관리 적합 여부
- 제조소등 위험물의 저장·취급의 중요/세부기준 준수 여부
- 위험물의 운반기준 및 운송 기준 준수 여부 등

3.3 부정기 검사

가. 무허가 위험물 단속

1) 무허가위험물 단속의 목적

앞장에서 위험물의 위험성과 우리 사회에서 위험물의 사고발생으로 인한 피해현황을 알아보았다. 위험물을 지정수량 이상 저장 또는 취급하기 위해서는 일련의 절차에 의해 허가를 득한 후 사용하여야 하며 지속적인 유지관리를 위하여 위험물 취급의 전문가인 위험물 안전관리자를 선임하고 예방규정을 제정하며 자체소방대를 두어야 한다. 그러나 이러한 일련의 절차 등을 밟지 않고 음성적으로 사용함으로써 위험물사고의 개연성을 높이고 한번 사고가 발생하게 되면 그 피해가 커 막대한 인명 및 재산피해를 가져온다. 실제 우리 사회에서 발생하는 위험물사고의 30%는 무허가위험물사용처이다. 따라서 무허가위험물 단속 등 부정기 검사는 위험물 사용의 안전성을 높이고 안전사고 발생을 억제하여 사회질서를 확립하고 더 나가 국민의 생명과 재산을 보호하고자 하는 데 그 목적이 있다.

2) 무허가위험물 단속 방법

무허가위험물 단속은 적법하지 않은 시설 등에 대한 단속으로 단속 일정과 단속 장소 등이 국민들에게 사전에 공개되지 않는 것이 중요하다. 따라서 소방기관에서 불시에 계획을 수립, 전파하여 단속함으로써 단속의 실효성을 높이고자 한다. 이에 따라 다른 소방검사들과는 다르게 관계인들에 대한 단속일정의 사전통지 절차가 필요 없다.

무허가위험물단속계획이 수립되면 단속반을 편성하고 위험물제조소등뿐만 아니라 위험물을 저장 또는 취급할 개연성이 높은 장소에 대해서 단속을 실시한다. 위험물로 의심이 되는 경우 수거하여 중앙소방학교 등 위험물임을 판정할 수 있는 기관에 위험물판정시험을 의뢰하고 위험물로 판명이 되면 단속결과를 관계인에게 통보하고 위험물안전관리법에 따라 입건 및 제거조치를 한다. 구체적인 단속 절차별 방법은 아래 <표 2-14>와 같다.

〈표 2-14〉 무허가 위험물 단속 절차

시 기	내 용
단속 전 단계	1. 단속반 편성 2. 단속대상 선정 : 소방서 관내 무허가 위험물을 저장 또는 취급할 개연성이 높은 공장, 화공약품상, 도료류 판매소, 자동차 정비업소 등을 선정한다. 3. 위험물의 류별 성상 및 지정수량 확인 4. 단속 장비 및 관련 서류 등 준비 : 단속 시 위험물의 수거를 위한 장비 및 자인서 등 관련 서류를 준비한다.

시 기	내 용
단속 실시 단계	1. 현장 확인 : 단속 현장에 무허가 위험물이 있는지 여부를 조사한다. 2. 자료제출 요구 : 위험물로 의심되는 물질이 발견되면 위허물인지 여부를 확인하기 위하여 MSDS 등 물질과 관련된 자료를 요구한다. 3. 위험물 수거 등 증거자료 수집 : 증거자료 수집을 위해 판정 시험 등에 필요한 양만큼 위험물을 수거하고 현장사진, 관련 서류 등을 확보한다. 4. 위험물판정 : 관련 데이터를 이용하여 물질이 위험물인지 여부를 판정해 보고 위험물인지 여부가 확실치 않을 경우 관계기관에 위험물판정시험을 의뢰한다. 5. 단속결과의 통보 및 제거조치 : 소방검사 절차에 준하여 단속결과를 이행의무자에게 통보하고 화재 예방을 위하여 무허가 위험물을 제거조치 한다.

3) 위험물 판정 방법[51]

위험물안전관리법시행령 별표1에서는 위험물을 6개 유형 55개 품명으로 규정하고 있으나 동표에 해당하는 품명의 명칭을 가진 물품들도 그 발화점, 인화점, 순도, 입자의 크기, 형태에 따라서 각각 위험도가 다르기 때문에 이들 물리적 성상이 일정기준 이상일 때에만 위험물에 해당하게 된다.

일선 소방서에서 위험물 및 특수가연물의 해당여부를 판단함에 있어서 필수적인 사항인 발화점, 인화점, 순도 등 대상물품의 물리적 성상은 관련 자료가 없는 경우 이를 확인하기란 매우 어려운 일이다. 그러므로 물리적 성상이 불분명하여 시험을 통하여 확인할 필요가 있는 때에는 국립소방연구원 또는 소방산업기술원에 시료의 시험을 의뢰하여 그 결과에 따라 위험물의 해당여부를 판정하는 것이 바람직하며 위험물의 시험 및 판정기준은 위험물안전관리에 관한 세부기준에서 규정하고 있다.

---

51) '소방검사론', 중앙소방학교, pp. 150~151.

가) 위험물 데이터베이스를 이용한 위험물 판정

위험물 여부를 판정하는 데 있어서 소방청 홈페이지에 구축해 놓은 위험물 데이터베이스를 활용하면 쉽게 위험물 여부를 판정할 수 있다. 소방방재청은 홈페이지에 총 3,016종의 위험물에 대한 데이터베이스를 구축하고 있으며 국내에 유통되는 화학물질에 대한 자료를 지속적으로 조사·확인하여 위험물안전관리법상 위험물에 해당하는 물질은 위험물 데이터베이스에 입력한다. 소방관서는 신종 물질에 대한 기존의 자료 또는 관계인이 제출한 위험물의 성상에 관한 자료 등에 기초하여 판정한 결과를 시·도를 경유하여 소방방재청에 보고함으로써 위험물 데이터베이스에 입력되도록 하여야 하며 또한 위험물시설의 허가, 무허가위험물의 처리 등에 있어서 위험물의 판정과 관련하여 특정의 물질이 확보된 경우에는 소방방재청에 문의하기 전에 위험물 데이터베이스를 활용하여 확인하는 것을 원칙으로 한다.

나) 위험물 시험의뢰(국립소방연구원)

국립소방연구원에서는 위험물 판정을 위하여 주요 시험장비를 보유하고 있으며 일선 소방관서에서 위험물 판정을 위해 시료 등을 의뢰하게 되면 소방연구실에서 검사한 결과를 의뢰한 소방관서에 통보한다. 위험물 판정 시험 기간은 신청서 접수 후 7일 이내이다.

나. 기타 부정기 위험물 단속

위험물 사용의 안전성 확보는 국민 개인의 생명과 재산을 보호하고 더 나아가 사회공공의 안녕질서를 유지하고자 하는 것이다. 따라서 소방관서에서는 부정기적으로 불시에 여러 형태의 위험물 단속을 시행하고 있다.

가) 위험물안전관리자등 근무실태 단속 : 셀프주유취급소 등 위험물 취급에 취약하다고 판단되는 장소에 대하여 안전관리자의 근무실태, 위험물취급의 적정성 등을 점검

나) 주유취급소 출입·검사 및 주유중 엔진정지사항 단속 : 주유취급소 위치·구조 및 설비 기준 준수 여부와 위험물 안전관리자 상시 근무 및 부재 시 대리자 적정 지정 여부, 주유취급소 저장 및 취급기준 준수 여부 등

다) 위험물 운송·운반차량 가두검사 : 이동탱크와 운반용기 적재차량 등의 이동이 많은 장소에서 집중적으로 이루어지는데 운송·운반 관련 기준 준수 여부, 운송·운반차량 및 운반용기 외부 위험성 경고 표지 부착여부, 운송·운반자 자격기준[52] 충족여부 등을 검사

4. 소방기관의 검사 결과 조치사항

소방기관에서 위험물제조소등에 대한 출입검사 및 부정기적 검사

---

52) 위험물안전관리법 제20조 2항에서 이동탱크 운송자와 운반용기에 수납된 위험물을 지정수량 이상으로 차량에 적재하여 운반하는 차량의 운전자(위험물운반자)는 국가기술자격법에 따른 위험물 분야의 자격을 취득한 자이거나 소방기관에서 실시하는 위험물안전교육을 받은 자여야 한다.

를 실시하여 위법 사항이 발견되는 경우 몇 가지 원칙을 가지고 처리하여 법의 신뢰성과 대 국민적 예측 가능성을 높여 위험물 사용에 대한 고도의 안전성을 유지하고자 하는데 그 원칙은 다음과 같다.

① 위험물제조소등의 검사 결과 위법사항이 발견되는 경우 형사입건, 과태료부과처분, 행정명령 등의 조치 중 해당되는 사항을 모두 병행한다.
② 위험물제조소등의 시설 및 취급사항에 대하여 행정벌과 병행하여 사용정지를 명할 수 있다. 다만 사용정지 처분이 그 이용자에게 심한 불편을 주거나 공익을 해칠 우려가 있는 경우 2억 원 이하의 과징금을 부과할 수 있다.
③ 시정명령을 하는 경우 명령대상자, 위법내용, 위반법조문, 이행내용 및 명령 불이행시의 조치내용 등을 명시하여야 하며 이행기한은 이행내용 및 위법사항의 위험성 정도를 감안하여 이행가능한 최단기간으로 한다. 이때 이행기한은 천재지변, 관계인의 국외 체류 등으로 명령을 이행할 수 없는 정당한 사유가 있는 경우가 아니고서는 연장해서는 안 된다.
④ 시정명령을 한 경우 명령이행기한의 다음날부터 기산하여 10일 이내에 그 이행여부를 확인하여야 한다.
⑤ 확인결과 명령이행을 하지 않은 경우 형사입건 및 사용정지 또는 허가취소처분과 동시에 재차 시정명령을 하여야 한다.
⑥ 이동탱크저장소에 승차하고 있는 자의 위험물의 취급에 관한 국가기술자격증 또는 교육수료증의 검사를 실시한 결과 위반사항을 발견하거나 검사과정에서 이동탱크저장소와 관련하여 위반되는 사항을 발견한 경우에는 당해 이동탱크저장소의 허가를 한 소방서장에게 그 사실을 통보하고 통보를 받은 소방서장은 행정조치 및 입건 등의 절차를 진행하여야 한다.
⑦ 위험물 용기와 관련한 위법사항을 발견한 소방관서장은 당해 위험물을 공급한 업체 및 공급받는 업체에 대해서도 소방검사를 실시해야 하며 해당 업체가 관할 밖에 소방재하는 경우에는 해당업체의 소재지를 관할하는 소방관서장에게 해당 위법

사항을 통보하고 통보받은 소방관서장은 해당 업체에 대한 소
방검사를 실시하여야 한다.
⑧ 다른 법령에 위반된 사실을 발견하였을 때에는 해당 관계기관
에 통보하거나 고발조치한다.

제4장

소화활동 등 자료조사 등

소화활동 등 자료조사는 소방공무원이 <소방기본법> 제16조에 따른 화재의 경계·진압 및 인명구조·구급활동 등의 소방활동에 필요한 자료를 조사하는 것과 같은 법 제7조에 따른 소방용수·지리조사 등에 필요한 기준을 정하여 실시하도록 한 것으로 「소방활동자료조사」 및 「소방용수·지리조사」가 있다.

1. 소화활동 자료조사

1.1 목적

소방관서에서 화재, 재난·재해 등 위급한 상황이 발생하였을 때 소방대를 현장에 신속하게 출동시켜 화재진압과 인명구조·구급 등 소방에 필요한 활동을 하게 하여야 하는데 그러한 행위가 신속하고 효율적으로 이루어지기 위해서는 사전에 소방기관에서 건축물 등에 대한 상황과 주변환경 및 소방용수·지리 현황 등을 인지하고 있어야 한다. 그러한 현황을 잘 파악하고 소방 활동을 개시하게 되는 경우 그렇지 않은 경우보다 훨씬 소방 활동에 따른 안전사고가 발생하지 않을 뿐만 아니라 효과적인 소방 활동이 이루어질 수 있다. 따라서 소화활동 자료조사는 화재의 경계·진압 및 인명구조·구급 활동 등 소방 활동에 필요한 자료를 조사하는 것을 원칙으로 하고 있다.

1.2 자료조사자 자격 : 119안전센터·구조대 및 119지역대에 근무하는 소방공무원

1.3 소화활동 자료조사 계획

첫째, 기본계획을 수립할 필요가 있을 경우 다음 사항 4가지를 포함하여야 한다. ① 특정소방대상물의 소방 활동 자료조사 실시 방법 및 소방용수·지리조사 계획 ② 소방력 확보(인력, 장비, 용수, 소방시설) 및 상황별 배치·운용 계획 ③ 도상연습 및 훈련 실시 계획 ④ 인명구조·구급활동에 대한 사전준비 및 훈련계획 등

둘째, 소방 활동 자료조사는 화재안전조사 또는 소방훈련 등과 병행 실시하는 것을 원칙으로 하지만 부득이한 경우 별도의 일정을 정하여 실시하되 조사대상자의 협의를 거쳐 24시간 전에 통지하여야 한다.

1.4 소화활동 자료조사 실시

가. 자료조사 방법

- 자료조사 실시 전에 특정소방대상물에 설치된 소방시설과 방화시설의 현황과 건축물과 구조물의 위치, 구조, 관계설비의 현황, 화재진압 및 인명구조등 활동 시 필요한 자료를 검토한다.

- 소방활동 자료조사를 실시하는 경우에는 도상훈련에 필요한 자료 수집을 위하여 대상처의 위치, 구조, 설비현황 등을 정보화매체(무비카메라, 비디오, PDA)로 촬영할 수 있다.

- 소방훈련과 병행하는 자료조사는 소방펌프차 1대를 포함하여 당번근무자 2명 이상으로 자료조사팀을 구성, 운영한다. 단 부득이한 경우 차량과 인원을 조정할 수 있다.

- 자료조사팀은 소방 활동 자료조사로 인하여 대상처의 업무에 지장이 없도록 유의하고 <소방활동 자료 조사등에 관한 규정>에서 정한 서식에 의거 실시한다.

나. 자료조사의 대상 및 횟수

대 상	횟 수
화재경계지구, 자체소방대 설치 대상, 특급·1급 소방안전관리대상물, 대형화재취약대상	연 1회 이상
2급, 3급 소방안전관리대상물	2년에 1회 이상
기타 소방기관에서 화재위험성 또는 인명피해 우려가 높다고 판단되는 대상	필요시

위 대상중 신축 건축물에 대한 소방활동 자료조사는 소방시설의

완공검사를 받고 건축물의 사용승인을 받은 날부터 30일 이내에 실시한다.

다. 자료조사 내용

소방 활동 자료조사의 경우 다음 내용을 중점적으로 조사하여야 하며 특히 <재난 및 안전관리 기본법>에서 정한 지정·관리하는 특정관리대상 시설의 점검결과 및 위험 등급 등 각종 정보를 소방 활동 정보카드에 첨부하여 소방 활동 자료로 활용하여야 한다.

① 소방대상물 및 관계지역의 위치·구조·용도·피난계획·비상용 승강기 등에 관한 사항
② 소방대상물 및 관계지역 안의 위험물이나 그밖에 연소물질의 특성에 관한 사항
③ 옥외에 송수구가 부설된 소화설비 및 소화활동설비의 구조 및 활용방법에 관한 사항
④ 소방용수시설의 기준, 소방대의 배치 및 중계 송수에 관한 사항
⑤ 소방대상물 및 관계지역에 대한 소방활동구역, 강제처분 및 피난명령에 관한 사항
⑥ 재난위험이 있는 지역(건축물 포함) 및 출동로 등 위험요인
⑦ 소방차 부서, 옥내소화전 점령, 건물진입, 인명구조, 주변 위험요소 및 연소 확대 여부에 관한 사항
⑧ 그 밖에 연소방지 및 인명구조에 관한 사항

라. 자료조사 결과 조치

소방활동 자료조사를 실시하여 기존 소방활동 정보카드 내용에 변경사항이 있는 경우 즉시 변경·정리하여 화재진압활동 등에 차질이 없도록 하고 소방활동 자료조사서를 폐기할 때는 <공공기록물

관리에 관한 법률> 제27조 및 같은 법 시행령 제43조에 따라 시행한다.

2. 소방용수·지리조사

2.1 목적

화재, 구조·구급 등 재난 현장에서의 활동이 효율적이기 위해서는 재난 현장 파악이 급선무이다. 재난 현장의 위치, 건축물 현황은 물론 인근의 소방용수, 주변 도로 현황 등은 재난 현장 활동의 성패를 좌우한다. 따라서 정기적으로 소방관서에서는 관내 소방용수는 물론 소방대상물에 인접한 도로의 폭·교통상황, 도로 주변의 토지의 고저·건축물의 개황 그 밖의 소방 활동에 필요한 지리에 대한 조사를 실시하여 현장 활동 효율의 극대화를 도모하는 데 그 목적이 있다.

2.2 소방용수 및 지리조사의 횟수 및 방법

1) 횟수

구 분	횟 수
정밀조사	연 2회(해빙기, 동절기)
정기조사	월 1회 이상
수시조사	- 도로공사를 한 경우 - 수도부서에서 소방용수시설을 신설 또는 이설한 경우 - 취약지역

2) 방법

① 소방용수 조사는 첫째, 위치의 파악 및 수리표지판의 설치 여부 둘째, 구조 및 용량 셋째, 수압, 수심, 수량의 감수 여부 넷째, 지반과 수면과의 거리 다섯째, 토사 매몰 또는 고장 여부 여섯째, 소방차량의 진입 가부 등을 중점적으로 확인하여야 하며 확인 결과는 예방업무처리규정에서 정한 서식에 의거 작성하여야 한다.

② 지리조사는 첫째, 소방용수조사를 실시할 때에 병행하여 실시할 수 있다. 둘째, 출동에 장애가 되는 도로 상황, 건물의 개황 및 기타 소방상 필요한 지리를 조사하는 데 다음 사항을 유의하여야 한다.

- 관내 지리에 변동된 상황을 조사·확인하여야 하고, 각종 도로공사 및 보수공사 등으로 인한 소방차량통행의 지장유무를 확인하여야 한다.

- 관내 지리에 변동된 상황을 발견하였을 때에는 즉시 소방관서의 장 및 센터장은 전 직원에게 주지하여야 한다.

3) 결과조치 : 소방용수시설이 고장나거나 사용할 수 없을 때에는 담당부서에 통보하여 수리할 수 있도록 하며 소방차량 통행에 장애요인 발생한 도로가 있을 때에는 우회도로 확보 등의 대책을 세워 변동사항 등에 대하여 전 소방공무원이 즉시 알 수 있도록 조치하여야 한다.

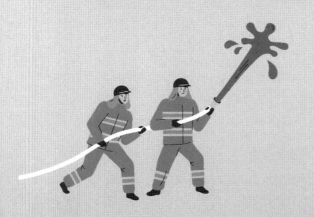

제3편

선진 외국의 소방검사제도에 대한 이해

1. 미국의 소방검사 제도

1.1 소방행정체계

미국의 소방조직은 미국의 고유한 정치, 경제, 사회적 여건을 고려하여 오랫동안 재난에 대응해 온 결과의 산물이다. 따라서 각주마다 통일되지 않은 다양한 형태의 소방체계를 유지하고 있다.

중앙소방조직으로서 소방청(USFA:U.S.Fire Administration)은 '국토안보부' 소속 FEMA의 하부기관으로서 소방행정과 관련하여 독립적으로 수행[53]하고 있다. 산하에 지원서비스국, 국립화재프로그램국, 국가도시조사와 구조·대응시스템국, 국립화재자료실, 국립소방학교, 위기관리기구 등으로 구성되어 있다. 국립소방학교는 화재 및 재난을 효율적으로 관리할 수 있는 전문 인력을 양성하고 있으며 국립화재자료실은 화재와 관련된 전국의 모든 자료를 수집·분석하여 출판·분배하고 있다.

---

[53] 자연재해 및 인적재난 등 재난의 유형을 구분하지 않고 총괄조정업무와 대응 업무 중심의 통합관리체제로 운영하고 있으나 예방업무 관련 하부조직이 없는 것이 큰 단점이라 할 수 있다.

주(state)정부의 소방조직은 보험부 소속하에 있는 주가 9개주, 공공안전부 소속하에 있는 주가 12개주, 분할정보부 소속하에 있는 주가 12개주, 주 재정 산하에 있는 주가 6개주, 주 경찰 소속하에 있는 주가 3개주, 내각 직속 하에 있는 주가 5개주, 주 소방위원회 소속하에 있는 주가 2개주, 카운티(county)정부가 직접 관장하고 있는 주가 1개주이며 이들 산하에 본부-국-과 형태의 소방관서가 존재하고 있다. 주정부의 소방행정기능은 소방관계 법령 및 제도의 제정과 폐지, 주가 관할하는 지역의 소방행정의 조정·통제 및 관할권의 부여, 소방공무원의 보수 및 근무조건 등의 결정, 소방교육훈련기관의 설치·운영, 화재의 예방, 응급의료봉사, 위험물 안전지도, 화재사고 보고체제 유지 등이 있다.

지역(Local)정부의 소방조직은 자치단체마다 소방관서를 설치하여 예산을 낭비하는 사례를 방지하기 위하여 한국의 소방체제인 광역소방행정제도를 활용하고 있다. 일반자치단체의 행정구역과 상관없이 소방관할구역을 달리하며 각 지방자치단체가 소방관서의 운영비를 분담하고 있다. 미약한 자치단체는 소방서의 설치보다도 의용소방대의 조직에 의존하는 경우가 많으며 뉴저지주의 경우는 약 4Km 마다 소방차를 배치하고 의용소방대를 교대로 근무하게 하며 의용소방대원은 재산세의 감면 등의 혜택을 주고 있다.(중앙소방학교, 2001:96)

따라서 기초자치단체는 그 지역의 사정에 따라 대·중·소형의 소방관서를 설치하여 운영한다. 이들을 다시 민·관 소방조직별로 세분하면 공설소방관서, 소방국, 카운티 소방관서, 소방구,54) 방화구, 의용소방대 등 6가지 종류로 구별되며 이들은 지역주민을 위한 화재의 예방·경계·진압과 구조·구급 등의 소방행정을 직접 담당하고 있다.

미국의 소방서는 2011년 현재 전국적으로 30,145개가 있고 우리의 소방안전센터에 해당하는 Fire Station은 약 55,400개가 있다. 소방서의 규모는 다양해서 아주 작은 소방서에서부터 11,400명의 소방대원과 4,600명의 지원인력을 보유한 뉴욕소방서와 같은 초대형 소방서도 있다. 소방서의 출동 최소단위는 컴퍼니(Company)인데 이들은 총 6가지로 구분55)할 수 있다. 첫째, 엔진 컴퍼니(Engine Company)는 우리나라의 펌프차에 해당하는 것으로 주 임무는 화재진압이다. 두 번째, 래더 컴퍼니(Ladder Company)는 우리나라의 사다리차의 역할을 담당하며 다른 컴퍼니와 비교하여 상대적으로 많은 임무를 부여받고 있다. 소방차에 부착된 사다리를 이용하여 화재발생장소에 다량의 물을 공급하고, 지붕에 올라가 배연될 수 있도록 조치하며 유사시에는 엔진 컴퍼니를 도와 화재진압을 하기도 한다. 셋째, 레스큐 컴퍼니(Resscue Company)는 화재 또는 각종 사고 시 요구조자의 수색과 구조업무를 수행하며 따라서 많은 장비를 보유하고 있다. 넷째, 스쿼드(Squad)는 앞에서 설명한 세 컴퍼니 업무를 수행할 수 있는 다목적 소방차를 가지고 있다. 즉 화재진압과 사다리차의 역할, 일정 정도의 구조업무가 가능한 컴퍼니이다. 다섯째, 메딕 컴퍼니(Medic Company)는 우리나라의 구급차이다. 일정 수준의 긴급 의료서비스를 제공한다. 여섯째, 퀸트(Quint)는 다량의 물과

---

54) 소방구는 주정부 또는 지방정부의 법규에 따라 조직된 또 다른 형태의 공공소방조직으로서 지구내의 재산소유자들의 투표에 의해서 조직된다. 이 조직체는 정부와 분리된 독립기구로서 그 자체의 고유한 권한을 유지하고 있으며 보통 그 구의 전역에서 징수된 세금으로 운영된다.

55) '미국소방연구보고서', 이건, 2014.

호스를 적재하고 있는 사다리차로서 건물화재진압, 고층화재진압, 맨홀화재진압, 산림화재진압, 항공기화재진압의 업무를 수행한다.

1.2 소방 관련법 체계

미국의 소방법체계는 연방정부 차원에서 조직운영에 관한 통일된 법령을 제정하여 운영하고 있지는 않기 때문에 각주별로 별도의 소방 관련법을 제정하여 시행하고 있다. 그러나 각 주에서는 연방방재협회(NFPA)에서 정한 준칙(code)에 맞추어 주의회 또는 시의회에서 조례를 제정하여 통과되면 소방관련 법령으로 시행하는 것이 관례이기 때문에 어느 정도 통일성을 기할 수 있는 구조로 되어 있다. 각주에서 운영하고 있는 소방법의 운용범위는 대체적으로 소방설비업, 소방검사, 허가동의, 화재통계조사, 화재조사 관할에 관한 강제 규정 등이다. 아래 <표 3-1>는 미국의 소방 관련법체계이다.

〈표 3-1〉 미국의 소방 관련법 체계

단 위	형 태
연방(전국체계)	○ NEPA CODE ○ John F. Bender, "Prevention and Code Enforcement" ○ Fire Chief's Hand Book ○ 보건성의 산업안전규정 ○ 운수성의 위험물 운송에 관한 규정 등
주(광역단체체계)	○ 화재예방법
시·카운티(기초단체체계)	○ 건축법56)(소방시설설치 및 소방공사업 등) ○ 소방법(화재의 진압, 예방, 조직, 위험물)

---

56) 미국의 건축법 내용은 50% 이상이 소방에 관한 규정이다.

미국소방 관련 기준으로 자리하고 있는 NFPA(National Fire Protection Association)에 대해 좀 더 자세히 알아보아야 할 필요가 있다. NFPA에서 만들어 내는 각종 코드와 기준(Code와 Standard)은 미국뿐만 아니라 유럽 각국과 아시아, 남미 등 전 세계적으로 폭넓게 채택 사용되고 있다. NFPA는 1896년 화재 및 각종 위험요소로부터 세상을 안전하게 만들어간다는 기치 아래 설립된 비영리 기구로 현재 약 300여 명의 직원이 근무하고 있다. 각 코드와 기준을 개발하는 기술위원회(Technical Committee)는 해당 분야 전문가, 소방서장 및 소방대원, 대학교수 및 관계자, 보험회사, 제조업체 관계자 등 다양한 인원으로 구성되며 여기서 만들어지는 코드와 기준은 대체적으로 3년 주기로 개정되고 개정된 내용은 각종 세미나 등을 통하여 적극적으로 홍보와 교육을 실시한다. 현재 NFPA에서 만든 소방 관련 코드와 기준은 약 300여 개 이상이 되며 전 세계적으로 약 7만여 명 정도가 회원으로 활동하고 있다. NFPA는 정부기관이 아니기 때문에 NFPA에서 만들어 낸 코드와 기준은 원칙적으로 아무런 법적 구속력을 갖지 못한다. 그러나 미국은 주 입법부나 시 의회에서 각 주의 상황에 맞는 법규를 제정할 수 있도록 되어 있고 소방 관련 법규는 전문적이면서도 복잡하기 때문에 현실적으로 각 주가 새로운 소방 관련 법규를 제정하기가 어렵다. 따라서 각 주에서는 새로운 법규를 만들기보다는 NFPA와 같은 전문기관에서 만든 코드와 기준을 받아들여 각 주의 관련법규로 사용하고 있는 것이 보편적이다.

한편 보험회사 관련기관에서는 UL(Underwriters Laboratories)과 FM(Factory Mutual)을 활용하고 있다. UL은 100여 년 동안 소화기, 방화문, 폼액, 스프링클러 헤드 등 소방용기계·기구를 인증하고 있는데 당국이 인증품 사용을 요구하고 있다. FM은 산업시설(공장)에 사용되는 기계기구 검증 및 Loss Prevention는 산업시설의 안전공정 기준으로 활용되고 있다. 한편 미국보험협회(Insurance Service Office)는 각 도시, 마을마다 공공 화재보험 요율(Fire Insurance Rating Schedule)의 기준을 산정하고 있다. 공공소방기관은 진화능력에 따라 등급을 분류한다. 등급 분류는 1등급에서 10등급까지로 10등급이 가장 낮은 진화능력을 가지고 있다.[57]

1.3 소방검사제도

미국의 소방업무는 모든 지역에서 해당지역이 안고 있는 위험도 분석(Risk analysis)에 기초하여 활동이 이루어지고 있다. 위험도 분석에 의해 위험을 해소하는 방안으로는 위험 자체를 줄이거나 위험을 진압하는 능력을 키우거나 위험을 예방하는 방법을 선택하는 것으로 가능할 것이다. 위험을 예방하는 방법으로 가장 효과적인 방법은 소방검사인데 즉 소방검사는 소방대상물에 대한 사전 점검을 통하여 화재발생 시 긴급 출동하는 진압요원들에게 대상물의 위치, 구조, 진압로, 진입 방법등 다양한 정보를 제공하는 사전 정보취득의

---

57) 등급의 분류는 공공소방조직의 규모, 소방관의 수, 훈련, 화재경보 및 신고, 출동시설, 소방장비, 소방관서의 배치, 공공소화용수 급수 능력 등을 분류기준으로 하여 이루어지고 있다. 따라서 공공소방력이 크면 당해 도시의 화재보험료가 낮아지며 소방법에 의한 기준 외에 당해 건물에 보험회사가 정하는 기준 이상의 시설을 설치한 경우에도 보험료가 낮아진다.

기회를 마련하여 주게 된다. 또한 소방검사를 통하여 소방대상물 관계인에게 처벌에 대한 내용을 알려주게 됨으로써 소방교육 및 홍보로 직접 이어진다는 강점이 있다.

미국의 건축물에 대한 검사는 소방기관에서 실시하는 소방검사가 있으며 우리나라에서 시행하는 자율점검제도는 시행되고 있지 않다. 다만 부동산 임대 및 각종 인허가 신청 시 소방점검증명서를 첨부하여 해당 건축물의 소방점검결과를 보험요율의 산정자료로 반영하도록 하고 있다. 즉 소방시설에 대해 법적으로 설치 의무는 규정하고 있지 않지만 신용사회와 안전추구 심리가 정착되어 개인이나 기업이나 화재보험가입은 필수적으로 여기고 있고 소방시설은 화재보험회사에서 정하는 설치기준에 따르도록 하고 있다. 이를 이행하지 않을 경우 상당 액수의 화재보험료 할인혜택을 받을 수 없으며 통상 4~5년간 지불해야 하는 전체 화재 보험료가 소방시설의 설비 투자비에 상당하므로 소방대상물의 시설주는 보험회사의 기준에 맞게 설치하고 보험료 할인혜택을 적용받는 것이 경제적이므로 당연한 것으로 받아들이고 있다.

따라서 이장에서는 미국 소방기관에서 실시하고 있는 소방검사에 대하여 알아볼 것이다.

가. 소방검사 대상

개인주택을 제외한 모든 건물이 해당하나 연방과 주정부 소속 재산은 연방 및 주정부의 허가를 받아 검사할 수 있다.

나. 소방 검사자 자격

소방검사는 주 소방국과 소방관서 및 소방국의 위임으로 자격자가 검사를 담당하고 있다. 소방검사 요원은 주 법령에 의하여 소방설비와 관련하여 교육이나 훈련 및 일정한 자격시험을 통과한 자가 검사를 담당하도록 하고 있다.

소방 검사자 자격기준의 기원과 발전과정을 보면 1972년 국가소방조직위원회(JCFSO, Joint Council Fire Service Organization)가 소방대원을 위하여 국가적으로 적용할 수 있는 수행기준 개발을 목적으로 '소방서비스 국가자격 부여위원회(NPQB, National Professional Qualifications Board for Fire Service)'와 4개의 기술위원회를 창설하였다. 처음에는 소방관을 위한 개념이었으나 1980년대 후반에 민간인 참여를 허용하도록 하였다. 또한 소방 검사자와 화재조사자위원회가 NEPA1031 초판을 만들면서 종전의 소방 검사자 자격이 경력경로에 의한 것이었다면 NEPA1031가 만들어지면서 전문지식에 의한 자격부여로 민간인에게 개방될 수 있었다. 이후 1993년 소방 검사자 자격에 관한 기술위원회가 개정하고 자격관련위원회가 발표하면서 더욱 엄격한 자격기준을 가지게 되었다.

소방 검사자 자격을 보면 3단계로 분류되는데 각 단계에 대한 소방점검자로써 업무수행 요구사항은 안정된 실습과 절차에 따라 관할기관이나 법률에 정의되어 각 단계별 전문성이 차별화되어 있다.

가) 소방점검자 I (Fire Inspector I)

소방점검자 I은 소방점검자가 되기 위한 첫 단계의 사람으로서 소방점검자 I이 되기 위해서는 화재의 특성과 성상, 화재예방원리, 문서와 구두통신, 홍보활동, 기초수학에 대한 지식을 갖추어야 하며 이들의 자격요건은 NEPA 1301, 3-2에서 3-4와 NEPA 472, 2-2의 요건들은 만족하여야 한다. 소방점검자 I의 주요한 업무는 예방관련 문서작성 및 검사보고, 이의제기의 처리, 기록의 유지 관리 등이며 현장점검 업무로는 신축 및 기존 구조물의 방화, 건축물 용도, 방화의 특성, 연소위험에 대한 화재안전점검 등이 있다.

나) 소방점검자 · Ⅱ(Fire Inspector Ⅱ)

NEPA 1301, 4-2에서 4-4를 만족시키는 자격자로서 중간단계 자격자이다. 이들의 주요 업무는 연구, 규칙의 해석, 정책이행, 법적소송절차에서 증언, 양식과 지원업무 개발 등이다. 현장점검 업무로는 신축 및 기존구조물 분석과 규칙시행검사, 건축물·용도·방화의 특성과 연소위험에 대한 규칙시행검사와 분석을 포함한다. 도면 재검토에 대한 임무로서는 소방안전, 건물 시공과 공정에 대해 적용 가능한 규칙과 기준의 의도를 만족하는 도면과 설계명세서의 승인과 재검토 등이 있다.

다) 소방점검자 · Ⅲ(Fire Inspector Ⅲ)

NEPA 1301, 5-2에서 5-4에 정의된 업무수행 요구사항을 만족시키는 고급단계의 자격자이다. 이들의 주요 업무는 화재안전점검과 규칙시행활동에 대한 정책과 절차의 추진, 창조, 평가를 포함한다. 현장점검 업무로 허가 규칙준수 대안의 분석(구조, 용도, 화재예방), 연소위험의 평가(비상계획 포함)이고 도면 재검토에 대한 임무로서는 방화설비 및 장치, 현장 계획, 복합 용도를 위한 구조형태에 대한 적용 가능한 규칙과 기준의 의도를 만족시키는 도면과 설계 명세서의 승인을 포함한다.

다. 소방검사주기

소방검사반이 관할구역의 화재위험도에 따라 검사주기의 유연성 (1~5년)과 그 취약성별 등급결정 자율권을 가지고 있다. 그러나 재검사 또는 감사 차원의 검사, 신고에 의한 검사, 교육홍보검사, 위법 감시 적발차원의 검사, 공휴일 검사 등 특별검사는 예외로 하고 정기소방검사의 대상별 주기는 다음과 같다.

- A급 대상은 1년
  (대형인명피해우려대상으로 학교, 상주의료요양시설, 어린이이용시설, 호텔, 다중집합장소, 극장, 카바레, 병원, 지하교통시설, 부랑인수용시설, 백화점 등 대규모 판매시설)
- B급 대상은 2년, C급 대상은 3년, D급 대상은 4년, E급 대상은 5년이지만 관할구역의 대상물이 적은 지역은 1~2년 안에 끝나는 경우가 있어 아파트 화재예방교육, 위험시설 특별점검, 화재예방 홍보 활동 등을 한다.

라. 소방검사방법

미국의 소방체제는 소방차(Company) 단위로 구성되어 있어 소방차가 관할 구역에 직접 출동하여 현장에 대기하면서 소방검사를 담당하는 체제로 이루어져 있다. 출동체제를 유지하기 위하여 기관요원은 소방차에 남아 연락을 담당한다. 우리나라와 같이 예방검사와 소방 활동 자료조사(경방조사)를 구분하지 않는다.

소방검사는 소방검사 주기에 따라 검사하지만 백화점, 시장 등 대규모 판매시설 등 인원이 많이 출입하는 장소는 공휴일에 주기에 관계없이 안전점검이 시행되며 개인주택을 제외한 B, C, D, E급 건물은 매년 검사계획을 수립한 후 소방본부, 소방서 예방담당관의 승인을 받아 소방청 예방국에 보고한다.

마. 소방검사 결과조치사항

소방검사 결과 지적사항에 대하여는 행정명령을 발부하고 환경관련 법규 위반인 경우 소방검사국이나 협회에 통보하고 전기, 건축법 위반인 경우에는 소방청에 보고하여 처리한다.

소방청에서 정하는 표준사항 위반 시 행정명령을 발부하는데 행정명령내용과 적용법규등은 코드화해서 적용하고 찾기 쉽게 하고 있다. 또한 무허가, 갱신기간경과, 허가내용을 위반한 경우에는 현장에서 서식으로 작성하여 각서를 발부한다. 법규의 위반이 명백하지 않으나 화재의 위험이 현저한 경우는 상부에 특별 건의 보고하고 있다.

벌금이 일만 달러 또는 6개월 정도의 징역에 해당하는 중대한 소방법 위반 시는 현장에서 출석 요구서를 발부하여 정식사법절차를 진행하도록 하고 있다.

법적인 위반사항이 적발되면 통보하여 벌금을 처벌받도록 하고 있는데 그 처리방법은 다음과 같다.

- 미리 인쇄된 행정명령서를 위반사항 발견자가 작성하여 감독자의 확인을 거친 후 관계인의 서명을 받아 현장에서 발부한다.

- 1부는 관계인, 1부는 소방대상물 관리카드에 첨부, 1부는 지대
  장에 보고, 1부는 행정명령 발부대장에 편철한다.
- 대상별로 점검표가 있고 위반사항도 코드화 되어있다.
- 위반사항 시정 시는 한국의 확인검사와 유사한 재검사를 실시한다.
- 행정명령서나 소환장의 수취를 거부한 경우 소방청에 보고하면
  무기를 소지한 사법경찰관리인 소방관이 전달하며 찢어버린 경
  우는 표준절차규정에 의거 전달된 것으로 간주한다.

2. 일본의 소방검사 제도

2.1 소방행정 및 소방 관련법 체계

일본 소방은 소방의 독립성을 유지하고 소방행정의 책임을 명확
히 하기 위하여 총무성(總務省) 산하에 소방청을 두고 있다.[58] 지방
에는 동경소방청 1개소, 소방본부 900개소, 소방서 1,690개소, 출장
소 3,226개소를 두고 있으며 소방직원은 약 15만 명에 달하고 있다.
소방 업무는 단순한 화재에 국한되어 있지 않고 화재와 지진, 화산
분출, 풍수해, 원자력폭발 등 모든 재해와 재난이 발생 하였을 때 국
민의 생명과 재산보호 더 나아가 국민생활의 안전성 향상을 위한 모
든 업무를 추진한다.(www.fdma.go.jp)

소방청은 소방행정을 총괄하는 부서이다. 원래 일본은 지리적, 기
상적 영향을 크게 받음에 따라 지진이나 화산, 풍수해 등이 일어나

---

58) 일본은 소화 35년 7월 1일(1960.7.1) 자치성 설치법의 이부를 개정하는 법률(소화35년 법률
   제113호)에 의한 기존의 국가소방본부를 개편하여 자치청의 외청으로 설치하였다. 직원 수는
   총 162명으로 본청 125명, 소방대학 37명(소방연구실 26명 포함)이 근무하고 있다(조선주,
   2008: 75).

기 쉽고 그 피해 또한 대규모라 할 수 있다. 또한 급속한 산업화에 따른 도시화로 인하여 건축물의 고층화, 대규모화, 초고층화, 지하화 됨에 따라 도시재난의 형태가 복잡화되었으며 한번 재난이 발생하게 되면 그 피해가 대형화로 이어지고 있다. 이러한 사회변화에 대응하기 위하여 소방청은 기술혁신과 위기관리기능의 강화에 더욱 노력하고 있다. 소방청의 조직은 본청과 소방연구소, 소방대학교, 소방심의회로 구성되어 있다.

지방소방조직은 자치행정의 원칙에 따라 도도부현, 시정촌에서 책임지고 있는데 각 지역마다 그 형태는 조금씩 다르다. 도도부현의 경우 방재, 소방, 위기관리업무를 총무·기획국 또는 생활환경국에서 관장하고 있는데 대부분 총무기획국에 설치되어 있는 곳이 가장 많다. 시즈오카현의 경우 방재를 전문적으로 담당하는 <방재국>이 설치되어 있으며 효고현의 경우 방재감(특별직)이 있어 지사를 보좌하여 위기관리를 총괄하는 경우도 있다. 총무담당국에서 총괄하는 경우59) 각 실·국간의 조정이 용이하지만 위기관리를 전문으로 수행하지 않아 신속한 초동체제 구축이 이뤄지지 않는 경우가 있으며 생활환경국에서 총괄하는 경우60)는 주민의 입장에서 방재의식 개발 등 방재시책 수립에 용이하지만 위기관리를 전문으로 수행하지 않아 신속한 초동체제 구축이 이뤄지지 않는 경우가 있고 실·각 국간 조정에 어려움이 발생한다.

---

59) 총무담당국에서 총괄하는 경우의 도도부현은 13개현으로 아오모리, 도찌기, 군마, 야마나시, 후쿠야마, 나라, 오카야마, 야마구찌, 고우찌, 후꾸오카, 사가, 사가사키, 구마모또 등이다(홍승길, 2011: 48).

60) 생활환경국에서 총괄하는 거우의 도도부현은 13개현으로 아키따, 야마가따, 후쿠시마,찌바, 미에, 시가, 시마네, 가가와, 애희메, 오오이타, 미와자키, 오키나와 등이다(홍승길, 2011: 48).

시정촌의 경우 총무과 등에 방재담당계를 두고 있으나 방재담당계 없이 다른 업무를 겸하고 있는 방재담당 직원만 두는 경우도 있다. 정령지정도시의 경우 6개 지자체가 소방국을 5개 지자체가 시민생활국을 1개 지자체가 총무국을 1개 지자체가 건설국을 위기관리 담당과로서 설치하고 있다. 시정촌의 소방사무에 관한 전반적인 권한은 시정촌장이 가지고 있으며 소방사무의 실시기관인 소방본부·소방서 및 소방단의 장(소방장·소방단장 등)에게 상당한 권한이 위임되어 있으며 시정촌장은 이들을 통하여 지휘·감독을 행하고 있다. 소방본부는 시정촌의 소방사무를 총괄하는 기관으로서 인사·예산·서무 등 소방조직을 유지하기 위하여 필요한 사무와 소방의 운영·기획 기타의 내부사무를 처리하고 있다.

소방서는 화재의 예방·경계·진압 및 구급구조 기타 화재의 방지 및 재해에 의한 피해의 경감 등 소방활동을 제일선에서 행하고 있다. 한편 민간에 의해 조직된 <소방단>은 화재의 방어 경계·진압 및 피해의 경감 등 소방활동을 행하는 시정촌의 공적기관으로서 소방본부 및 소방서로부터 독립된 소방기관이다. 소방단원은 평상시에는 각자의 직업에 종사하면서 필요에 따라 소집되어 소방활동에 종사하는 사람들이다. 소방단원은 비상근인 소방단원이 대부분이지만 상근의 소방단원을 두고 있는 시정촌도 있다.

일본의 소방체계는 다음과 같은 특성[61]을 가진다.

---

61) '한국소방점검제도의 효율화 방안', 이상환, 2002.6

① 과거 경찰의 일부 업무였던 소방업무가 분리 독립하여 책임의 소재를 명확히 하였다.

② 지방제도의 민주화과정 속에서 과거 국가사무였던 소방업무가 지방자치의 원칙에 따라 시정촌에 이관되었다. 시정촌에서는 소방단외에 소방본부, 소방서 그리고 소방훈련기관을 설치하고 그 비용은 시정촌에서 부담하도록 하는 시정촌 소방체제를 확립하였다. 이에 따라 종래 경시청 및 12부현 경찰부에 속해있던 관설소방은 모두 시정촌에 이관되고 소방훈련기관만 도도부현 소속하에 남게 되었다.

③ 중앙정부, 도도부현, 그리고 시정촌 간의 협력체제를 강화하기 위하여 소방에 관한 국가기관으로서는 국가소방청이 설치되고 시정촌의 소방발전을 위하여 각종 시험연구, 법규 또는 기준연구입안을 행하게 되었으며 시정촌에서 해결할 수 없는 사항 등은 상호협조협정을 체결하여 중앙과 지방이 상호 협조하여 소방안전을 이루고 있다. (지진, 태풍, 홍수 등 자연재해에 대한 방재업무에서 국가소방청, 국가·지방경찰, 도도부현, 시정촌 상호 간에 미리 협정을 체결함)

일본의 소방관계법은 소방법과 소방조직법, 각지자체별 화재예방조례 등이 있다.

2.2 소방검사제도

일본의 소방검사제도는 우리와 비슷한 형태의 소방검사 제도를 갖추고 있는데 두 가지로 분류할 수 있다. 첫째는 소방조직에서 시행하는 현장검사 즉 예방검사로서의 '소방검사'과 '경방조사'가 있으며 두 번째는 방화대상물의 관계인이 실시하는 자체점검이 있다. 관련법규는 <소방법>[62]과 <동법 시행령> 및 <동법 시행규칙>을 적용하고 세부지침과 기준(현장검사 표준매뉴얼)에 대하여는 소방청 고시에 의하고 있다. 소방검사 등 화재예방사항의 운영규정은 국가 소방청의 지침을 토대로 조례, 규칙 등의 자치법규와 고시, 훈령, 예규 등을 정하여 시행하고 있다.

가. 소방조직에서 실시하는 소방검사제도

소방법에 근거하여 실시하고 있는 소방검사는 모든 건축물에 대하여 건물 규모와 화재 취약성을 고려하여 6가지 종류로 구분하여 실시하고 있다. 6가지 종류별로 검사 주기도 다르게 실시하는데 보통 1~5년 단위로 실시한다.

검사대상은 제1종검사대상에서 제5종검사대상으로 구분하는데 좀 더 구체적으로 살펴보면 다음과 같다.

첫째, 제1종검사대상은 용도와 업종, 규모등에서 화재발생 및 인명안전상 보다 위험요소가 높은 대상물로 방화관리자 선임 의무 및 자체설비의무 대상, 방재센터 설치 의무대상이다. 두 번째로 제2종검사대상은 제1종검사대상 다음으로 중요한 대상으로 제1종검사대상 이외의 방화대상물 중 방화관리자 선임의무 및 자동화재탐지설비의무대상이다. 셋째, 제3종A검사대상은 제1종과 제2종검사대상 이외의 방화관리자 선임의무 대상으로서 소화기구, 누전화재경보기, 비상경보기구, 피난기구, 유도등, 유도표지 이외의 소방용설비 등의

---

62) 소방법제4조: 모든 장소에서 화재예방을 목적으로 관계자에 대하여 자료의 제출을 명하거나 해당 소방공무원이 모든 작업 환경, 공장 또는 공중이 출입하는 장소, 기타 관계 있는 장소에 출입하여 소방대상물의 위치, 구조, 설비 및 관리 상황을 검사하게 하거나 관계있는 자에게 질문하게 할수 있다. 다만 개인의 주거시설 등에는 헌법 제35조 주거불가침규정의 취지에 따라 화재발생의 긴급성이나 또는 거주자의 동의가 있는 경우 이외에는 현장에 출입할 수 없다. 소방법제4조의2 : 소방서장은 화재예방을 위해 특히 필요가 있을 때는 소방 대상물 및 기일 또는 기간을 지정하여 해당 관할 지역내의 소방단원이 현장 검사 또는 질문을 할 수 있다.

설치 의무대상이다. 넷째, 제3종B검사대상은 먼저 설명한 세 가지 대상이외의 지정대상으로서 특정소방대상물을 말하며 다섯째, 제4종검사대상은 방화대상물의 사용상태가 행사 등의 내용에 따라 특히 평상시와 달리 복잡·혼란 등이 예상되고 화재 등의 발생에 따라 다수의 인명에 위험을 미칠 우려가 있다고 인정하는 경우의 대상이다. 여섯째, 제5종검사대상은 화재예방상 관점에서 실시하는 것으로 방화문의 폐쇄상황, 방화관리에 관한 기초적인 사항의 확인 및 용도변경, 증·개축 등의 조사 외에 소방활동상 필요한 시설에 해당하는 대상이다.

소방검사 내용은 입회조사, 질문권, 자료제출 명령권, 보고 접수권 등으로 구성되어 우리나라 검사 체제와 비슷한 구조로 되어 있다.

검사 결과 지적사항에 대하여는 개선 계획서를 제출하도록 지시하고 경고, 명령, 인증취소, 고발, 과태료통지, 대집행 및 약식 대집행 등이 있다.

가) 소방대상물별 검사 주기와 담당자

아래 <표 3-2>는 제1종검사대상에서 제5종검사대상의 검사 주기와 소방사검사담당자를 도표화하였다. 검사 대상의 중요도에 따라 검사를 담당하는 구성원이 다르게 편성되어 검사를 실시하는 것을 볼 수 있다.

<표 3-2> 소방대상물별 검사 주기와 담당자

검사종별	검 사 주 기		소방사찰 담당자
제1종	년 1회		소방검사 전문 종사원, 매일 근무하는 예방과 직원
제2종	3년 1회		1종과 동일, 교대제 근무의 검사 기술자
제3종	5년 1회		교대제 근무의 사찰 기술원 및 교대제 근무원
제4종	행사 시		소방서장이 지정한 자
제5종	A (화재예방점검)	없음	소방서장이 지정하는 자
	B (소대검사)		교대제 근무검사 기술원 및 교대제 감시원

(자료: 중앙소방학교)

나) 소방검사의 범위와 내용

o. 검사범위 : 설비상황이나 사용 상태에 따라 검사 장소를 현장
   방문하여 검사가 이루어진다. 스프링클러설비, 옥내소화전설
   비, 가압송수장치, 주제어밸브, 자동화재탐지설비와 같은 중요
   설비부분에 대해서는 검사를 생략할 수 없다.

o. 사찰집행 : 건물주나 소방관계인이 스스로 행하는 자체검사 기
   록을 통하여 검사 내용을 확인한 후 검사요원이 필요한 부분만
   선정하여 검사를 진행한다.

o. 검사내용 : 안전한 방화관리체계를 위하여 방화계획 단계에서
   부터 소방계획, 예방관리계획, 자체적인 소방조직, 교육훈련 방
   법 등 다양한 분야에 걸쳐 초기 검사를 강화하고 있다. 건축물
   에 대한 검사는 구조, 방화구획, 복도와 통로의 출입구 및 계단
   까지 피난계획이나 공간 활용에 대하여 폭넓은 부분까지를 검
   사내용에 포함시키고 있다. 전기부분의 검사는 발전과 변전,
   배전반과 분전반, 배선, 축전지 부분까지 검사 내용에 포함된

다. 화기사용에 대한 검사는 화기의 위치, 벽체기기, 배관, 연료층, 배기통부분까지 검사내용에 해당된다.

○. 지정검사 단위제 : 소방검사 대상물에 대한 검사에 필요한 업무량을 단위로 지정하여 책임 검사제를 도입 실시하고 있다. 업무단위는 검사 대상물의 용도, 규모, 허가관련사항 등을 고려하여 검사자 한 사람이 할 수 있는 능력을 산출하여 단위로 지정 검사토록 한다. 검사요원별 1개월간 검사단위는 검사전문종사원인 경우 월평균 1인당 13단위 이상(확인검사, 위반처리, 제4종 검사 또는 위반처리규정으로 규정하는 反側검사에 필요한 집행은 포함되지 않음)이며 소방출장소에 근무하는 매일 근무하는(일근자) 검사기술원은 월평균 1인당 3단위 이상, 교대별 검사기술원은 월평균 1인당 1.5단위 이상을 지정하도록 하였다.

다) 경방조사 : 경방조사는 소방대상물의 화재안전을 위주로 한 검사라기보다는 소방관서에서 화재 시 진압과 인명구조 등을 위하여 해당 대상물의 건축구조, 소방시설 위치, 피난시설과 비상구 등의 사용 여부 등을 확인하기 위한 것이다.

라) 위반 시 조치사항

소방검사 결과 소방 관계법령을 위반한 사실이 발견되면 관계자에게 문서로 위반내용을 통지하고 이때 인명위험이나 화재발생위험을 지적하고 위반사항에 대한 구체적인 개선방법을 지도하며 관계자로부터 개선계획 또는 개선 진척 사항을 소방서장에게 문서로 보고할 수 있도록 하고 있다. 소방서의 위반처리담당주임은 위반내용

의 경중을 판정하여 행정지도(경고), 행정처분(명령과 대집행), 고발
(경찰서장 또는 검찰관에게) 조치한다. 예를 들면 관계자가 위반사
항에 대한 개선의지가 없다고 판단되는 경우 1차로 경고조치, 2차로
명령, 대집행을 3차로 고발할 수 있는 것이다.

마) 일본 소방청 「현장검사 표준매뉴얼」[63)

현장검사의 정확성과 효율성을 증대하고 소방공무원의 대응능력 향
상을 위하여 2001년 소방심의회에서 각 소방본부에 있는 현장검사에
대한 규정을 정비하였고 이후 소방법 개정을 통해 2009년 「현장검사
표준매뉴얼」이 나왔으며 이후 지속적으로 개정하여 현장에서 소방검
사요원들의 현장검사에 대한 정확성과 효율성을 향상시키고 있다.

□ 각 단계별 주요내용

구 분	세 부내용
사전 준비	- 대상물 현황 파악 - 과거 지적사항 파악 - 검사항목 및 요령 검토 - 관계자 정보확인 - 기타 자료 준비
사전 통보	사전통보 필요성 검토 후 필요시 통보
현장 도착	- 현장도착 및 관계자 승낙 - 증표제시
조사 실시	- 조사내용 설명 - 위반사항 촬영 - 추가 정보 수집
자료제출명령	- 대상물 위반사항 확정에 필요시 요구
조사결과 통보	- 소방법 위반사항 통보 - 통지서 교부
수정계획 지도	- 문서로 보고(수정계획 보고서 작성요령 및 보고기간 설명)
지도기록부 작성	- 현장검사 결과 지도기록부에 등록
보고내용 지도	- 수정내용 및 수정예정일 확인
예정기일 내 확인검사	- 수정계획 보고서에 따른 수정 확인

(자료: 소방특별조사 운영범위의 적정성에 관한 연구, 국민안전처, 16)

---

63) '소방특별조사 운영범위의 적정성에 관한 연구', 국민안전처, 16

□ 사전준비

● 한정된 시간에 중점적, 효율·효과적으로 현장검사를 실시하기 위해 방화대상물 상황, 과거 지적사항 등 사전 파악 필요
  - 화재 예방상 대응 필요성이 높은 방화대상물을 중점적으로 검사
  - 검사체계, 검사빈도, 검사방법, 검사항목 등의 명확화를 통한 효율적 검사 실시

● 현장검사 계획 수립
  - 화재예방을 위해 모든 대상물을 대상으로 검사하며 장기간 미실시 대상물이 발생하지 않도록 사전계획 수립이 중요

□ 현장검사 실시 계획의 책정

현장검사는 화재 예방을 위해 모든 방화대상물에 대해 장기간 현장검사가 미실시되지 않도록 정기적으로 실시하여야 한다. 그러나 소방본부의 조직, 인원, 예산 등과 증가하는 소방 행정 수요를 감안하면 그렇게 현장검사를 정기적으로 실시하는 것이 곤란한 경우가 있다. 또한 각각 위험성이 다른 방화대상물에 대하여 획일적으로 현장검사를 실시하는 것은 비효율적이다. 따라서 각 소방본부·소방서에서는 관내의 소방대상물에 대해 그 위험 실태에 따라 현장 검사의 필요성을 검토하고 효율적으로 현장검사를 실시하는 것이 필요하다. 현장검사의 필요성 검토에 있어서는 그 용도·규모·수용인원 등에 의한 일반적인 화재위험 외에도 다음 사항을 고려한다.

(가) 과거의 현장검사 지적사항 및 점검 결과보고 등의 자주적 관리의 실태

(나) 화재 발생으로 인한 인명 위험과 사회적 영향의 정도

(다) 기후, 풍토 등에 의한 예방 행정 수요의 지역 특성

(라) 건축 기준 법령(건축 구조, 방화 구획, 계단)의 준수 상황

(마) 기타 화재 예방상 필요에 따라 현장검사의 우선순위를 결정하고, 그 검사방법과 실시자 등을 정하는 등 소방 조직법 제6조(시정 촌의 소방책임)를 바탕으로 관내 특성에 따른 현장검사 실시계획을 연도별 단위로 책정한다. 이를 위해서는 사찰대장, 방화대상물 데이터베이스 등에서 관내의 소방대상물에 대해 포괄적으로 그 개요와 자주적 관리상황, 위반의 유무 등 과거의 현장검사의 실시상황 및 그 결과 등을 파악하여 위험성이 높은 방화대상물이 장기간 현장 검사가 미실시되지 않도록 여러 관점에서 확인하는 검사 체제를 구축한다. 또한 각 소방 본부에서는 책정된 현장검사 실시계획을 월별, 분기별 등의 기간에 진행 상황을 항상 파악한다. 또한 소방 법령에 정하는 것 외에 소방안전에 특히 중요한 건축 기준 법령(건축 구조, 방화 구획, 계단)의 준수 상황에 대해서는 건축 부서에서 보유하고 있는 정기보고 및 출입 조사 등의 정보를 공유하는 등 관계 행정 기관과 연계해 나가는 것이 중요하다.

□ 현장검사의 실시 체제

현장검사의 실시 체제에 대해서는 직원의 예방 관련 지식·기술·경험, 근무 형태, 업무량 등을 감안하고 방화대상물의 구분 등에 따라 소방서장이 사전에 직원을 지정한다. 이 경우 예방 관련 지식, 기술, 경험 및 관계자 지도 능력 등이 풍부한 예방업무 전담 직원과 예방 겸임 직원만 지정하는 것이 아니라 소방 활동에 종사하는 교대제 직원을 포함한 전 직원을 지정하는 것이 중요하다. 이것은 인적 자원을 최대한 활용한다는 관점뿐만 아니라, 현장검사를 실시하여 방

화대상물의 실태와 소방활동에 필요한 시설·설비 실태를 파악하고 만일의 경우에 소방대가 효과적이고 효율적으로 소화 활동, 구조 활동 등을 위해 유효하다고 생각되는 것, 또한 예방측면의 지식·기술을 강화하여 화재 원인 조사 및 방화·방재지도 등 활용도를 기대할 수 있다.

또한 개별 방화대상물의 현장검사 업무의 어려운 정도에 따라 적합한 지식·기술·경험 등을 가진 직원이 현장검사를 실시하는 것이 중요하다. 한편, 지식·경험 등이 부족한 직원에 대해서는 예방 기술 검정시험 및 소방학교 등의 교육 계획으로 지식·기술·경험 등이 풍부한 직원 등과 동행하여 현장검사 업무를 실시하는 등 현장검사 기술을 교육·훈련해 나가는 체제를 만드는 것이 바람직하다. 또한 모든 현장검사를 실시하는 소방 직원이 현장에서의 소방 공무원의 명령(법 제3조제1항 및 법 제5조의3제1항)을 실시할 수 있도록 교육 훈련을 실시하는 것이 요구된다.

또한 소방 본부 전체에서 현장검사를 실시하기 위해 충분한 체제가 확보되어 있는지 정기적으로 확인하여야 한다. 더불어 연도별 현장검사 실시계획의 달성 정도, 위반 처리의 진척 정도 등을 고려하여 다음 년도 이후의 체제에 반영시키는 등 <u>PDCA</u>[64] 사이클 개선 노력을 한다.

□ 현장검사를 보완하는 정보 수집

효율적이고 효과적인 현장검사를 실시하고 잠재적 위험성이 높은

---

64) <PDCA(Plan Do Check Action) 계획→실천→확인→조치를 반복해서 실행하여 목표달성에 사용하는 기법>

방화대상물에 중점을 두고 현장검사를 계획적으로 실시하는 것 외에도 신축, 용도변경 등이 행해진 후 신고가 이루어지지 않아 대상물 현황에 누락되어 있는 방화대상물에 대해서 정보수집을 실시하고 상황을 파악하는 것이 필요하다. 이 현장검사를 보완하는 정보수집에 대해서는 규정 등에 의해 필요에 따라 실시하는 체제를 구축하는 것이 중요하다. 정보수집의 실시 방법은 관내의 실정 등에 따라 적당한 방법을 고려하는 것이지만 구체적인 예는 다음과 같다.

  (가) 주민 지도나 소방 조사 등의 기회를 포착한 외관 조사
  (나) 주택지도를 활용한 롤러 작전(일정 지역마다 회전)
  (다) 관계 행정기관과의 정보 공유(건축, 풍속영업, 식품 위생 등)
  (라) 소방, 자주적 방재조직, 여성 방화조직 등의 지역 정보 청취
  (마) 전화번호부 인터넷 등의 외부 정보를 활용한 사업장 정보 검색
  (바) 공청 제도나 공익 신고제도를 통한 이용자·종업원의 신고 접수
  (사) 용도변경 세입자 교체, 증·개축 등이 많은 방화대상물·지역(상가, 번화가 등) 및 구조·시설, 수용인원 등으로부터 방화 안전대책의 미비로 인해 심각한 피해를 초래할 위험이 큰 방화대상물(노래방 및 복합 카페 등의 밀폐성이 높은 오락시설, 소규모 복지시설, 실내 단일계단만 설치된 방화대상물 등)을 선택하여 중점적으로 정보수집을 실시, 상황 변화를 체크한다.
  (아) 관내 대상물에 관한 다른 행정기관과의 데이터 공유, 상황 변화의 유무에 관한 대조, 오동작 발생 시 상호 조회 등에 대한 데이터베이스 및 검사시스템을 구축한다. 또한, 용도변경 등의 상황 변화를 보인 경우 필요에 따라 신속하게 현장검사를 실시할 필요가 있다. 또한 여러 곳의 소구역 또는 방화대상물별 담당 할당제도나 담당하고 있는 정보의 확실한 인수인계를 실시하는 것이 중요하다.

□ 지적 상황 등의 확인

과거에 실시한 현장검사 결과통지서(사본) 및 제출된 계획보고서, 지도기록부 등에서 지적한 미비사항과 그 개선결과를 확인한다.

□ 처리 구분

위반사항의 처리 구분은 경고, 명령, 인증 취소, 고발, 과태료 사건의 통지, 대집행 및 약식 대집행이 있다.

□ 검사 항목

소방 법령 또는 건축 관련법 등 방화에 관한 법령의 규정에 의한 항목이나 기타 화재 예방상 필요한 항목으로, 방화대상물의 상황에 따라 검사할 항목을 검토한다. 소방 법령의 규정에 있어서도 화재 예방에는 직접 관계하지 않는 규정에 대해서는 법 제4조의 자료제출 명령권, 보고 징수권 및 출입 검사권을 행사할 수 없다.

□ 효율적인 검사 요령 등

방화대상물의 상황에 따라 현장검사를 최소한의 시간으로 실시하기 위한 경로 등을 검토한다. 예를 들어 다음과 같은 방법을 생각할 수 있다.

　(가) 대규모 방화대상물을 현장검사할 때 여러 명의 검사원을 검사항목에 따라 분산, 지정하여 검사한다.
　(나) 방재센터나 소방용설비의 중심 부분부터 검사한다.
　(다) 공장 등에서 행해지고 있는 작업의 공정에 따라서 검사한다. 또한 관계자가 자체적 관리상황이 우량하다고 인정되는 방화

대상물에 있어서는 전체 종합적인 현장검사로 바꾸고, 해당 방화대상물의 중요한 부분 및 항목, 방화대상물 정기점검 보고, 소방용 설비점검 보고, 기타의 자체검사 기록에서 미비·결함이 있던 시설·설비·장소 및 내용의 개선상황 등을 압축한 추출검사를 실시할 수도 있다. 이 경우에 미비사항을 발견했을 때에는 종합적인 현장검사로 전환할 수 있고 양호한 경우에는 추출한 곳·항목을 줄일 수 있다. 또한, 이와 같은 제한적인 현장검사를 실시하는 경우에 검사실시 범위 및 검사항목을 기록하고, 필요에 따라 출입검사 결과 통지서에 명시해 두는 것 등이 중요하다.

□ 주소, 성명 등의 확인

방화대상물 관계자의 주소, 성명(법인의 경우는 명칭 및 대표자 이름) 등은 신고서 등에 의해 확인한다. 사전에 통지하는 것을 예정하고 있는 경우는 그 연락처에 대해서도 확인한다.

□ 현장검사 상대방의 대응

과거의 출입검사 결과 등에서 현장검사의 거부 등 상대방이 취한 대응자료가 있을 때는 사전에 통지하고, 상대방의 승낙을 받는 등 출입검사를 원활히 실시할 수 있는 방안을 검토한다.

□ 각종 신고 용지 등

방화·방재 관리자 선임 (해임)신고서 등 방화대상물의 실태의 변화에 따라 필요한 신고 용지 외에, 방화관리 강습일정표 등을 지참하는 등 자격 취득 절차도 고려한다.

□ 검사에 필요한 기구

통로, 너비나 길이 등을 측정하기 위한 줄자, 파이프 공간 등의 어둠 속 부분을 검사하기 위한 회중전등, 위반 부분의 기록 등을 위한 카메라(주민 등으로부터의 통보에 의한 위반 사실의 존재가 추정되는 경우 등) 등 방화대상물의 상황에 따라서 지참하여 활용한다.

□ 사전 통지의 필요성

법령상의 사전 통지를 필요로 하지 않지만, 상대방의 개인생활, 경제활동 참여와 화재 예방에 대한 필요성을 비교하여 사전 통지 여부를 검토한다. 현장 검사 시 다음의 경우 가능한 사전 통지를 실시하고 상대방과 일정 조정을 실시한다.

(가) 이미 파악하고 있는 위반 사실의 개선지도에서 현장검사의 상대방과 면담할 필요가 있을 때.

(나) 소방대상물의 위치, 구조 등에 대해 정확한 정보를 입수, 검사실시 시의 안전 확보 등의 관점에서 현장검사 상대방의 입회를 요구할 필요가 있을 때. (과거의 위반 여부 등을 감안하여 사전에 통지함으로써 효과적인 현장검사가 실시되지 않을 우려가 있는 경우에는 사전 통지를 하지 않을 수 있다.)

(다) 계단 부분에 적치한 물건의 존재, 자동화재경보설비의 벨 정지 등 사전에 통보하자 일시적으로 시정되어 방화대상물의 법령 위반 실태를 정확히 파악하기 곤란하다고 인정될 때.

(라) 법령 위반이 있다는 신고를 받고 현장검사를 실시할 때.

(마) 사전 통보를 하는 상대방의 상황이 곤란한 때.

□ 낮 또는 영업 시간 내 등

상대방의 개인생활, 경제활동의 참여 정도 및 화재 예방에 대한 필요성을 비교하고 최대 필요한 최소한의 관여가 되도록 기본적으로 낮 또는 영업시간 안에 현장검사를 실시하는 것이 바람직하다.

□ 증표 제시

증표는 현장검사 권한을 갖는 소방 직원임을 나타내는 것이며 증표의 제시 요청이 있을 경우에는 이를 제시하지 않는 경우, 정당한 권한 행사로 간주되지 않는다. 증표의 제시는 출입 시 청구권을 갖는 첫 번째 청구자에게 한다.

□ 출입 거부가 된 경우
  - 법 제 4조에 규정된 현장검사 권한은 처벌에 의해 그 실효성이 담보되어 있지만, 상대방이 거부 등을 한 경우에는 그 저항을 배제하면서까지 행사할 수 없다.
  - 거부하는 이유가 다음과 같은 사례에 해당하는 경우는 정당한 이유로 인정되는 경우가 있으며, 정당하지 않은 이유로 거부할 때는 고발로 대응할 수 있다.

  ① 출입을 관계자의 승낙을 얻지 않으면 안 되는 경우에 이를 게을리한 때.
  ② 출입에 대해 관계자로부터 증표의 제시를 요구하고 있음에도 불구하고, 검사자가 제시하지 않는 때.
  ③ 바쁜 업무를 이유로 상대방이 현장검사의 시기에 대해서 구체적인 변경을 요청한 뒤 거부할 때.

- 거부하는 원인의 파악, 현장검사를 거부한 사람의 확인, 가능한 자료를 수집하는 등 객관적 정보 파악에 노력한다. 아울러, 현장검사의 요지에 대해서 실시한 검사원의 설명 내용을 기록한다.

□ 상대방으로부터 폭행, 협박 등을 받은 경우

즉시 상사에게 연락하고 위해가 더 해지는 등 긴급한 경우 경찰에 통보하는 등 적절한 조치를 강구하고 증거 확보를 도모한다.

□ 협의

검사를 실시하기 전에 검사원과 방화대상물의 관계자 등이 집합하여 협의를 실시, 효율적으로 검사를 진행할 수 있도록 배려한다.

□ 일정 등

사전에 검토한 검사 항목 및 검사 경로에 따라 반 편성 및 반별 실시 장소 등을 설명한다.

□ 입회

검사의 실효성을 높이기 위해 위험한 곳에 출입 시 안전 확보 등의 관점에서 필요에 따라 검사 장소의 상황에 정통한 사람의 입회를 요구한다.

□ 사전 준비에 불분명했던 사항 등

과거 지적사항의 개선상태나 개선 후의 관리상황, 최신 소방용 설비점검 결과 보고서에서 미비되었던 것들에 대한 개선 상황 등 사전에 파악하지 못한 사항에 대해서 확인한다.

□ 효율화에 대한 배려

소방용 설비의 점검 결과 및 방화대상물 정기점검 결과 등이 양호하다고 인정될 경우 효율적인 출입 검사를 위하여 해당 점검 부분의 검사 항목에 대해 방화 대상물의 상황에 맞게 생략할 수 있다.

□ 검사 거부가 있는 경우
 - 출입의 경우와 마찬가지로 처벌의 정도에 따라 그 실효성이 담보되지만, 상대방의 저항을 배제하면서까지 검사를 할 수 없다.
 - 거부하는 이유가 다음과 같은 사례에 해당하는 경우는 현장검사 실시의 필요성과 비교하고 정당한 이유로 인정되는 경우가 있다. 이런 정당하다고 인정되는 사유외의 이유로 거부할 때는 고발로 대응할 수 있다.

① 검사를 거부하고 있는 장소가 방화대상물의 일부분으로, 영업
  비밀과 관련된 장소임이 객관적으로 인정되는 때
② 검사를 실시함으로써 업무 집행에 심대한 영향을 미칠 때

 - 검사 거부 원인을 파악하고 현장검사의 요지에 따라 간 검사원의 설명 내용을 기록하여 둔다.

□ 사진 촬영 등에 의한 위반 상황의 기록

- 사진은 위반 상황을 객관적으로 밝혀준다. 위반 장소에 위반 상태를 구체적으로 판별할 수 있을 뿐만 아니라 위반 장소의 위치를 판별하고 주변과 전체와의 관계를 보여 준다.

□ 화재발생 위험 등의 긴급성

"가연성 가스가 체류하는 장소에서 가스레인지를 사용하고 있다." 등 화재 발생 위험이 급박한 경우에는 수리 (계획) 보고서의 제출을 기다릴 필요 없이 위반 처리로 이행한다. 또한, 긴급성이 높아 신속하게 위반시정의 지도를 필요로 하는 미비사항이 있는 경우는 검사 종료 후가 아니라 그 도중에 위반처리로 이행할 경우가 있다.

□ 자료제출 명령 또는 보고징수

법 제4조의 규정에 근거하는 자료 제출 명령권 및 보고 징수권은 소방대상물의 실태 파악이나 위반 사실의 입증 등 화재 예방상 필요한 경우, 관계자의 부담을 고려하면서 소방서장(소방 본부를 두지 않는 시정촌에서는 시읍면장)이 주체가 되어, 소방 대상물의 관계자에 대한 권한을 행사한다. 또한 검사 등에서 구두 등에 의해 임의의 자료 제출 또는 보고를 요구하고 상대방이 이에 응하는 경우 본 권한의 행사는 필요 없다.

(자료제출 명령에서 요구하는 자료의 예)

화재 예방상 소방대상물의 실태를 파악하는 데 도움이 되는 일체의 문서 중 자료로 이미 작성 또는 작성될 예정인 것 또는 법령에

의하여 자료의 작성이 의무화 되어 있는 것

· 소방 법령상의 각종 신고서

· 소방용 설비 또는 특수 소방용 설비 등의 유지관리에 관한 위탁
  계약서

· 건물의 도면 등

· 기타 소방대상물의 실태를 파악하는 데 필요한 서류

(보고징수에서 요구하는 자료의 예)

화재 예방상 방화 대상물의 실태를 파악하기 위한 사항에서 실제
로 존재하지 않는 것을 요청할 수 있다.

· 위험물의 1일 사용량

· 미확인 증축 부분의 도면 및 면적산정 결과

· 관리소유권의 직, 성명

· 기타 방화 대상물의 실태를 파악하기 위해 필요한 사항

(제출된 자료의 수령 및 반환 요령)

- 자료 제출 명령에 따라 관계자가 자료를 제출할 때 관계자의 소
  유권 포기 여부를 기재한 서류를 첨부하여 제출한다. 이때 포기
  하는 경우 "수령한 사실"을 포기하지 않는 경우는 "보관하는 취
  지"를 기재한 용지를 관계자에게 교부한다.

- 자료를 반환할 때는 제출 시 교부한 "보관하는 취지"를 기재한
  용지를 교환한다.

□ 소방 법령 위반

소방 법령 위반 여부는 방화 대상물의 신축, 증축, 개축, 용도변경 및 모양 바꾸는 등에 관계된 착공 시기와 그 경위를 파악하고, 시행 시기(기준시) 및 적용 제외 여부 등을 파악하지 않으면 정확하게 인정할 수 없는 것이 있으므로 검사 결과를 통지할 때는 충분히 확인한다.

□ 통지
  - 위반사항에 대해 이행 의무자에게 통지한다. 또 통지하려는 내용에 대한 이행 의무자가 복수일 때는 각각의 의무자에게 개별 통보한다.
  - 소방법의 개정 내용(벌금액 인상 소방법령 위반으로 명령을 받은 경우는 표지판이 설치되는 등)을 설명하고 법령 위반의 자발적 개선을 촉구한다.
  - 신속하게 수정하는 것이 가능한 미비사항은 동반 입회자에게 설명하고 그 자리에서 개선시키는 등 적극적으로 화재예방조치를 취하고 즉시 시정된 경우에도 필요에 따라서 통지한다.

□ 리노베이션(계획) 보고서 작성 요령
  - 원칙적으로 위반사항에 대한 개선사항을 이행 의무자에게 보고한다.
  - 개선이 완료됐음을 보고할 경우, 개선한 내용을 기재한다.
  - 향후, 개선할 예정인 것을 보고할 경우 실현 가능한 방법에 의한 개선 계획을 기재하는 동시에, 개선 계획에 관한 도서 등을 첨부시킨다.

□ 기한

   - 대체로 1주일~1개월 보고기간을 설정한다. 그러나 개별 사안에 따라 기한을 연장할 필요가 인정되는 사유가 있는 경우는 필요 최소한의 범위에서 연장할 수 있다.

□ 지도 기록부

지도 기록부는 현장 검사의 실시 결과를 기록하는 서류이므로 현장 검사에서 법령 위반이 있는 경우에는 검사일자로부터 보수작업이 완료될 때까지의 시정지도 등의 경과에 대해서도 기록하고, 방화대상물 대장, 개선(계획) 보고서 등과 일체로 관리한다.

나. 자체점검제도

건물의 화재안전을 위하여 방화대상물의 관계인이 소방용 설비에 대해 점검 유자격자로 하여금 정기적으로 점검을 받고 소방서장에게 점검결과를 보고하도록 의무화한 검사제도이다. 일본에서의 자체점검제도의 특징을 보면 첫째, 점검결과 보고기간이 업종별로 다르며 둘째, 점검자격을 법에서 정한 시험에 합격한 자뿐 아니라 지정강습기관에서의 강습을 수료한 자로 제한한 점, 셋째, 점검자격자들의 대부분이 소방설비협회에 소속되어 점검이 이루어지고 있다는 점을 들 수 있다.

자체점검은 소방용 설비의 유지관리를 적정하게 실시함으로써 소방용 설비가 완전하게 기능하도록 하기 위한 것으로 작동점검, 외관점검, 기능점검, 종합점검이 있다. 일정한 자격자가 점검을 하고 소방서장에게 점검결과를 보고해야 한다.

자체점검의 검사대상과 자격자를 보면 다음과 같다.

가) 검사 대상과 자격자

소방법 제17의 3의3과 시행령36-2의 소방용설비 등 또는 특수소방용설비 등은 특수한 것으로 이에 대한 지식과 기능을 필요로 한다. 따라서 방화대상물의 규모와 구조에 의해 인명위험도가 높은 방화대상물은 유자격자(소방 설비사 또는 소방 설비 점검자격자)에 점검을 맡기도록 하고 있으며 이외의 방화대상물은 방화관리자 등이 점검할 수 있도록 하고 있다. 유자격자에게 점검을 맡겨야 하는 특정소방대상물은 연면적 1,000㎡ 이상의 특정방화대상물, 연면적 1,000㎡ 이상의 비특정방화대상물로서 소방서장이 지정한 것, 특정용도로 이용되는 부분이 피난층 이외에 층에 있는 방화대상물로 당해 피난층 또는 지상에 직통하는 계단이 2개 이상(옥외피난계단이 있는 경우는 1개) 설치되어 있지 않은 곳이다.

〈표 3-3〉 자격자가 점검하여야 할 방화대상물

면 적	용 도	조 항
연면적 1,000㎡ 이상	령 별표 제1 (1)~(4), (5)イ, (6), (9)イ, (16)イ, (16의2), (16의3))	일본소방법시행령 제36조 제2항 제1호
연면적 1,000㎡ 미만	령 별표 제2 (5)ロ,(7), (8), (9)ロ, (10)~(15), (16)ロ, (17), (18)	시행령 제36조 제2항 제2호

(자료: 일본소방법 시행령 별표1, 2)

소방 설비의 점검을 실시할 수 있는 소방용설비 등 또는 특수 소방설비 등의 종류는 소화설비, 경보설비, 피난설비, 소방용수, 소방 활동상 필요한 설비, 필요로 하는 방화안전성능을 지닌 소방용으로 이용하는 설비 등, 특수소방용설비로 구분하고 자격증에 의한 소방 설비사는 갑종과 을종으로 구분하고 소방 설비 점검자격자는 제1종, 제2종, 특종으로 구분한다.

〈표 3-4〉소방 설비사가 점검 가능한 소방용설비 등

소방설비사의 종류	소방용설비 등의 종류
o. 제1류 갑, 을종소방설비사 o. 제2류 갑, 을종소방설비사	o. 규칙 제33조3규정에 의거 공사 또는 정비를 할 수 있는 소방용설비 등 o. 동력소방펌프, 소방용수, 연결살수 및 연결송수
o. 제3류 갑, 을종소방설비사	o. 규칙제33조3 규정에 의거 공사 또는 정비를 할 수 있는 소방용설비 등
o. 제4류 갑, 을종소방설비사 o. 제7류 갑, 을종소방설비사	o. 규칙 제33조3규정에 의거 공사 또는 정비를 할 수 있는 소방용설비 등 o. 비상경보기구, 비상경보, 배연, 비상콘센트, 무선통신보조
o. 제4류 갑, 을종소방설비사 o. 제7류 을종소방설비사 안에 전기공사사면장 및 제1, 2, 3종 전기주임 기술자면장을 교부받은 자	o. 비상경보기구, 비상경보설비, 배연·제연설비, 비상콘센트설비, 무선통신 보조설비
o. 제5류 갑, 을종소방설비사	o. 규칙제33조3 규정에 의거 공사 또는 정비를 할 수 있는 소방용설비 등 o. 금속제피난사다리, 구조대 및 완강기 이외의 피난기구
o. 제6류 을종소방설비사	o. 규칙제33조3 규정에 의거 공사 또는 정비를 할 수 있는 소방용설비 등 o. 간이소화용구

1975년 소방청 고시 제2호

소방설비점검자 종류	소방용설비 등의 종류
제1종소방설비자격자	소화기구, 옥내소화전, 물분무, SP, CO_2, 하론, 분말, 동력소방펌프, 소방용수, 연결살수, 연결송수비
제2종소방설비자격자	자탐, 가스누설경보, 누전화재경보기, 화재속보기, 비경, 피난기구, 유도등, 유도표지, 배연, 비상콘센트, 무선통신설비

(자료: 이상구, 2007.)

나) 점검의 종류 및 내용

자체점검은 작동점검과 외관점검, 기능점검, 종합점검으로 구분되는데 작동점검의 경우 소방용설비 등에 설치된 비상전원(자가발전설비에 한함) 또는 동력소방펌프의 정상적인 작동을 확인하는 것으로 연 2회 실시하며 외관점검은 소방용설비 등의 헤드, 감지기, 가압송수장치, 배관 등 기기의 적정한 배치, 손상, 누수등 유무, 표시유무 기타 주로 외관에서 판별할 수 있는 사항을 확인한다. 외관점검은 연 2회 실시한다. 기능점검과 종합점검의 경우에는 소방용설비 등의 일부 또는 전부를 작동 또는 당해 소방용설비 등을 사용함에 따라 당해소방용설비 등의 일부 또는 종합적인 기능을 확인하는데 기능점검은 연 2회 실시하며 종합점검은 1년 1회 실시한다.

소방용설비와 점검종류에 따라 점검기간이 다르게 지정되어 있는데 ① 소화기구, 소방기관 통보용 화재탐지설비, 유도 등, 유도표지, 소방용수, 비상콘센트, 무선통신설비 등의 외관점검 및 기능점검은 6월, ② 동력소방펌프의 경우 작동점검, 외관점검 및 기능점검은 6월마다 종합점검은 1년마다 실시하며 ①과 ② 이외의 소방용설비 등의 경우는 외관점검 및 기능점검의 경우 6월, 종합점검은 1년이며

③ 비상전원의 경우 비상전원전용수전설비 또는 축전지 설비의 외관점검 및 기능점검은 6월, 종합점검은 1년이며 ④ 자가발전설비의 경우 작동점검, 외관점검 및 기능점검은 6월, 종합점검은 1년이다. ⑤ 배선의 종합점검은 1년마다 실시한다.

다) 정기점검 보고

정기점검 보고 방화대상물의 관리자는 방화대상물 점검 자격자에게 관리상 필요한 업무 등에 대해 점검시키고 그 결과를 특정방화대상물은 연 1회, 비 특정대상물은 3년마다 1회씩 소방서장에게 보고하도록 하고 있는데 이때 점검을 실시한 방화대상물이 기준에 적합한 때에는 점검완료 표시를 부착할 수 있다.

정기점검 보고대상은 수용인원이 300명 이상인 것, 특정용도 부분의 지하층 또는 3층 이상에 존재하는 것, 계단(옥외계단, 특별피난계단, 2002년 소방청 고시 7에서 정하는 부분을 지닌 계단을 제외함)이 하나인 것이다. 이때 정기점검보고의 특례를 인정하여 의무가 있는 방화 대상물 중 일정기간 이상 연속하여 소방법령을 준수하고 있는 것 등에 대해서는 방화대상물의 관리권자의 신청에 근거하여 소방서장이 실시하는 검사결과, 소방법령기준의 준수 상황이 우량한 것으로 인정되는 경우에는 점검 및 보고의 의무를 면제하고 있다.

〈그림 3-1〉 일본의 자체점검 체계

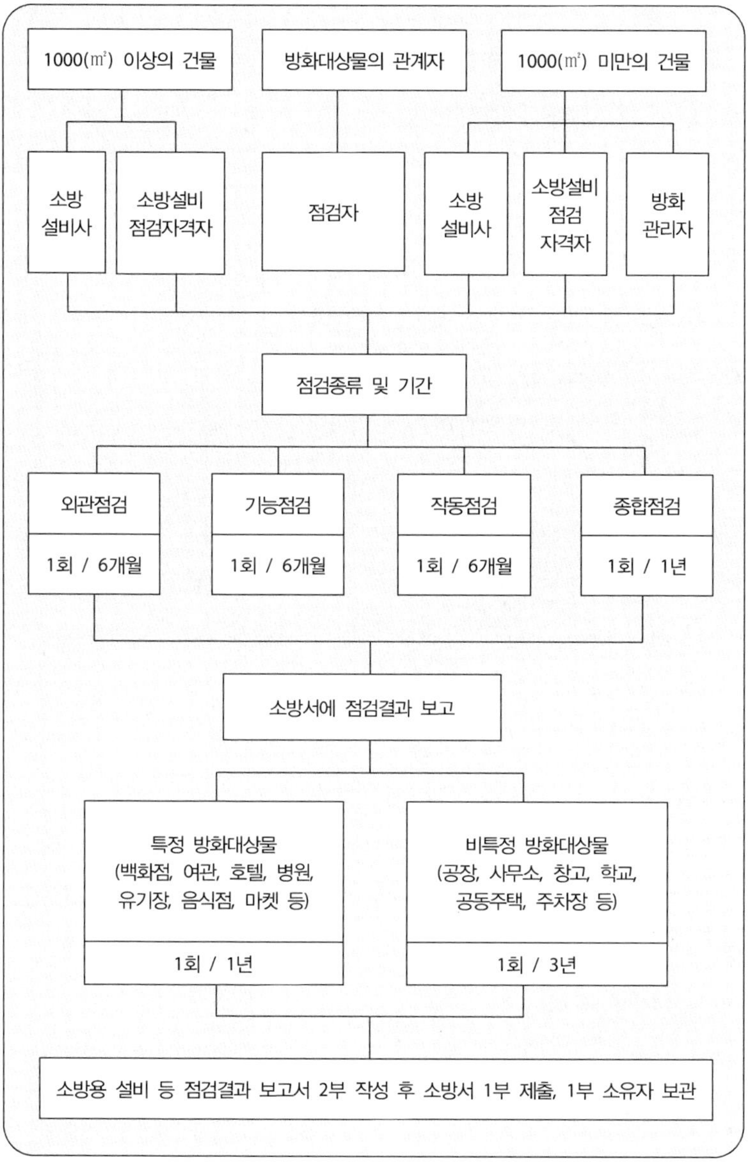

| 1000(㎡) 이상의 건물 | 방화대상물의 관계자 | 1000(㎡) 미만의 건물 |

소방
설비사 | 소방설비
점검자격자

점검자

소방
설비사 | 소방설비
점검
자격자 | 방화
관리자

점검종류 및 기간

| 외관점검 | 기능점검 | 작동점검 | 종합점검 |
| 1회 / 6개월 | 1회 / 6개월 | 1회 / 6개월 | 1회 / 1년 |

소방서에 점검결과 보고

| 특정 방화대상물
(백화점, 여관, 호텔, 병원,
유기장, 음식점, 마켓 등) | 비특정 방화대상물
(공장, 사무소, 창고, 학교,
공동주택, 주차장 등) |
| 1회 / 1년 | 1회 / 3년 |

소방용 설비 등 점검결과 보고서 2부 작성 후 소방서 1부 제출, 1부 소유자 보관

(자료 : 중앙소방학교, 2007.)

다. 기타 〈표시마크〉 제도

1980년 11월 20일에 발생했던 도치기현 천치프린스호텔 화재를 계기로 1981년부터 불특정 다수를 수용하는 방화대상물에 대하여 〈표시마크〉 제도를 실시하고 있다. 이는 다중이용시설 등이 방화기준에 적합한 경우 이를 표시하기 위한 제도이며 방화관리가 잘되지 않는 대상물에 대하여는 〈표시공시제도〉를 실시하고 있다. 이 제도는 인명안전이라는 관점에서 국민에 대해 방화대상물의 방화대책에 관한 정보를 제공하기 위해 실시되고 있다. 도쿄 소방청에서는 국가의 표시・공표제도를 답습하여 소화 1981년 6월에 운용기준을 정하고 동년 10월부터 표시마크교부를 시작하였다. 그 후 2002년 9월에 발생했던 신주쿠 가부끼조 화재를 계기로 개정된 소방법에 의해 조치명령을 발동한 경우 조치명령을 발한 소방기관의 공시가 의무화되었으며 2003년 10월 1일 이후에는 표시규정 일부를 변형하여 현재까지 운용되고 있다. 이 제도의 목적은 여관・호텔 등 불특정 다수를 수용하고 있는 방화대상물에 대하여 방화기준에 적합하다는 내용을 대상물에 표시하도록 함으로써 이용자나 주민에게 안전에 관한 정보를 공개하고 나아가 이용자의 안전을 확보하는 데 목적을 두고 있으며 방화대상물 관계자들의 방화에 대한 인식을 고양하고 방화관리업무 및 소방용설비 등의 설치・유지・관리의 적정화를 촉진하기 위해 실시되고 있다.

3. 영국의 소방검사제도

최초로 소방 제도를 근대화한 것은 영국이었다. 런던 대화재[65]를 겪은 후 전문 소방 제도와 단체가 부실했던 영국엔 여러 화재보험 회사들이 생겨났으며 이들은 자체적인 소방대를 조직하여 자사의 화재보험에 가입한 건물에 화재 사고가 발생하면 자사의 소방대를 파견하여 화재를 진압하는 사업을 행하였는데, 치열한 경쟁에서 소방관의 능률 향상을 위하여 일정 기준을 충족하는 이들만 고용하는 등 지원자의 능력을 시험하는 자격 시험 제도를 만들었으며, 소방관의 희생률을 낮추고 화재 진압을 더 빠르고 안전하게 진행하고자 수많은 소방 도구들이 개발되었다. 그러다 세월이 지나고 2차 세계 대전이 터지면서 나치 독일이 벌인 영국 본토 항공전으로 인해 영국 곳곳이 불바다에 휩싸였고 결국 영국 정부는 사기업에게 맡기던 소방 업무를 국가 차원에서 관리하기로 결정하고 사기업들의 소방 노하우를 흡수하여 업체마다 제각각이었던 규격들을 하나로 통합하여 최초의 근대적 소방서와 소방 제도를 설립한다. 이 당시 영국식 소방 제도가 현대 소방 제도의 근간이 된 것이다.

3.1 소방행정체계[66]

영국의 소방행정체계는 원칙적으로 자치소방제도를 바탕으로 하

---

65) 1666년 9월 2일 새벽 2시경 잉글랜드 왕국 런던 빵공장에서 발생한 화재로 런던의 4/5를 전소시켰다. 당시 인구 8만 명 중 7만 명이 집을 잃었다. 이 사건 이후 새로운 도시계획과, 석재 건축법이 생기고 유럽 최초로 소방조직과 소방차(마차), 화재보험 등이 만들어졌다.

66) '비교소방론', 중앙소방학교, 2010

고 있으나 소방행정에 관한 지침과 기준은 중앙정부에서 결정하는 방식을 택하고 있다.

중앙재난관리총괄조직은 내무부 시민안전비상대비실(CCS: Civil Contingencies Secretariatat The CabinetOffice)이다. 주요 기능으로는 대테러 및 재난복구 업무를 포함한 비상대비 업무를 수행하고 비상사태의 위기를 파악·대비하며 국제 최고 수준의 복구기능을 관장하고 있으며 소방은 사회지방정부부 산하 소방화재복구국에서 총괄한다. 소방행정에 대한 기준 책정, 기술지침 등에 대해서 소방기관에 정책지도 및 조언을 한다. 내무부장관은 소방에 대한 주요 정책의 결정권을 가지고 중앙소방자문위원회의 의견을 듣는다.

내무부 소방관련 조직

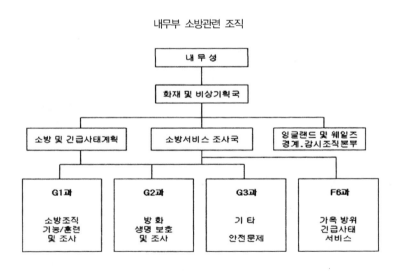

소방 및 긴급사태계획국은 소방활동의 필요한 소방조직과 기능, 그리고 훈련 및 조사활동을 하는데 조언을 하고, 또 소방행정의 효

율성 및 화재안전에 관련된 법령집행에 관한 조언을 하고 있다. 그리고 방화와 생명보호 및 조사에 관한 기획을 하고 안전문제에 대한 전반적인 기획을 한다.

소방서비스 조사국은 소방 및 재난에 관련된 모든 자료를 수집하고 이에 대한 각종 자료를 수집하여 향후 소방정책에 대한 방향을 제시하고 있다. 현재는 1971년 제정된 화재예방법[67]에 따라 소방행정기관에서는 긴급구조 및 구난 서비스에 대해 공식적으로 수행하는 소방업무로 분류하지 않고 있으며 주로 화재와 관련된 소방업무만 담당하고 있다. 그리고 영국 소방 행정의 최근 경향은 기초단체 소방체제에서 광역소방체제로 개편, 운영되어 가고 있다.

영국 소방행정의 특징을 요약하면 다음과 같다.

첫째, 내무부 소속 소방행정체계이다. 경찰업무와 함께 내무부 소속으로 운영되며 원칙적으로 소방업무가 지방자치단체의 소관이지만 대규모 재난의 경우 내무부의 지휘와 감독을 받는다.

둘째, 화재관련 소방업무만 취급한다. 즉 영국의 소방행정기관은 긴급구조업무 중 화재로 인한 인명구조만을 담당하며 그 외에 긴급구조업무는 공식적으로 수행하지 않는다. 다만 자동차 사고나 폭발물 사고 등 긴급한 상황이 발행할 경우에는 특별서비스로 분류하여 다루고 있다. 또한 구급업무 역시 보건부서에서 실행하고 있다. 셋째, 소방사무는 지방자치사무이다. 영국의 소방기관은 원칙적으로

---

67) 이 법은 화재안전자격증에 관련된 제반 사항을 정할 목적으로 제정된 법이나 이후 많은 사고가 있으면서 여러 차례 개정되었다. 2017년 런던 그렌펠 타워 아파트 화재로 140여 명의 사상자가 발생하자 2022년 5월 18일 다시 개정하여 2023년 1월 23일 시행하게 된 화재안전규정은 더욱 다방면으로 강화하였다.

화재의 예방과 진압을 기본임무로 하고 있기 때문에 소방사무를 자치업무로 분류하고 있으며 이에 대해 중앙정부는 주요 소방서비스 제공의 지침과 기준을 제시하며 중앙정부의 역할이 지방자치단체에 많은 영향을 미치고 있다.

지방정부의 소방체계는 1947년 제정된 소방법을 근거로 지방소방 조직으로 발전되어 왔다. 지방소방기관의 설치에 대한 근거는 지방정부법에 따라 결정되며 소방업무는 지방정부가 담당하고 있다. 따라서 지방정부의 소방기구는 하나로 통일된 조직체계가 없고 각 지방정부마다 지역 특성에 따라 다양한 소방체계를 가지고 있다. 일반적으로 소방수요가 많은 자치단체에서는 소방관서를 설치하고 소방수요가 작은 소규모 자치단체에서는 자율적인 의용소방대를 활용하여 재난 및 화재진압업무를 담당하고 있다.

영국은 잉글랜드, 스코틀랜드, 웨일스, 북아일랜드 네 지역으로 나뉘어져있는 '연합왕국'이다. 이 네 지역은 단순한 지방행정구획의 의미를 넘어 국가에 준하는 고도의 독립적 자치권을 가지므로 소방행정체계 역시 다르다. 따라서 획일적으로 설명할 수 없다. 본 장에서 간략하게 설명하면 다음과 같다.

잉글랜드와 웨일즈의 소방체계는 자치단체를 중심으로 한 자치소방체계이며, 스코틀랜드는 광역소방체계를 유지한다. 또한 영국의 내무성은 Englang와 Wales를 담당하고 Scottland는 다른 소방제도를 가지고 있다.

가. 잉글랜드 및 웨일즈

1947년 제정된 소방법에 따라 중앙소방조직을 내무부에 두고 내무부장관이 소방에 대한 모든 책임과 권한을 가진다. 소방조직으로는 소방감찰국, 소방·비상계획국, 소방대학등을 두고 있는데 소방·비상계획국에서 내무성장관에게 소방활동의 효율성 및 화재안전관련 법령집행에 관한 조언과 제안을 한다. 내무성장관은 주요한 소방정책 결정과 시행 시 중앙소방자문위원회(The Central Fire Brigades Advisory Council)[68]의 의견을 청취함을 원칙으로 한다. 이때 권고된 중앙소방자문위원회의 의견은 실제로 소방행정의 실무로 집행되고 있다. 소방검열위원회(The Inspectorate)는 전국의 소방서를 감사하고 소방법, 화재예방법 등의 법령준수 여부를 확인하고 소방에 관한 중요정책 및 문제점에 대해 장관과 중앙자문위원회에 조언하고 소방조직의 효율성을 도모하는 데 일조하고 있다.

나. 스코틀랜드 및 북아일랜드

스코틀랜드에서는 소방업무를 스코틀랜드부가 맡아 영국의 내무성과 같은 역할을 한다. 스코틀랜드에도 중앙자문회의와 소방감찰관이 스코틀랜드장관 자문역할과 지방소방기관의 감찰을 담당한다. 그리고 소방대원들의 교육을 위한 독자적인 소방훈련학교도 설치되어 있다.

---

68) 중앙소방자문위원회(The Central Fire Brigades Advisory Council)의 구성은 주연합회, 대도시 연합회, 소방서장 및 부서장 연합회, 소방간부전국연합회, 소방노동조합, 소방기술자협회, 환경부, 내무부에서 각각 1인과 왕립소방검열관, 특별히 임명된 자(현재는 런던소방과 민방위본부장)이다.

북아일랜드의 경우 화재진압과 관련된 업무를 북아일랜드부에서 담당하고 있다. 1984년 북아일랜드 소방규칙(Fire Services Oder 1984, Northern Ireland)에 따라 소방행정에 대한 효율적인 운영과 관련 법령을 집행하고 있으며 이에 대한 관리는 북아일랜드 환경부(Department of Environment for Northern Lreland)가 담당하고 있다.

3.2 주요 소방업무

소방행정의 주요 목적은 지역에 거주하고 있는 시민의 생명과 안전 및 재산을 화재로부터 보호하는 것이다. 잉글랜드와 웨일즈 소방의 주요 기능은 화재진압, 예방과 특수업무에 두고 있는데 특히 4가지에 초점을 두고 있다. 즉 소화활동, 건축물 화재안전 관련법령 수행 여부에 대한 감찰, 화재예방관련 교육 및 홍보활동, 교통사고 구조, 위험물 누수에 대응하는 특수임무 등으로 나누고 있다. 여기서 구급업무는 포함되지 않는다. 영국의 구급업무는 후생부소관이며 위험물 규제 역시 건강안전청이 담당한다.

가. 화재진압

소방기관은 긴급한 화재진압을 위하여 다양한 상황에 대처할 수 있도록 화재대응능력을 유지하고 동원체제를 갖추어야 한다. 화재진압에 필요한 소방인력의 배치는 '소방업무지침'에서 화재위험등급(CLass A~D)을 구분하고 이에 따라 규정되어 있다. 예를 들어 화재위험등급 A지역(대도시 밀집지역으로서 사점가, 사무실, 호텔, 극장, 영화관, 그리고 중요한 산업시설 등이 있는 지역으로써 화재발생시

대규모 인명 및 재산피해가 가능한 지역) 화재 시 소방차 2대가 5분 이내 도착하고 8분 이내 소방차 1대가 더 도착할 수 있도록 장비 배치를 권장하고 있다. D등급 지역의 경우 20분 이내에 소방차가 1대가 도착해야 한다.

잠시 런던소방을 살펴보기로 하자. 런던은 화재진압을 위한 방안으로 전략적 차원에서 지역에 근접한 소방서를 통합하여 동부, 서부, 남부의 지역별 본부를 설치하고 지휘하도록 하고 있으며, 특히 소방행정의 전략을 화재진압보다 예방적 차원에 집중하여 다음의 4단계 전략을 실행하고 있다. 먼저 1단계로 화재발생에 대한 예방조치, 2단계에서는 화재발생 시 인명피해 방지, 3단계는 화재현장에 신속히 도착해 안전하게 화재진압, 4단계에서는 발생한 화재에 대한 연구이다.

런던의 화재신고는 Lambeth에 있는 소방본부 통제소에서 접수(999)받고, 신고하면 자동으로 소방본부 컴퓨터와 연결, 출동명령을 받는다. 통제실에서는 런던시 주소와 지도가 전산화되어 있어 정확한 위치를 확인하고 어떤 지역에서 출동하는 것이 가장 바람직한지 판단하여 명령하게 된다. 이러한 명령은 컴퓨터를 통해서 이루어지며 여기서 근무하는 소방대원은 전문적인 직종으로 보직이동이 없이 정년까지 근무하게 된다.

나. 화재예방[69]

화재예방은 화재예방규정에 의한 법규준수를 강제하거나 규정을 지키도록 유도하고 더불어 조언이나 교육, 홍보와 보험회사에서 제

---

69) '소방대상물의 규모에 따른 방화관리 및 자체점검 내실화 방안 연구', 서울행정학회, 2010

공하는 금전적 이익에 의해서도 실현되고 있다. 화재예방과 관련된 규정들은 소방기관에 집행하는 '화재예방법' 외에도 각각의 개별법에서 다루고 있어 그 종류가 다양하고 복잡하다. 예를 들면 화재예방법, 주택법, 가정안전법, 야영지와 건물법, 아동법, 화재예방규칙 등이 있으며 그 내용도 상당히 중복되어 있는 경우가 많다.

여기서는 소방에서 다루고 있는 '화재예방법'에 대하여 간략히 설명하도록 한다. '화재예방법'상 다루고 있는 대상은 공장(공장법에서 정하는 것), 사무실, 상점, 철도관련 재산(사무실, 상점, 철도재산법에서 정하는 것) 등이 있다. 이러한 대상들의 대상자들은 소방기관에 '화재안전자격증' 발급을 신청할 수 있고 특별한 경우가 아니면 소방기관은 대상물에 대한 철저한 점검을 거친 후 검사기준에 이상이 없을 경우에 화재안전자격증을 발급한다. 소방기관이 발급하는 화재안전자격증의 주요 내용은 화재 시 피난수단, 연소방지시설 및 피난표지, 화재진압장비의 종류, 진압장비 수, 진압장비의 위치, 화재경보시설의 종류와 수·위치, 그 밖에 폭발물을 포함하는 위험물질의 존재 및 훈련계획등을 포함하고 있다.

각 소방서에는 화재안전자격증을 소유한 화재예방요원이 있고 화재안전자격증을 소유한 소방대원만이 소방시설이 필요한 산업, 상업, 공공건물 등에 대한 소방점검을 할 수 있다. 이러한 화재안전자격증을 획득하기 위해서는 중앙소방학교에서 일정한 교과과정을 수료함으로써 화재안전점검에 대한 자격요건을 갖추게 된다.

다. 특별업무

특별업무는 일반적인 업무가 아니라 화재 및 재난 발생 시 전문적인 지식을 갖추고 처리해야 하는 업무이다. 즉 특별업무는 배수 및 급수, 유출 및 누출, 옥내진입, 승강기구조, 안전조치, 동물구조, 위험상황대기, 조언제공, 인명구조와 해방, 범죄수사협조, 응급처치, 열차 및 항공기사고, 자살, 경기장사고 등을 처리하는 업무이다. 이러한 특수업무는 연평균 15만 건 정도로 무료로 제공하는 소방서비스나 특정인을 위한 출동인 경우 상황에 따라 동물구조 및 물제거등에 대한 요금을 청구하기도 한다. 이는 대다수를 대상으로 하는 공공업무라기보다는 특정 개인에 대한 소방활동으로 비용지불이 당연하다는 사회적 용인이 있다. 특정 개인을 위한 활동으로 대다수에 대한 소방출동에 제한을 줄 수 있다는 분위기도 한몫한다. 이러한 특수업무를 담당하는 소방공무원들은 일반적인 사항에서 특수영역에 이르기까지 아우르는 소방서비스를 제공하기 때문에 다른 소방공무원과 다르게 더 많은 교육과 훈련을 거치게 된다. 오늘날 사회적 변화와 초고층건물, 폭발물, 위험물질, 화학물질, 테러대비 등 특수업무에 해당하는 업무 증가로 인하여 폭발적인 수요에 직면하게 되었다.

3.3 화재안전관련 법규[70]

영국의 소방검사제도를 이해하기 위해서는 영국 내 화재예방에

---

70) '한국 소방점검제도의 효율화 방안', 이상환, 2002

대한 인식과 실천방안의 이해를 전제로 하여야 한다. 이를 이해하기 위해서는 영국의 화재관련 법규의 입법방향과 입법내용을 알아야 한다.

가. 입법의 기본방향

영국의 화재안전관련법규는 기본적으로 생명을 보호하기 위하여 만들어졌으며 재산에 대한 것은 아니다. 재산보호는 소방법에서 화재진압작전 중 손실경감을 해야 하는 의무 이외는 입법자의 관심 대상이 아니다. 예를 들면 건물의 신축, 증축시 건물법(The Building Act)에서 화재안전과 관련해서 고려하는 사항은 인명보호를 위한 피난수단, 연소저지관련사항이며 재산보호를 위한 것은 보험회사가 소방시설, 연소방지시설, 건물 붕괴방지 등과 관련된 추가사항을 요구한다. 다시 말하면 보험회사는 건물법이 대형공장, 창고, 빌딩 등에 적절하지 않다고 보아 손실방지위원회의 건물화재보호를 위한 설계지침(Loss Prevention Council Design Guide for the fire protection of building)에 의하여 설계하도록 요구하고 있다. 실제로 건물의 신축, 증축시 건축신청전에 보험회사와 먼저 상의하는 것이 일반적인 현상이다.

나. 화재 관련 입법의 발전

생명 안전을 다루는 대부분의 법이 생성되는 것들과 동일하게 화재안전 관련법도 반작용적 성격을 갖는다. 새로운 법은 오직 인명피해를 많이 낸 사고(재난) 후에 만들어져 왔다. 예를 들면 1956년 키

이리 공장화재로 8명이 죽자 공장법 1961 제정, 1960년 리버풀 백화점 화재로 11명이 죽자 사무실, 상점 등 안전관련법을 1963년에 제정, 1985년 브래드포드 축구장 화재로 58명이 죽자 스포츠장소의 화재안전과 안전에 관한 법 1971을 제정하였다. 현재 영국에는 화재예방법 1971이 근간을 이루고 있지만 여전히 소방안전에 관한 법규가 54개법이 분산 규정되어 있다. 따라서 하나의 법으로 통합하라는 압력이 있으나 실현되지 않고 있다. 영국의 입법 철학에 따라 위험평가를 적정하게 하여 전통적인 수동적 방법에서부터 새로운 화재방호시스템까지 법적 강제는 계속되겠지만 사용자의 편리에 따라 자기 책임하에 화재안전관리를 하라는 것이다. 그러나 미래의 화재안전법은 단일 화재안전법으로 통합하고 소방기관의 화재예방의무를 더 높이는 방향으로 진행될 것으로 예측된다.

다. 소방법(Fire Service Act)

소방법상 소방기관의 의무는 크게 두 가지이다. 첫째, 화재예방, 연소저지 및 화재 시 피난수단과 관련하여 대상물의 점유자나 소유자에게 상담하고 조언해 주고 둘째, 화재발생 시 재산피해를 경감하는 것이다. 화재예방업무를 수행하기 위하여 모든 소방관서에서는 한 명 이상의 화재안전담당관을 두도록 하고 있으며71) 언제든지 개인재산에 출입하여 소방용수가 화재진압에 적합한지, 건물과 재산의 배치 등에 친숙해져 화재진압시 용이하도록 조사할 권한을 가진다.

---

71) 대상물의 관계자는 화재안전담당관에게서 화재예방과 관련된 정보와 조언을 구한다.

라. 화재예방법(Fire Prescaution Act, 1971)

화재예방법은 화재안전증에 관련된 제반 사항을 정할 목적으로 제정되었다. 화재예방법의 주요 특징으로는 첫째, 내무부장관은 화재안전증이 필요한 대상물에 대하여 화재안전증을 획득하도록 강제할 수 있다. 둘째, 내무부장관은 치료 및 보호시설, 숙박시설, 오락관련시설, 교습 및 연구시설, 다중이용장소, 작업장 등에 대하여 화재안전증을 받도록 지정할 수 있다. 화재예방법은 그동안 여러 차례 개정되어 왔으나 지난 2017년 6월 14일 72명의 사망자를 낸 그렌펠 타워화재 참사를 계기로 최근 개정하여 2023년 1월 23일부터 시행하도록 하였는데 건축물 화재 안전에 대한 소유주 및 관리책임자의 의무를 대폭 강화하고, 건축물의 높이와 특성에 따라 조치사항 등을 세분화 한 것이 주요 골자이다. 구체적으로 살펴보면 먼저 건축물의 높이와 관계없이 공용 공간을 갖춘 2개 이상의 부지로 구성된 거주 건물은 기본적으로 ▲예방 우선순위 선정을 위한 화재 위험성 평가 ▲거주자를 위한 소방안전 지침 및 정보 제공 ▲방화문에 대한 지침 및 정보 제공 등을 실시해야 한다. 또한 높이 11m 이상 17.9m 이하의 건축물에선 이러한 세 가지 조치에 더해 방화문에 대한 분기별 안전점검이 의무화된다. 끝으로 최소 18m(또는 7층 이상) 이상의 고층 건축물의 경우엔 앞서 명시된 조치사항은 기본으로, 크게 5가지 추가적인 의무가 부여된다.

세부적으로는 ▲보안 정보함(관리책임자의 연락처 및 세부 정보 등 포함) 설치 및 유지 ▲외벽 시스템(건축 사용 재료·설계 기록, 이에 따른 화재 위험 수준과 완화 조치 정보 등) 유지·관리 ▲건물

설계도(건물 내 소방장비 위치 및 현황 등) 구비 ▲승강기 및 주요 소방장비의 유지 및 관리(월별 점검 및 고장 시 지역 소방서에 즉시 보고 등) ▲길찾기 안내 표지 설치 및 유지 관리 등이다.

건축물 소유자와 관리책임자가 이러한 규칙을 위반해 거주자 또는 건축물을 방문한 이들이 화재로 사망하거나 심각한 부상을 입은 경우엔 최대 무제한의 벌금 및 최대 2년형의 징역형을 받을 수 있다.

3.4 소방검사제도

지금까지 영국의 소방행정체계와 화재안전관련법규의 입법과정, 입법내용들을 살펴보았다. 사실 이 안에 영국의 소방검사제도의 취지와 내용이 함축되어 있다 할 것이다. 이를 다시 정리해 보면 다음과 같다.

> 영국은 화재예방에 대한 일차적인 책임은 건축물의 화재안전책임자 즉 대상물의 관계자(소유자, 점유자, 관계자)이다. 화재안전책임자는 화재위험성을 감소시키고 화재에 대응할 수 있는 적절한 화재예방대책을 가지고 있어야 한다. 그 일환으로 건축물의 화재위험성평가 실시 의무와 화재안전증 사본을 대상물에 부착할 의무, 화재안전증의 요구사항을 이행할 책임을 가진다. 건물구조, 난방방법 등의 변화가 있으면 반드시 소방기관에 신고하고 화재안전증을 재발급 받아야 한다. 대상물의 관계자가 화재예방에 관한 적절한 조치를 취하지 못하면 소방기관은 방법을 정하여 개선통지를 하고 그 이후에도 여전히 화재로부터 인명피해가 발생할 우려가 있을 경우 재산 사용 금지나 제한을 법원을 거치지 않고 명령할 수 있다. 소방검사자의 권한[72]은 소방기관은 화재예방법을

---

72) '소방대상물의 규모에 따른 방화관리 및 자체점검 내실화 방안 연구', 서울행정학회, 2010

강제할 의무가 있고 이러한 의무이행을 위해 화재안전담당관을 임명해야 한다. 소방기관은 화재안전증을 필요로 하는 대상물에 대하여 점검해야 할 의무가 있고 면제대상에 대하여는 점검의무가 없다. 소방검사자는 화재안전증 대상이거나 아니거나를 불문하고 대상물에 출입하여 점검, 질문 등을 할 수 있는 권한을 가진다. 대상물의 관계자는 이에 응해야 하고 불응 시 법에 의해 처벌된다.

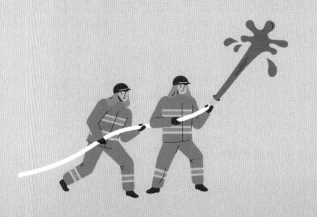

제4편

소방시설 점검 실무

제1장

화재와 소방시설

1. 화재의 정의

화재의 정의는 각 나라마다 조금씩 정의하는 바가 다르고 우리나라 안에서도 각 법률마다 다소의 차이가 있다. 미국NFPA921에 의하면 화재는 다양한 강도의 빛과 열을 발생시키는 급격한 산화과정이라고 하고 있으며 우리나라에서는 형법상 화재는 불을 놓아 동산, 부동산 등 재물을 소훼하는 것으로 정의하고 있고 방화나 실화의 정의는 따로 두고 있다. 민법에서는 고의 또는 과실로 인한 위법행위로 타인에게 손해를 가한 자는 그 손해를 배상할 책임이 있다고 하고 있다. 그러나 화재에 대한 공식적인 정의는 소방청에서 운영하고 있는 <화재조사 및 보고규정>의 정의라 할 수 있다. 이에 따르면 "화재란 사람의 의도에 반하거나 고의에 의해 발생하는 연소현상으로서 소화설비 등을 사용하여 소화할 필요가 있거나 또는 사람의 의도에 반하여 발생하거나 확대된 화학적인 폭발현상"이라고 한다.

2. 화재의 분류 및 특성

2.1 국내·외 화재의 분류

종 류	국 내	미국방화협회(NFPA 10)	국제표준화기구(ISO 7165)
A급재	나무, 옷, 종이, 고무 등의 **일반가연물화재**	나무, 옷, 종이, 고무 등의 일반가연물	연소시 불꽃을 발생시키는 유기물질, 고체물질 화재
B급화재	인화성액체, 가스 등의 **유류화재**	인화성액체, 가스 등의 유류화제	액체 또는 액화하는 고체로 인한 화재
C급화재	통전중인 전기 등에서 발생한 **전기화재**	통전중인 전기 등에서 발생한 화재	가스로 인한 화재
D급화재	미분류	Mg, Na, K 등의 **금속성 화재**	금속으로 인한 화재
K급화재	미분류	가연성 튀김기름을 포함한 **조리기름으로 인한 화재**	가연성 튀김기름을 포함한 조리로 인한 화재

(자료 : 중앙소방학교 2018)

※ 외국의 화재분류 특이성

1) 국제표준화기구(ISO 7165)에서는 가스화재를 C급화재로 분류하고 있으며, 미국방화협회(NFPA 10)에서는 Mg, Na, K 등의 금속성 물질은 연소 시 폭발성질을 가지므로 금속화재로 분류하고 있다.

2) 가연성 튀김기름을 포함한 식용유 등은 화재양상과 소화방법이 일반가연물과는 다르기 때문에 K급 화재로 구분하고 있다. 식용유[73]는 발화온도가 288℃∼385℃로서 발화점과 인화점의 차이가 작아서 유면상의 화염을 제거하여도 기름의 온도가 발

---

73) 식용유(대두유)는 4류 위험물 4석유류로서 인화점은 보통 200℃ - 300℃이다.

화점 이상이기 때문에 쉽게 재발화 가능성이 있다. 따라서 분말소화약제 중에서도 비누화 효과가 있는 1종 소화분말약제 (NaHCO3)만이 화재에 적응성이 있다.

2.2 화재 종류별 특성

화재는 A급에서부터 K급에 이르기까지 화재의 성상이나 형태 등 특성을 고려하여 아래와 같이 분류하고 있으며, 일반인도 쉽게 이해하도록 문자와 색깔로 표시하고 있다.

- 일반화재 : 타고나서 재가 남는 화재 - A(보통화재용)
- 유류화재 : 타고나서 재가 남지 않는 화재 - B(유류화재용)
- 전기화재 : 전기 시설에서의 화재 - C(전기화재용)

3. 연소와 소화원리

3.1 연소의 4요소

연소란 빛과 발열을 동반한 급격한 산화반응이라 하는데 이를 위해서는 연소의 4요소가 있어야 유지될 수 있다. 즉 가연물, 산소공급원(산소), 점화원(열원, 활성화에너지), 연쇄반응이다.

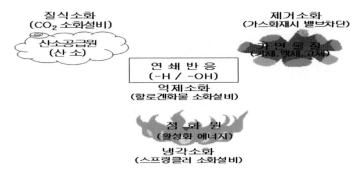

〈그림 4-1〉 연소의 4요소 및 소화원리

1) 가연물

가연성 물질 중 산화되기 쉬운 물질을 말한다. 즉 물질이 산화되기 쉽다는 것은 연소하기 쉽다는 것으로 가연물이 되기 위한 조건은 첫째, 산소와 친화력이 클 것 둘째, 발열량이 클 것 셋째, 표면적이 넓을 것 넷째, 열전도도가 작을 것 다섯째, 활성화에너지가 적을 것 여섯째, 연쇄반응을 일으킬 것 일곱째, 활성이 강할 것이다. 가연물은 금속, 비금속, 유기화합물 등이 거의 이에 속한다. 어떤 물질은 가연물이 될 수 없는데 이는 산화반응이 완전히 끝난 물질이거나 질소 또는 질소산화물(흡열반응이기 때문)이거나 주기율표상 18족[74] (불활성 가스)원소인 경우 등이다.

2) 산소원

보통의 연소는 공기 중의 산소에 의존한다. 공기의 조성을 보면

---

74) 주기율표상 18족 원소에 해당되는 것은 헬륨(He), 네온(Ne), 아르곤(Ar), 크립톤(Kr), 크세논 (Xe), 라돈(Rn) 등이 있다.

질소가 78%, 산소가 21% 정도 있으며, 기타 아르곤, 질소 등으로 구성되어 있다. 그러나 반드시 공기 중의 산소에 의하지 않고 산화제가 산소 공급체의 역할을 하는 경우도 있다.

3) 점화 에너지

반응계에 필요한 활성화 에너지로서 그 형태는 열적, 기계적, 전기적 에너지로 구분할 수 있으며, 그 에너지의 강도를 온도로 표시한다. 점화에너지는 나화, 고온표면, 단열압축, 전기불꽃, 정전기, 충격, 마찰, 전기장 등 다양하며, 실험에 의하면 최소점화에너지는 0.25mJ 정도이다.

4) 연쇄반응

연소의 3요소에 의해 연소는 시작되지만 연소를 계속하기 위해서는 계속해서 분자가 활성화되고 연속적으로 산화반응을 계속함에 의해 진행한다. 이 연쇄반응을 추가하여 연소의 4요소라고 말한다.

3.2 소화원리

연소가 지속되기 위해서는 반드시 3가지 요소가 필요하다. 따라서 연소의 3요소에 근거하여 소화의 요소를 도출할 수 있다. 즉 연소 3요소에 필요한 각 요소들을 제어하면 소화가 가능한 것이다. 산소, 열에너지, 가연물의 동시공존 조건을 만들지 않는 것이다.

1) 제거소화

제거소화는 연소의 3요소 중 가연물을 제거하여 소화하는 것으로서, 예를 들면 아파트 주방 가스렌지 화재 시 가스 공급밸브를 폐쇄하거나 유전화재 시 폭발물을 이용한 폭풍으로 산소공급을 일시 차단하여 소화하는 경우 또는 위험물 저장탱크 화재 시 유류를 다른 저장장소로 옮겨 소화하는 경우, 산림화재 시 벌목 또는 지표에 있는 가연물을 제거하여 방화선을 구축함으로써 소화하는 경우 등이 해당된다.

2) 냉각소화

냉각소화는 연소중의 가연물에 물을 주수하여 열방출율을 낮추거나, 주위에 물을 뿌려 화재실 전체의 온도를 낮춤으로써 연소가 지속되지 못하게 하는 소화방법이다. 즉 가연물이나 주위의 온도를 냉각시킴으로써 소화하는 경우이며, 일반적인 가연물에 가장 효과적인 방법이다. 주수되는 물은 형상에 따라 다양한 형태의 소화능력을 가지며, 미세한 물방울일수록 표면적이 커서 많은 열을 흡수하기 때문에 냉각효과가 크며, 물방울이 크고 운동에너지가 클수록 침투력이 높아져 대형화재에 적합하다. 그러나 전기화재는 절연성이 확보되지 않아 적응성이 없으며, 유류화재에도 적당하지 않다.

┌───┐
│ 🚒 물의 냉각소화 효과는 ?
└───

o 물 1g을 1℃ 높이는 데는 1cal의 열량이 필요하다. 즉 물의 비열은 1cal/g・℃이다.
o 100℃의 물을 100℃의 수증기로 증발시키는데 필요한 증발열은 539(cal/g)가 필요
  하다.
  예) 20℃의 물 1리터가 100℃의 수증기로 변하는데 필요한 열량은?
  ⇒ 1000g×1(cal/g)×(100-20)+539(cal/g)×1000g = 619,000cal = 619kcal 흡수

3) 질식소화

기체에 있어서 같은 상태의 같은 부피 내에는 항상 동수의 분자가
존재하므로 외부에서 공기 내로 다른 기체가 주입되면 산소 농도가
떨어진다. 산소를 어느 정도 희석해야 소화가 되는지에 대하여는 연
료마다 다르나 탄화수소의 기체는 보통 15% 이하가 되면 연소하기
어렵다. 따라서 질식소화는 보통 밀폐공간의 소화에 효과적이며, 이
산화탄소, 불연성가스 등을 소화약제로 사용하며 물도 질식소화의
효과가 있다.

┌───┐
│ 🚒 물의 질식소화 효과는 ?
└───

o 물은 1g/1㎤의 값을 갖는다. 물의 화학식은 H2O로서 질량은 1몰에 18g이며, 이때
  의 부피는 22.4ℓ이다. 따라서 $\frac{1g}{18g}$ = 0.055mol이며, 이때의 부피는 0.055 × 22.4 =
  1.244ℓ = 1,244㎤이다. 1,244㎤ × (373/273) = 1700㎤ 즉, 물 1g이 100% 수증기로
  증발하였을 때 체적은 약 1700배가 된다.

4) 부촉매 소화(억제소화)

물질의 반응에는 많은 영향인자가 있으며, 일정 조건에서 제3의 물질을 투입하면 반응속도가 빨라지거나 느려지는 경우가 있다. 이 때 영향을 미치는 제3의 물질을 촉매라 한다. 촉매에는 반응을 활성화 하는 정촉매와 방해하는 부촉매로 구분되며, 소화에는 연소를 저지하는 부촉매를 사용한다. 소화약제에 사용하는 부촉매 물질로는 반응성이 강한 7족 원소가 포함된 약제를 주로 사용하는데 이를 할로겐화합물이라 하며, 염소(Cl), 플루오르(F), 브롬(Br) 등이 있다. 일반적인 화학소화는 연쇄반응을 억제하면서 동시에 냉각, 희석, 연료 제거 등의 작용을 한다.

4. 소방시설의 종류

4.1 소방시설의 개요

소방시설의 종류에는 크게 5가지로 분류되는데 화재발생에서부터 소화에 이르기까지 과정을 연상하면 쉽게 이해할 수 있다. 먼저 화재가 발생하게 되면 화재발생에 대한 인지가 소방서 및 화재장소에 있는 사람들에게 가장 우선적으로 이루어져야 하며 이를 인지한 사람은 다른 사람들에게 널리 알려 사태의 심각성과 피난할 수 있는 행동을 취하도록 하여야 한다(경보단계). 또한 화재 규모를 판단하여 스스로 진압이 가능할 경우 소화기 또는 옥내소화전 등을 이용하여 진압을 시도해볼 수 있으며(초기 소화단계), 화재가 발생한 장소로부터 안전한 곳으로 피난하여 인명피해가 발생하지 않도록 하고 (피난단계), 소방대가 화재현장에 도착하였을 때 화재장소에 설치된 소방시설을 이용하여 조기에 화재가 진압될 수 있어야 한다(본격 소방활동단계). 초기 소방시설이나 소방관이 사용하는 소방활동설비가 잘 작동되기 위해서는 소화용수가 충분히 갖추어 있어야 한다.(소방용수 이용단계)

화재 발생 시 일반적 조치사항
① 경보(사람 또는 기계/전기설비에 의한 화재사실 전파)
② 소화(화재를 발견한 사람은 인근에 있는 소화기구를 활용하여 소화)
③ 피난(소화와 동시에 피난을 하며, 소화 불가능시 최후의 수단은 피난)
④ 소화활동설비(일정시간 경과 후 소방대가 도착할 것이며, 이때는 소방관에 의한 제연설비, 연결송수관 등 소화활동설비가 필요함)
⑤ 소화용수설비(소방차에 확보된 수원의 양은 제한되어 있으므로 일정 지역이나 건축물마다 장시간 소화활동에 필요한 소방용수 필요함)

4.2 소방시설의 종류

1) 경보설비 : 화재 사실을 알리는 설비
   - 비상경보설비, 자동화재탐지설비, 자동화재속보설비, 비상방송설비, 시각경보기 등
2) 소화설비 : 화재를 진압하는 설비
   - 수(水)계소화설비 - 옥내소화전, 스프링클러설비, 물분무소화설비, 포소화설비 등
   - 가스계소화설비- 하론, 이산화탄소, 청정소화약제 소화설비 등
3) 피난구조설비 : 건물축 내에서 피난을 위한 설비

- 구조대, 완강기, 피난교, 피난트랩, 미끄럼대, 다수인 피난장비 등
4) 소화활동설비 : 화재 확대 이후 소방관의 소화활동에 필요한 설비
  - 연결송수관설비, 제연설비, 무선통신보조설비, 비상콘센트설비, 연결살수설비 등
5) 소화용수설비 : 대부분 화재현장에서 부족한 수원을 확보하기 위한 설비
  - 소화수조, 소화전 등

제2장

소방시설별 특성 및 점검요령

제1절 소화기구

소화기구는 물과 그 밖의 소화약제를 사용하여 화재가 발생된 장소의 관계인이 수동으로 조작하여 소화하거나 자동으로 작동되어 소화하는 기계, 기구로서 소화기와 자동소화장치가 있다. 소화기는 소화약제에 따라 물소화기, 강화액소화기, 포소화기, 이산화탄소소화기, 할로겐화합물소화기, 분말소화기로 구분하며 자동소화장치는 주거용 주방자동소화장치와 자동확산소화기가 있다.

1. 소화기구의 종류 및 특성

1) 분말소화기

분말소화기는 가장 대중화된 소화기로써 건조한 분말을 방습제 및 분산제에 의해 처리하여 방습성과 유동성을 부여하여 소화기능을 향상시킨 것으로 소화약제의 특성에 따라 제1종, 제2종, 제3종, 제4종으로 분류할 수 있으며, 제1종과 제2종은 유류화재(B급)와 전기화재(C급)에만 적응성이 있고, 제3종 분말소화기는 A · B · C급 모두 적응성이 있어 소방대상물에 가장 많이 설치되고 있다.

종별	주성분	적응성	소화효과
제1종분말소화기	탄산수소나트륨	전기, 유류화재	질식, 냉각, 희석, 부촉매작용 비누화작용[75], Knock Down 효과[76]
제2종분말소화기	탄산수소칼륨	전기, 유류화재	1종 소화약제와 동일 (비누화현상은 없고 1종보다 소화효과는 2배 크다)
제3종분말소화기	제1인산암모늄	전기, 유류, 일반화재 등 다양하게적용	질식, 냉각, 희석, 부촉매작용, 방진, 탄화탈수[77], Knock Down 효과
제4종분말소화기	탄산수소칼륨과 효소와의 반응물	전기, 유류화재	질식, 희석, 부촉매작용, Knock Down효과

2) 하론소화기

할로겐화합물을 용기에 충약한 것으로 부촉매, 질식, 냉각에 의한 소화효과를 기대할 수 있다.

하론 1301의 경우는 자체증기압으로 방사 가능하기 때문에 가압가스를 별도로 충약하지 않으며, 기타 하론 소화기는 가압용가스(질

---

75) 비누화작용: 소화약제 방사시 금속비누를 만들고 이 비누가 거품을 생성하여 질식효과를 갖는다. 따라서 1종 분말약제는 식용유 화재에 적응성이 있다.

76) Knock Down효과: 분말이 불꽃과 연소물질을 입체적으로 포위하여 부촉매 작용에 의해 연소의 연쇄반응을 중단시켜 순식간에 불꽃을 사그라지게 하는 작용

77) 질식, 냉각, 희석, 부촉매작용, 방진, 탄화탈수 : 제3종분말소화기는 열분해시 생성되는 불연성 가스(NH_3, H_2O)에 의한 질식효과와 흡열반응에 의한 냉각효과, 유리된 NH_4^+와 분말 표면의 흡착에 의한 부촉매 효과, 반응과정에서 생성된 올소인산(H_3PO_4)에 의한 섬유소의 탈수 및 탄화효과 및 생성된 메타인산(HPO_3)에 의한 방진효과가 있다.

소)를 혼합하기도 하기도 한다. 보통 차량용 간이소화용구(하론 1211)나 일반 소형소화기로 생산되고 있다. 하론소화기는 전기, 유류, 일반화재에 사용되는 반면 오존층 파괴 및 지구온난화에 영향을 미치기도 한다. 또한 하론 소화기 방사시 실내 또는 화염의 온도가 500℃ 이상일 경우 HF, HCl, HBr 등 유해가스 발생하기 쉽기 때문에 지하층, 무창층, 밀폐된 거실 등에 비치하는 것을 제한하고 있다. 단, 하론 1301은 비점이 낮아 순간증발로 위험성이 낮기 때문에 지하층에 설치 가능하다.

3) 이산화탄소 소화기

이산화탄소(탄산가스, CO_2)를 소화약제로 사용하는 소화기를 말한다. 이산화탄소를 저온에서 액화시켜 고압용기에 충약하기 때문에 소화약제 스스로 가압원이 되어 방사되는 형태이다. 따라서 이산화탄소 소화기를 자기증기압식소화기라고도 하며, 축압식 소화기의 형태이나 고압용기 특성상 압력계가 설치되지 않는 것이 특징이다. 이산화탄소소화기의 소화효과는 질식소화와 냉각소화인데 질식소화는 공기 중에는 79% 정도의 N2와 21% 정도의 O2가 있으며, 산소의 농도가 약 15% 정도로 낮아지면 질식소화가 된다. 이산화탄소 농도 계산은

○ CO_2의 농도(%) $= \dfrac{\text{방사된} CO_2 \text{의양}}{\text{공기량(실부피)} + \text{방사된} CO_2 \text{의양}} \times 100$가 된다.

이산화탄소 소화기의 적응성은 유류화재와 전기화재로 상온에서 급격히 기화하여 공기 중에 흩어지므로 일반화재에는 적응성이 없으며, 밀폐된 공간에서 충분한 농도로 Soaking time(최소 10분) 이상으로 농도 유지해야만 소화가 가능하다.

4) 주방용자동소화장치

주방용자동소화장치는 아파트의 각 세대별 주방 및 오피스텔의 각실 별 주방에 설치하며, 가스가 누설될 경우에는 누설가스를 탐지하여 자동경보를 하고, 수신반에 가스누설표시등을 점등하며, 가스밸브를 자동으로 차단할 수 있도록 되어 있다.

화재가 발생하면 화재의 열을 감지하여 가스밸브를 차단하고 소화약제를 자동방출하여 소화한다. 그러나 가스만 누설될 경우에는 경보와 차단밸브를 작동시키나 소화약제는 방출되지 않는다. 주방용자동소화장치의 소화약제 방출구, 감지부, 가스차단장치, 탐지부, 수신부, 소화용기로 구성되어 있으며 구성원리는 아래 <그림 4-2>와 같다.

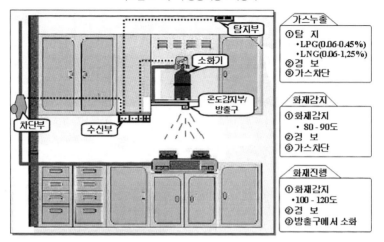

〈그림 4-2〉 주방용자동소화장치

5) 자동확산소화장치

소량의 소화약제와 가압가스를 작은 항아리 모양의 용기에 충약하고, 소화기 방출구가 화재의 열에 의해 용융되어 개방되는 구조로 되어 있다. 음식점의 주방과 보일러실의 상단부 등에 설치하며, 용도와 면적에 따라 산정된 분말소화기외 자동확산소화장치를 추가로 설치하여야 한다. 자동확산소화장치 구조는 축압식 분말소화기와 같으나 외형은 다르다. 작동원리는 용융금속으로된 감지부가 약 72℃ 정도의 화열에 의하여 자동 개방되어 약제를 방사하는 구조이며 이때 경보가 이루어진다. 자동확산소화장치는 화재 시 초기진화를 목적으로 하고 있으므로 화기 상부에 적정한 개수를 설치하여 효과가 극대화될 수 있도록 하여야 한다.

2. 소화기구별 점검 방법

1) 소화기구의 점검에 따른 공통사항

(1) 점검 절차
- 소방대상물에 대한 소화기구 각 층별 설치개수 파악
- 적응성 확인
- 설치 제한 확인
- 보행거리 확인

(2) 점검 방법
- 설치 높이가 1.5m 이하이고, 보기 쉬운 곳에 비치되어 있는지 확인한다.
- 부식되거나 파손된 부분이 없어야 하고 안전핀이 적정하게 꽂혀 있어야 한다.
- 한 곳에 모아 놓지는 않았는지 확인하고, 보행거리에 맞게 분산 배치한다.
- 검정된 제품인지 라벨을 보고 확인한다.

2) 소화기구별 세부점검 방법

(1) 분말소화기(축압식) 점검
약제의 중량은 가압식 동일하게 측정하며, 방출가스는 소화기에 설치되어 있는 압력계를 보고 확인한다. 이때의 압력계 지시침이 녹색범위($7kg/cm^2 \sim 9.8kg/cm^2$)를 지시하면 정상이고 황색이나 적색 부분

을 지시하면 압력미달이나 과충전을 의미하므로 가스압을 교정하여
야 한다.

〈그림 4-3〉 축압식 분말소화기 점검

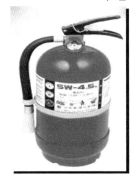

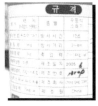

❖ 설치기준
❖ 외관상태
❖ 약제상태
❖ 중 량
❖ 압력계
❖ 점검일자
❖ 적 응 성

(2) 하론 및 이산화탄소 소화기 점검

이산화탄소 및 하론소화기는 자체증기압에 의해서 소화약제가 방
출되므로 용기와 약제의 총중량을 측정하여 확인한다. 다만 하론소
화기 중 1301을 제외한 것은 압력계가 설치되어 있으므로 압력계를
보고 방출압을 확인한다.

〈그림 4-4〉 하론 · 이산화탄소 소화기 점검

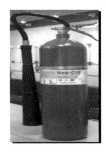
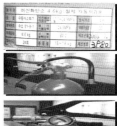

❖ 외관점검
❖ 중량 확인
❖ 압력계 확인
 ─ 하론 1211, 2402
❖ 방사시험 가능
❖ 적응성 확인
❖ 비치장소 등

(3) 주방용자동소화장치 점검

① 외관점검

- 소화용기는 축압식과 동일하다. 즉 압력계를 보고 확인한다.
- 각 구성요소(감지부, 탐지부, 가스누설차단장치, 수신부, 방출구)는 적절하게 설치되어 있고, 배관이나 배선은 접속상태가 양호한지 확인한다.
- 수신부에는 전원표시등만 점등되어 있어야 하며, 가스누설표시등과 화재표시등이 점등되어 있으면 그 부분에 설비가 작동된 것이므로 이상 유무를 확인하여 복구해야 하며, 오동작에 의한 것일 경우 수리하거나 교체를 해야 한다.

② 기능점검

- 가스누설경보기에 가연성 가스를 주입하면 수신부에서 가스누설표시등이 점등되고 '삐삐' 음을 내는 부저가 울린다. 동시에 가스누설차단장치가 작동되어 가스밸브를 자동 폐쇄한다. 이와 같은 동작이 제대로 되는지 확인한다.
- 가스누설차단장치는 가스누설탐지와 화재감지에 의해 자동폐쇄되지만 수동으로 개폐 가능하다. 자체에 수동으로 개폐할 수 있으며 수신부에서 수동 개폐 가능하므로 확인하여 본다.

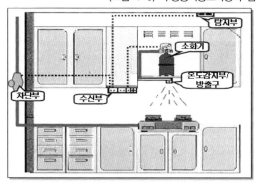

〈그림 4-5〉 주방용자동소화장치 점검

❖ 전 원
　－ 교류전원
　－ 예비전원(축전지)
❖ 소화기 : 압력계
❖ 가스 누설 시험
　－ 경 보
　－ 가스밸브 차단
❖ 방사시험 불가

(4) 자동확산소화장치 점검

설치되는 곳이 음식점의 주방 가스렌지 상단부와 보일러실의 보일러 상단부 등이다. 대부분 축압식 형태로 압력계가 부착되어 있으므로 압력계를 확인하고, 압력 미달시는 자동 경보가 울리므로 경보 발생 시 소화기의 이상 유무를 확인해야 한다.

또한 자동확산소화장치는 화재안전기준상 명확한 위치가 규정되어 있지 않고 바닥면적에 따른 설치개수만 명시되어 있어 화기 위치와 상관없이 설치하는 경우가 많다. 따라서 자동확산소화장치는 화기의 상단에 부착되어야만 화재 시 초기 소화의 효과가 있으므로 반드시 화기 상단의 적절한 부분에 부착되어 있는가를 확인하여야 한다.

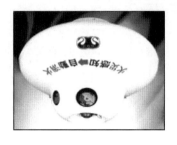

〈그림 4-6〉 자동확산소화장치 점검

❖ 설치 위치

 - 가스렌지 또는 화기 상부

❖ 압력계 확인 : 축압식과 동일

❖ 압력미달 경보 시험

 - 건전지 확인

❖ 소화약제 분출구 확인

제2절 수(水)계 소화설비

수(水)계소화설비는 화재를 진압하는 주요한 물질이 물로서 물을 이용한 냉각작용이 화재진압의 주요한 모티브가 된다. 그러나 꼭 냉각작용뿐만 아니라 수증기를 통하여 가연물과 산소의 접촉을 차단하여 질식효과가 발생하여 화재가 진압되기도 한다. 즉 수계소화설비는 냉각작용이 주요한 역할을 하며 부수적으로 질식효과도 발생한다. 수계소화설비는 옥내·외소화전, 스프링클러, 물분무소화설비, 포소화설비가 있으며 그 원리가 유사하므로 수계소화설비의 점검방법에 대하여는 옥내소화전설비, 스프링클러소화설비, 포소화설비만을 설명하도록 한다.

1. 옥내·외소화전 소화설비의 특징 및 점검요령

1) 옥내소화전 설비

(1) 개요

초기 소화를 목적으로 소방대상물의 옥내에 설치하는 소화설비로서 소화기 등으로 소화가 가능한 단계를 넘어 연소범위가 넓어지는 화재에 대하여 소방대가 도착할 때까지 건물 내의 거주자 또는 근무자 등 자위소방대가 소방호스와 노즐을 이용하여 대량 주수하기 위한 소화설비로서 수원량과 비상전원은 보통 20분 이상으로 하고 있다.

(2) 옥내소화전설비의 구성

옥내소화전설비의 주요구성요소는 수원, 가압송수장치, 흡입측배관 및 밸브류, 전동기, 기동용수압개폐장치, 펌프성능시험배관, 배관, 옥외송수구, 소화전함, 방수구 및 노즐(관창)이 있다.

가) 수원 : 수원의 종류는 고가수조, 옥상수조, 지하수조로 구분할 수 있으며 가압방식에 따라 수조가 구분되고 옥상수조는 예비수원으로써의 기능을 하며 지하수조의 경우 수조의 위치에 따라 물올림장치가 생략될 수 있다. 수원의 양은 $2.6\,m^3 \times N$이지만 층수가 30층 이상 49층 이하는 $5.2\,m^3 \times N$를, 50층 이상은 $7.8\,m^3 \times N$으로 한다.($2.6\,m^3$=130ℓ/분 × 20분, $5.2\,m^3$=130ℓ/분 × 40분, $7.8\,m^3$=130ℓ/분 × 60분이며 N=옥내소화전수)

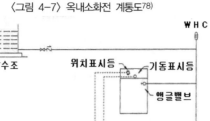

〈그림 4-7〉 옥내소화전 계통도[78]

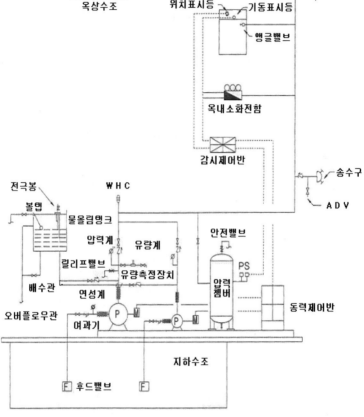

나) 가압송수장치 : 가압송수장치는 수계소화설비의 중요한 구성요소로서 물에 압력을 가해 물을 원하는 지점으로 송수하기 위한 장치이다. 방식으로는 고가수조방식, 압력수조방식, 펌프방식의 3가지가

---

78) 백종해『소방시설의 점검실무 및 행정』, 서울: 크라운출판사. 2008. 6.

있으며 신뢰도 측면에서는 고가수조의 자연낙차를 이용한 고가수조 방식이 좋으나 경제성, 장소호환성 측면에서는 펌프방식이 좋아 현재 펌프방식을 가장 많이 사용하고 있다.

① 고가수조방식 : 고가수조의 자연낙하압력을 이용한 가압송수장치로서 건축물의 최상층보다 높게 설치된 수조에서 자연낙차에 의해 법정방수압을 공급하는 방식이다. 따라서 펌프방식에서 설치되는 옥상수조와 구별된다. 고가수조는 가압송수장치의 기능이고 옥상수조는 펌프가압송수장치에서 비상용소화수를 저장하는 기능을 한다. 고가수조는 옥내소화전에 필요한 방수압(0.17Mpa)을 자연낙차에 의하여 충족되어야 하므로 배관의 마찰손실을 무시하더라도 고가수조로부터 건축물 최상층의 옥내소화전 방수구까지의 높이가 최소 17m 이상이 되어야 한다. 따라서 일반건축물에 적용하기가 곤란한 점이 있으며 보통 자연지형을 이용한 건축물에 사용된다.

② 압력수조방식 : 압력수조에 설치된 자동에어콤프레샤에 의하여 형성되는 공기압력을 이용한 가압송수장치이다.

③ 펌프방식 : 가압용펌프를 설치하여 펌프에 의해 가압수를 공급하는 방식을 말한다. 설비 설치의 용이성과 공간 활용의 장점 등을 이유로 가장 많이 설치되는 가압송수방식이며 국내 거의 모든 특수장소에는 펌프가압송수장치가 설치되어 있다.

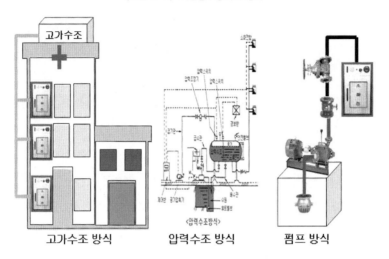

〈그림 4-8〉 가압송수장치의 종류

고가수조 방식　　　　압력수조 방식　　　　펌프 방식

〈표 4-1〉 가압송수장치 종류별 장·단점

구 분	고가수조 방식	압력수조 방식	펌프 방식
장 점	1. 안전하고 신뢰성이 높다. 2. 동력원, 비상전원이 필요 없다.	1. 펌프보다 신속하게 기준수량의 토출 가능. 2. 비상전원이 필요치 않다.	1. 건물의 위치나 구조에 영향을 받지 않는다. 2. 소요양정 및 토출량을 조절할 수 있다.
단 점	1. 고층부에서 규정방수압력을 얻기 어려우므로 건물보다 높은 위치에 있어야 한다. 2. 별도의 저수시설을 설치한다. 3. 지형지물에 의해 고가수조의 적용이 제한적이다.	1. 만수 시 탱크용량의 2/3밖에 저수할 수 없다. 2. 시간경과에 따라 방수압력 감소 3. 공기압력을 유지해야 하므로 별도의 부대설비가 필요하다.	1. 비상전원이 필요하다. 2. 충압펌프, 압력챔버 등 부대시설이 필요하다. 3. cavitation, surging, water hammmering 등 발생 가능하며 신뢰도가 낮다.

다) 흡입측 배관 및 밸브류 등

① FOOT Valve : 수조의 흡수구에 설치되는 밸브로서 여과기능과 체크밸브 기능을 한다. 체크밸브 기능에 이상이 생기면 물

올림장치의 물이 계속 수조로 흐르는 현상이 발생한다.

② 흡입측 개폐밸브 : 흡입측에는 개폐표시형 밸브를 설치한다. 개폐표시형 밸브란 밸브의 외관을 보고 쉽게 밸브의 개폐여부를 확인할 수 있는 밸브를 말하며 보통 OS&Y밸브를 설치한다. 또한 흡입측에는 가능한 흡입마찰이 작아야 하기 때문에 Butterfly형 밸브의 설치는 금지하고 있다. Butterfly형 밸브는 구조상 흡입마찰이 커서 흡입에 장애가 생기기 때문이다.

③ 스트레이너 : 스트레이너는 배관에 설치되어 수조로부터 흡입되는 물의 이물질을 걸러주는 역할을 하며 필요에 따라서는 토출측에도 설치하는 경우가 있다.

④ 플렉시블조인트(Flexible joint) : 소화특성상 소화펌프는 대체적으로 용량이 크며 갑작스런 기동시 진동이 많다. 따라서 갑작스런 펌프기동으로 인한 충격이 배관에 전달되지 않도록 펌프의 흡입측과 토출측에 후렉시볼을 설치하며 펌프의 고정판에도 스프링을 설치하여 진동을 흡수한다.

⑤ 연성계 : 압력은 부압과 정압이 있으며 압력계는 정압만을 측정하나 연성계는 부압(진공압)과 정압 2가지를 측정할 수 있다. 따라서 수조가 펌프보다 아래에 위치할 경우는 진공압 측정이 필요하므로 연성계를 설치하며 수조가 펌프보다 위에 위치할 경우에는 연성계나 진공계 설치가 불필요하다.

⑥ 편심 레듀셔 : 펌프 흡입측의 배관의 구경을 달리할 경우에는 펌프 입구에서 공기고임을 방지하기 위하여 편심 레듀셔를 설치한다. 만약 원심 레듀셔를 설치하면 상부에 빈공간이 생겨 공기고임 현상이 발생하며 흡입의 장애가 된다. 또한 수조와

펌프의 높이가 너무 크거나 배관의 마찰이 클 경우에는 휴효 흡입양정이 작아져 캐비테이션현상이 일어나기 쉽다.

⑦ 체크밸브 : 체크밸브는 유수가 일방향으로 흐르게 하는 밸브를 말하며 역류를 방지하기 위하여 설치한다. 보통 65mm 이상의 배관에는 스모렌스키 체크밸브를 설치하며 바이패스 밸브가 있어 필요시 역류가 가능하기도 한다. 기타의 배관에는 플랩체 크밸브 또는 볼체크밸브 등을 설치한다.

⑧ 수격방지기 : 펌프가 기동하고 정지할 경우 펌프의 토출압력 변화에 의해 수격현상이 발생한다. 이러한 수격은 소화설비 시스템에 진동을 발생시켜 시스템을 손상시키는 원인이 된다. 수격방지기는 진동과 충격을 흡수하여 설비를 안전하게 하는 역할을 한다.

⑨ 물올림장치 : 수조의 위치가 펌프보다 낮은 경우 펌프 흡입측 배관에는 항상 물이 채워져 있어야 한다. 이유는 펌프가 기동될 때 흡입측 배관에 물이 채워져 있지 않으면 수조의 물을 양수하지 못할 수도 있다. 흔히 소방펌프차에서 저수지의 물을 양수할 때 흡입측배관(스트레이너)에 물을 채운 후 펌프를 기동하여 물을 흡입하는 것과 같은 원리이다.

물올림장치는 전용탱크를 설치하고 유효수량은 100리터 이상으로 하되 구경 15mm 이상의 급수배관을 설치하여 당해 펌프의 흡입배관에 상시 물이 채워지도록 하여야 한다. 또한 물올림탱크에는 항상 급수가 가능하도록 자동급수밸브를 설치하며 넘침을 방지하기 위해 오버플로우관을 설치하고 보수를 위한 배수밸브를 설치한다. 이때 체크밸브의 유수방향은 흡입배관 쪽으로 흐르도록 설치하여야 하며 수원이 펌프보다 위에 있을 경우에는 물올림장치를 생략한다.

〈그림 4-9〉 물올림 장치 구조

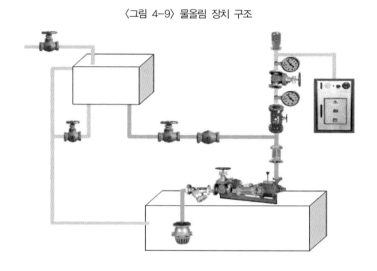

⑩ 순환배관 : 펌프가 정상적으로 회전한 상태에서 토출측에 물이 방출되지 않으면 체절운전 상태에 들어간다. 이때에 펌프 내에 서는 물과 임펠러의 마찰로 수온이 상승하며 기포가 발생하고 과압발생으로 배관파손의 영향을 줄 수도 있다. 따라서 가압송 수장치의 체절운전 시 수온 상승을 방지하기 위하여 체크밸브 와 펌프사이에 20mm 이상의 분기배관을 설치하여 체절압력 미만에서 개방되는 릴리프밸브를 설치하여야 한다. 체절압력 이란 물이 토출되지 않은 상태에서 펌프의 최대 상승압력을 말 하며 화재안전기준에서 체절압력은 정격토출압력의 140%를 초과하지 않도록 규정하고 있다.

〈그림 4-10〉 순환배관 구조와 기능

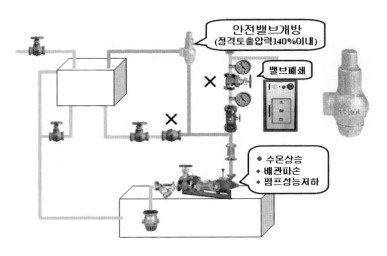

라) 전동기 종류 및 용량

① 소방용 펌프 : 소방용 펌프는 원심펌프를 주로 사용하며 원심
펌프에는 볼류트펌프와 터빈펌프의 2종류가 있다. 원심펌프란
임펠러의 회전으로 유체에 회전운동을 주어 이때 발생하는 원
심력에 의한 속도에너지를 압력에너지로 변환하는 방식의 펌
프이다.

볼류트 펌프	터빈펌프
안내날개가 없으며 인로 인해 임펠러가 직접 물을 Casing으로 유도하는 펌프로서 저양정 펌프에 사용한다.	안내날개가 있어 임펠러 회전운동시 물을 일정하게 유도하여 속도에너지를 효과적으로 압력에너지로 변환시킬 수 있다.
안내날개로 인하여 난류가 생기는 것을 감소시키므로 물의 압력이 증가한다. 따라서 터빈펌프는 고양정 펌프에 사용한다.	

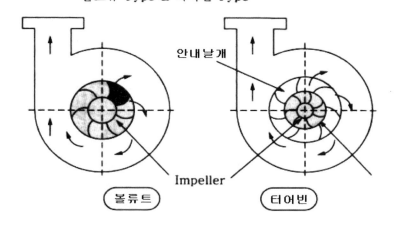

〈그림 4-11〉 소방용 원심펌프

볼트류 Type & 터어빈 Type

안내날개

Impeller

볼류트

터어빈

② 소방펌프의 특성

▽ 소방용펌프는 일반공정용 펌프와 달리 펌프의 토출량이 항상 동일한 것이 아니고 개방된 소화전이 1개에서 5개까지 수량이 변화하여도 각각 규정압(0.17MP)과 규정 방사량 (130ℓ/분)이 발생하여야 하는 특징이 있다.

▽ 따라서 소화설비용 펌프는 토출량의 큰 변화가 발생되며 이로 인하여 펌프의 방수량이 설계치 이상이 될 경우 펌프의 선정에 따라서는 과부하를 일으켜 펌프가 정지하는 현상이 발생할 수 있다.

▽ 이를 방지하기 위하여 소화설비용 펌프는 다음과 같은 조건이 필요하다.

- 정격토출량(설계수량)의 150%를 방사하여도 전 양정은 정격양정의 65% 이상이 되어야 한다.

- 체절양정은 정격양정의 140%를 초과하지 않아야 한다.

③ 소방펌프의 양정 : H(m) = H1 + H2 + H3 + 17m

▽ H1 = 건물높이의 낙차(m),

▽ H2= 배관의 마찰손실수두(m),

▽ H3 = 호스의 마찰손실수두(m),

▽ 17m =소화전노즐 방수압력환산 수두)

④ 소방펌프 전동기용량 : $P(Kw) = \dfrac{0.163 \times Q \times H \times K}{E}$

▽ Q:토출량(㎥/분). H:양정(m), K:전달계수, E: 펌프의 효율,

Kw: 동력

〈그림 4-12〉 펌프방식의 전동기 용량

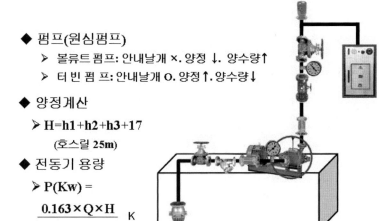

◆ 펌프(원심펌프)

➢ 볼류트 펌프: 안내날개 ×. 양정 ↓. 양수량↑

➢ 터 빈 펌 프: 안내날개 O. 양정↑. 양수량↓

◆ 양정계산

➢ H=h1+h2+h3+17

(호스릴 25m)

◆ 전동기 용량

➢ P(Kw) =

$\dfrac{0.163 \times Q \times H}{E}$ K

⑤ 충압펌프 : 자동기동방식의 옥내소화전설비는 배관내부에 법
정방수압력 이상으로 설정된 압력수가 채워져 있고 압력이 떨
어지면 이를 압력챔버가 감지하여 펌프가 자동 기동됨으로써
압력을 보충한다. 이때 주펌프가 기동하게 되면 전력소모가 크
며 배관등의 설비 시스템에 큰 힘이 전달되어 설비에 충격을
주게 된다. 이를 방지하기 위해 평상시 옥내소화전설비에서 발
생되는 적은 양의 압력누수는 토출량이 적은 충압펌프를 사용
하여 보충하도록 하여 충압펌프는 주기능이 소화용이 아니므
로 펌프성능시험배관도 설치하지 않는다.

마) 기동용 수압개폐장치 : 펌프의 기동은 수동과 자동방식이 있으
며 수동기동 방식은 소화전함에 ON-OFF버튼을 설치하여 필요시
원격으로 기동하는 방식으로서 학교, 공장, 창고시설로서 동결의 우
려가 있는 장소에 한한다. 자동기동방식은 압력챔버 및 압력스위치
를 이용하여 펌프를 자동으로 기동하는 방식으로서 배관 내 2차측
의 압력을 상시 감지하다가 압력이 하한값이하로 떨어지면 펌프를
기동시키며 상한값 이상으로 충압시 수동으로 정지시켜야 하는 방
식이다. 기동용수압개폐장치(압력챔버)의 용적은 100ℓ 이상으로 하
며 충압펌프를 설치하여야 한다. 충압펌프의 토출압력은 그 설비의
최고위 호스접결구의 자연압보다 적어도 0.2Mpa이 더 크도록 하거
나 가압송수장치의 정격토출압력과 같게 하고 펌프의 정격토출량은
정상적인 누설량보다 적어서는 안 되며 옥내소화전설비가 자동적으
로 작동할 수 있도록 충분한 토출량을 유지해야 한다.

① 압력스위치의 구조 및 압력설정시 유의사항 : 압력스위치는 제어반과 연결되며 압력의 상승과 저하를 감지하여 신호를 제어반에 보낸다. 압력스위치는 Range와 Diff가 있는데 Range는 펌프의 정지압력을 나타내고 Diff는 펌프의 정지압력과 기동압력의 차이를 의미한다.

② 펌프의 압력설정은 주펌프와 충압펌프 2개가 있다. 충압펌프는 주펌프의 잦은 기동을 방지하기 위하여 주펌프보다 낮은 압력에서 기동 및 정지되도록 해야 한다. 따라서 압력설정시는 충압펌프가 먼저 기동케 설정하고 나중에 주펌프가 기동되도록 하여야 한다.

바) 펌프성능시험배관

① 기준 : 펌프의 성능은 체절운전시 정격토출압력의 140%를 초과하지 아니하고 정격토출량의 150%로 운전시 정격토출압력의 65% 이상이 되어야 한다. 성능시험배관은 펌프의 토출측에 설치된 개폐밸브 이전에서 분기하여 설치하고 유량측정장치를 기준으로 전단 직관부에 개폐밸브를 설치하고 후단 직관부에는 유량조절밸브를 설치하여야 한다. 유량측정장치는 성능시험배관의 직관부에 설치하되 펌프의 정격토출량의 175% 이상 측정할 수 있는 성능이 있어야 한다.

② 소방펌프의 특성곡선 : 일반급수펌프의 경우 운전점이 하나이기 때문에 압력계 확인 등으로 펌프의 성능을 확인할 수 있으나 소화펌프의 경우 운전점이 다르기 때문에 성능배관을 통해

확인할 필요가 있다. 성능시험은 유량이 0일 경우 정격토출양
정의 140%를 초과하지 아니하고 정격토출량의 150%일 경우
정격토출 양정의 65% 이상이 되어야 한다.

〈그림 4-13〉 펌프성능시험 배관

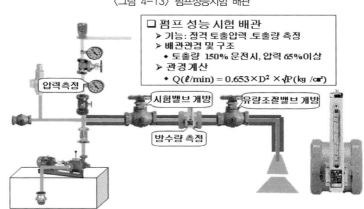

〈그림 4-14〉 소방펌프의 특성곡선

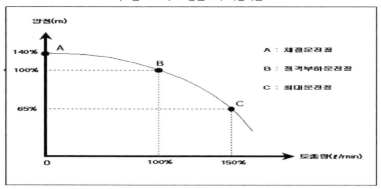

사) 배관 : 배관은 전용으로 하며 배관용탄소강관(KSD3507) 또는

배관 내 사용압력이 1.2Mpa 이상일 경우에는 압력배관용탄소강관 (KSD3562) 또는 이음매 없는 동 및 동합금관(KSD5301)의 배관용 동관이나 이와 동등 이상의 강도 내식성·내열성을 가진 것으로 하여야 한다. 펌프의 토출측 구경은 유속이 4m/sec 이하가 되도록 한다. 옥내소화전과 연결되는 가지관의 구경은 40mm 이상 주배관 중 입상관의 구경은 50mm 이상으로 하여야 하나. 이때 연결송수관설비의 배관과 겸용할 경우에는 주배관은 100mm 이상, 가지배관은 65mm 이상으로 하여야 한다.

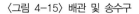

〈그림 4-15〉 배관 및 송수구

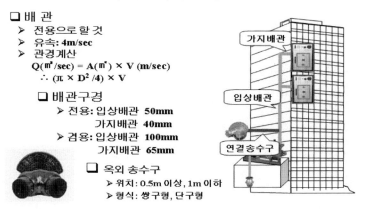

❑ 배 관
  ➢ 전용으로 할 것
  ➢ 유속: 4m/sec
  ➢ 관경계산
    Q(㎥/sec) = A(㎡) × V (m/sec)
    ∴ (π × D² /4) × V
  ❑ 배관구경
    ➢ 전용: 입상배관 50mm
      가지배관 40mm
    ➢ 겸용: 입상배관 100mm
      가지배관 65mm
  ❑ 옥외 송수구
    ➢ 위치: 0.5m 이상, 1m 이하
    ➢ 형식: 쌍구형, 단구형

아) 옥외송수구 : 소방대상물의 소화설비에 설치된 수원의 양이 소화활동을 하는데 부족할 경우 소방펌프차의 수원에 의해 소화전을 활용하여 화재를 진압하기 위해 연결송수구를 설치하며 지면으로부터 0.5m 이상 1m 이하의 위치에 65mm의 쌍구형 또는 단구형으로 하고 송수구의 가까운 부근에 5mm의 자동배수밸브를 설치하며 이

물질을 막기 위한 마개를 씌워야 한다.

자) 옥내소화전함 : 함의 재질은 두께 1.5mm 이상의 강판 또는 두께 4mm 이상의 합성수지재로 하고 문짝의 면적은 0.5㎡ 이상, 짧은 변 길이 500mm 이상, 내부 폭 180mm 이상으로 하여 밸브의 조작 호스의 수납 등에 충분한 여유를 가질 수 있도록 하여야 한다.

차) 제어반 : 제어반은 옥내소화전설비의 가압송수장치 또는 기동장치에 사용하는 전기적 제어기기로 감시제어의 기능을 갖는 수신 장치와 동력제어의 기능을 갖는 작동장치로 구성되어 있다.

타) 방수구 및 노즐(관창) : 옥내소화전함 내부에 설치된 개폐밸브 (앵글밸브)를 방수구라고 한다. 방수구는 40mm 이상의 구경으로 층 마다 설치해야 하나 복층형 구조의 공동주택의 경우에는 세대의 출입구가 설치된 층에만 설치할 수 있다. 설치높이는 바닥으로부터 1.5m 이하가 되도록 한다. 또한 방수구는 당해 소방대상물의 각 부분으로부터 수평거리는 25m 이하가 되도록 하고 호스는 구경 40mm 이상의 것으로서 소방대상물의 각 부분에 물이 유효하게 뿌려질 수 있는 길이로 설치하여야 한다.

(3) 옥내소화전 전원
가) 소방시설 전원 개요
소방시설은 화재 시 작동하는 시설로서 대부분 전기에너지를 동력으로 사용하고 있다. 그러나 화재 시에는 전선의 소훼 등으로 쉽게 전원공급이 차단될 수 있다. 그래서 소방법에서는 화재 시에도 소방시설이 정상 작동할 수 있도록 다음과 같은 사항을 규정하고 있다.

- 화재 등의 사고로 일반전원이 차단되더라도 소방시설에 공급되는 전원이 차단되지 않도록 분기하여야 한다.
- 상용전원이 차단되었을 때, 자동으로 전환되는 대체전원이 있어야 한다.
- 소방시설에 공급되는 전원의 배선은 화재로 인한 화염과 열기에 견딜 수 있는 내화배선 또는 내열배선으로 설치하여야 한다.

나) 전원 구분

소방시설에 공급되는 전원은 평상시에 사용하는 상용전원과 정전 및 사고로 상용전원이 차단되었을 때 사용하기 위한 대체전원으로 구성되어 있다. 대체전원은 비상전원 또는 예비전원이라는 용어로도 사용되는데, 일반적으로 작은 용량은 예비전원, 대용량의 것은 비상전원이라고 많이 사용하고 있다.

상용전원은 특별한 경우를 제외하고는 전력회사에서 공급되는 전원을 사용한다. 한전에서 공급되는 전기는 전주의 주상변압기에서 수용가로 사용할 수 있는 전압으로 감압시켜 공급되거나, 전력수요량이 100KV 이상인 수용가에서는 자체적으로 사용전압으로 감압시킬 수 있는 자가 수·변전설비를 설치한다.

(가) 상용전원 구성

① 인입선 : 옥외에 있는 전주의 주상변압기로부터 각 가정으로 직접 연결되어 있는 인입선의 취부점까지를 가리키며 그 끝은

인입구 배선을 거쳐 옥내배선으로 된다. 인입선 취부점에는 한 눈에 알아볼 수 있도록 황색 또는 적색튜브가 감겨져 있다. 이 곳이 수용가와 전력회사 전기설비간의 경계가 된다.

② 전류차단기 : 일반수요가에는 사용하고자 하는 콘센트와 전기 기구 등의 용량에 필요한 전류크기를 결정하여 공급받는데 이 것을 계약전류라 한다. 계약전류를 초과하는 전류가 흐르면 차 단기가 작동하여 자동적으로 전기가 차단된다.

③ 누전차단기 : 누전이 발생하면 보통 때에는 흐르지 않는 곳에 전류가 흐르게 된다. 이 경우에는 감전방지나 화재방지를 위하 여 누전차단기가 작동하여 자동적으로 차단기가 작동된다.

④ 배선용차단기(분기개폐기, 과전류차단기) : 전기기구를 너무 많 이 사용할 때는 즉시 전기를 끊어 사고를 미연에 방지하기 위 한 차단장치이다.

(나) 옥내소화전 상용전원 분기

옥내소화전설비는 소방대상물의 수전방식에 따라 아래 기준에 의 한 상용전원회로의 배선을 설치하도록 규정하고 있다.

① 저압수전인 경우에는 인입개폐기의 직후에서 분기하여 전용배 선으로 하여야 한다.

② 특별고압수전 또는 고압수전인 경우에는 전력용 변압기 2차측 의 주차단기 1차측에서 분기하여 전용배선으로 하되 상용전원 회로의 배선기능에 지장이 없을 경우에는 주차단기 2차측에서 분기하여 전용배선으로 할 수 있다. 다만 가압송수장치의 정격

입력전압이 수전전압과 같은 경우에는 ①의 기준에 의한다.

다) 배선

소방시설에 사용되는 전기배선은 내화배선 또는 내열배선을 사용하는데 시설별 사용은 다음과 같다.

① 자동화재탐지설비의 배선

구 분	배 선
내화배선	전원회로의 배선
내화 또는 내열배선	감지기 상호간, 감지로부터 수신기에 이르는 배선 자동화재탐지설비 및 시각경보장치의 화재안전기준 11조(배선)

② 옥내소화전 배선

구 분	내 용
내화배선	비상전원으로부터 동력제어반 및 가압송수장치에 이르는 전원회로의 배선 ※예외: 자가발전설비와 동력제어반이 동일한 실에 있는 경우에는 자가발전기로부터 그제어반에 이르는 전원회로의 배선
내화 또는 내열배선	상용전원으로부터 동력제어반에 이르는 배선 그 밖의 옥내소화전설비의 감시·조작 또는 표시 등 회로의 배선 ※예외: 감시제어반 또는 동력제어반안의 감시·조작 또는 표시등 회로의 배선

라) 제어반

① 제어반은 비상전원 설치대상에 해당하지 아니하는 소방대상물에 설치되는 옥내소화전설비와 내연기관 또는 고가수조에 의한 가압송수장치를 사용하는 옥내소화전설비를 제외하고는 감시제어반과 동력제어반으로 구분 설치하여야 하며 기타의 경

우에는 두 기능을 하나의 제어반에 수용할 수 있다.

② 제어반은 점검이 편리하며 화재의 위험이나 침수우려가 없는 곳에 설치하고, 동력제어반은 "옥내소화전설비용 동력제어반" 이라고 표시한 표지를 설치하여야 하며, 옥내소화전설비 전용 으로 해야 하나, 옥내소화전설비의 제어에 지장이 없는 경우에 는 다른 설비와 겸용할 수 있다.

③ 감시제어반의 기능은 각 펌프의 작동여부를 확인할 수 있는 표 시등 및 음향경보기능과 각 펌프를 자동·수동으로 작동시킬 수 있어야 하고, 비상전원 공급확인 및 전환기능이 있어야 하 며, 저수위감시기능, 회로도통시험 및 작동시험기능, 예비전원 시험기능이 있어야 한다.

④ 감시제어반은 피난층 또는 지하 1층에 설치하여야 하며, 건축 법시행령 제35조의 규정에 의한 특별피난계단이 설치되고, 그 계단출입구로부터 보행거리 5m 이내에 전용실의 출입구가 있 는 경우 또는 아파트 관리동에 설치하는 경우에는 지상 2층에 설치하거나 지하 1층 외의 지하층에 설치할 수 있다.

(가) 감시제어반의 설치기준

    (1) 화재 및 침수 등의 피해를 받을 우려가 없는 곳에 설치할 것

    (2) 옥내소화전 설비 전용으로 할 것. 단, 옥내소화전 제어에 지장이 없을 경우 타설비와 겸용 가능함

    (3) 다음 기준의 전용실내 설치할 것

        ① 다른 부분과 방화구획을 실시

        ② 피난층 또는 지하 1층에 설치

③ 비상조명등 및 급배기 설비를 설치

④ 무선기 접속단자를 설치

⑤ 화재 시 소방대원이 감시제어반의 조작에 필요한 최소 면적 이상으로 할 것

⑥ 소방대상물의 기계, 기구 또는 시설 등의 제어 및 감시 설비 외의 것을 두지 말 것

(나) 동력제어반(MCC Panel)

MCC Panel이란 Motor control center의 약어로서 각종 동력장치의 주 분전반을 의미한다.

① 앞면은 적색으로 하고 "옥내소화전 설비용 동력 제어반"이라 표시한 표지를 설치할 것

② 외함의 두께 1.5mm 이상 강판 또는 동등 이상의 강도 및 내열성이 있을 것

마) 비상전원

(가) 비상전원 설치

지하층을 제외한 층수가 7층 이상이고, 연면적 2,000㎡ 이상이거나 기타 지하층의 바닥면적의 합계가 3,000㎡ 이상인 소방대상물의 옥내소화전설비에는 당해 설비를 유효하게 20분 이상(30층 이상 49층 이하는 40분 이상, 50층 이상은 60분 이상) 작동할 수 있도록 비상전원을 설치하여야 한다. 다만, 2 이상의 변전소(전기사업법 제67조 규정에 따른 변전소)에서 전력을 동시에 공급받을 수 있거나, 하나의 변전소로부터 전력의 공급이 중단되는 때에는 자동으로 다른

변전소로부터 전원을 공급받을 수 있도록 상용전원을 설치한 경우
와 가압수조방식은 그러하지 아니하다.

(나) 비상전원 종류
(1) 비상전원 수전설비

전력회사가 공급하는 상용전원을 이용하는 것으로 소방대상물의
옥내화재에 의한 전기회로의 단락과, 과부하에 견딜 수 있는 구조를
갖춘 수전설비로 특고압 또는 고압으로 수전하는 것, 저압으로 수전
하는 것 등이 있는데, 어느 것이나 배전선으로부터 당해 소방대상물
의 수전설비까지의 전력인입선은 화재로부터 보호될 수 있어야 하
므로 가급적 지중전선로로 인입시키고, 부득이 지상으로 인입할 경
우에는 소방대상물의 개구부에 직접 면하지 않는 옥상층 부분으로
인입시켜야 한다.

(2) 자가발전설비

발전기를 회전시켜주는 원동기로는 디젤기관과 가솔린기관을 사
용하는데, 이는 소방시설의 상용전원 정전시 40초 이내에 전력을 공
급할 수 있도록 즉시 기동하기 위함이며, 보편적으로 3상 교류전원
발전기를 사용한다.

자가발전설비는 건축물 자체적으로 설치되는 발전기에 의하여 전
원을 얻게 되므로 정전시 비상전원으로 운용되는 설비의 양에 따라
그 용량을 달리 적용하고 있으며, 비상엘리베이터 등 비상동력설비
계통이나 비상조명등 설비와 함께 연결하여 비상전원을 확보 운용
하고 있다.

(3) 축전지설비

상용전원이 정전되었을 때 즉시 전력공급이 가능하나 용량의 한계 때문에 부하가 작은 전등, 통신, 회로제어와 자가발전설비의 정격전압을 확보할 때까지 중간전원으로 쓰이는 것이 가장 많고, 내연기관을 사용하는 가압송수장치의 경우에는 기동용 축전지를 충전된 상태로 항시 관리하여야 한다. 또한 화재안전기준상 경보설비의 비상전원은 축전지로만 하도록 규정하고 있다. 축전지설비의 특징은 다음과 같다.

- 순수 직류전원의 독립된 전력원으로 다른 전원에 비해 즉시 전원공급이 가능하고, 조용하며, 안전하고, 보수가 용이하다.
- 용량의 한계성 때문에 부하의 종류가 적은 전등용, 제어용 통신용에 사용
- 자동화재탐지설비, 비상경보설비, 비상방송설비, 유도등에서는 비상전원으로 축전지설비만 사용한다.
- 상용전원의 정전시, 자가발전설비가 가동되어 정격전압을 확보할 때까지 중간전원으로 사용되는 경우가 많다.

2) 옥외소화전 설비

(1) 개요

건축물의 1층 또는 2층의 화재발생 시 건축물의 화재를 유효하게 진압할 수 있도록 건축물의 외부에 설치하는 고정식 소화설비로서 옥내 화재는 물론 인접 건물로부터의 연소확대를 방지하기 위한 설비이다.

(2) 옥외소화전설비의 구성

가) 수원 : 옥외소화전의 설치개수는(2개 이상일 경우 2개까지) 노즐의 법정 방수량인 350ℓ/min를 20분간 사용할 수 있는 양을 산정하여 정하며 수원에 관한 일반적인 기준은 옥내소화전설비와 동일하게 적용된다.

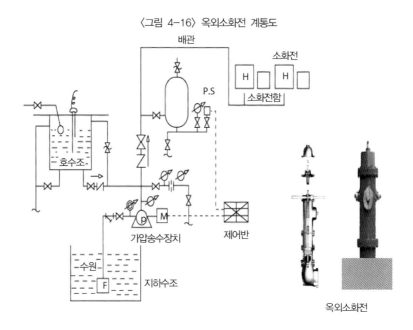

〈그림 4-16〉 옥외소화전 계통도

- 소화전설치개수(최대 2개) × 350리터/min × 20분

나) 가압송수장치 : 옥내소화전설비의 가압송수장치에 적용되는 고가수조방식, 압력수조방식, 펌프방식의 구조원리가 그대로 적용되나 방수압력이 다르므로 양정계산시 방수압력 및 방수량에 따른 기준

적용이 약간 달라진다. 옥외소화전설비의 법정방수압력은 0.25Mpa, 방수량은 350리터/min이며 양정계산은 아래와 같다.

H = h1 + h2 + h3 + 25m

  ▽ H = 핌프의 전 양정(m)
  ▽ h1 = 낙차(m)
  ▽ h2 = 배관 및 관부속품 마찰손실(m)
  ▽ h3 = 소방용 호스의 마찰손실(m)
  ▽ 25m : 노즐선단의 방수압력환산수두(0.25Mpa)

다) 소화전함 : 옥외소화전으로부터 보행거리 5m 이내에 소화전함을 설치하며 호스의 구경은 65mm의 것으로 하고 함의 표면에는 옥외소화전이라고 표시 및 가압송수장치 기동표시의 적색등을 설치하여야 한다.

라) 배관 및 방수구 : 배관은 옥내소화전설비에 준하여 설치하되 구경은 65mm 이상으로 하며 호스접결구(방수구)는 소방대상물의 각 부분으로부터 수평거리 40m 이내가 되도록 하고 옥외소화전설비는 1층과 2층에 한하여 당해 설비의 유효범위에 포함된다.

3) 옥내소화전 소화설비 점검방법

(1) 외관점검
가) 수 원
  ① 수원이 설치된 수조의 기본 설비는 구비되어 있는가?

○ 맨홀, 감수경보장치, 청소용 배수배관 및 배수밸브

② 수원의 수질 상태는 양호한가?

　　○ 이물질, 악취, 청결도 등을 맨홀 부분에서 육안으로 확인

③ 수원의 양은 유효수량 이상으로 확보되었는가?

　　○ 특히 일반급수펌프와 겸용할 경우 흡수구 또는 후트밸
　　브의 위치는 소화용이 더 낮은 위치에 있어야 한다.

수 원 점 검	가압송수장치 점검
1. 수원확보 및 수질상태 　○ Q(m^3) =소화전개수× 130(ℓ/min) 　　× 20min ∴ 2.6m^3 　○ 옥상수조 : 유효수량의 1/3 이상 2. 밸브류 상태 　○ 펌프 흡입측 밸브 개방여부 　○ 버터플라이밸브 설치금지 　○ 수원 공급밸브 및 급수펌프 확인	1. 펌프의 용량 및 상태 　○ 노후 되거나 불량하지 않은가 　○ 양정은 적정한가(토출량 및 압력) 2. 밸브류의 개폐상태 　○ 흡입측 밸브 : 개방 　○ 체크밸브 바이패스 밸브 : 폐쇄 　○ 개폐표시형 개폐밸브 : 개방 　○ 시험배관 : 시험밸브 폐쇄

나) 가압송수장치

① 가압송수장치의 기본 구성요소는 적정하게 설치되어 있는가?

② 흡입측밸브는 개방되어 있는가?

③ 체크밸브는 폐쇄되어 있고, 순환배관에 개폐밸브가 있을
　경우 개방되어 있는가?

④ 펌프성능시험배관에는 유량계가 설치되어 있으며, 밸브는
　폐쇄되어 있는가?

⑤ 기동용 수압개폐장치(압력쳄버)의 밸브와 압력은 정상적으
　로 세팅되어 있는가?

　○ 2차측 압력감지 배관 개폐밸브 개방, 배수밸브 폐쇄, 압

력스위치 기동점과 정지점 압력셋팅 적정성 여부

⑥ 주펌프 및 충압펌프 입상배관 개폐밸브는 개방되어 있는가?

⑦ 2차측의 압력계는 정격토출압력을 지시하고 있는가?

⑧ 지하수조인 경우 물올림장치의 개폐밸브 개방과 물올림탱크는 정상적으로 작동하는가?

다) 제어반

① 제어반에는 전원표시등만 점등되어 있어야 하며, 지구표시등 및 연동 스위치, 기타 작동표시등이 점등되어 있으면 그 부분의 이상여부를 확인한다.

② 조작버튼은 모두 정상상태로 있어야 한다. 특히 주·지구경종이 눌러져 있는 상태로 방치되어 화재 시 경보기능을 할 수 없는 경우가 많으므로 이를 확인한다.

③ 수신기 및 동력반(MCC)에서 펌프의 작동 스위치는 자동 상태로 되어 있어야 한다.

④ 제어반 주요확인사항

옥내소화전	스프링클러설비
1. 각 펌프의 작동여부를 확인할 수 있는 표시등 및 음향경보기능이 있어야 한다.(SP동일) 2. 각 펌프를 자동 및 수동으로 작동시키거나 작동을 중단시킬 수 있어야 한다.(SP동일) 3. 비상전원을 설치한 경우에는 상용전원 및 비상전원의 공급여부를 확인할 수 있어야 한다.(SP동일) 4. 수조 또는 물올림탱크가 저수위로 될 때 표시등 및 음향으로 경보되어야 한다.(SP동일) 5. 예비전원이 확보되고 예비전원의 적합여부를 시험할 수 있어야 한다. 6. 각 확인회로(기동용 수압개폐장치의 압력스위치회로·수조 또는 물올림탱크의 감시회로를 말한다)마다 도통시험 및 작동시험을 할 수 있어야 한다.	1. 각 유수검지장치 또는 일제개방밸브의 작동여부를 확인할 수 있는 표시 및 경보기능이 있어야 한다. 2. 일제개방밸브를 개방시킬 수 있는 수동조작스위치를 설치하여야 한다. 3. 일제개방밸브를 사용하는 설비의 화재감지는 각 경계회로별로 화재표시가 될 수 있어야 한다. 4. 다음의 각 확인회로마다 도통시험 및 작동시험을 할 수 있어야 한다. 　가. 기동용 수압개폐장치의 압력스위치회로 　나. 수조 또는 물올림탱크의 저수위감시회로 　다. 유수검지장치 또는 일제개방밸브의 압력스위치회로 　라. 일제개방밸브를 사용하는 설비의 화재감지기회로 　마. 개폐밸브의 개폐상태 확인회로 　바. 그 밖의 이와 비슷한 회로 5. 감시제어반과 자동화탐지설비의 수신기를 별도의 장소에 설치하는 경우에는 이들 상호간에 동시 통화가 가능하도록 하여야 한다.

라) 옥내소화전함 등

① 옥내소화전함의 외관

- 펌프기동표시등 설치 유무

- 소화전 주변에 적재물 등의 사용상 지장을 주는 장해물 유무

② 비치물품

- 유효하게 살수 가능한 호스의 수량(40mm 관창 2개 이상)과 사용하기 쉬운 형태의 노즐 또는 관창 비치

- 방수구(앵글밸브)의 결합상태(폐쇄) 및 누수 부식 확인

(2) 기능점검

가) 펌프성능시험

① 방법

- 충압펌프 정지(수동으로 전환) : 실제 소화용으로 사용되는 펌프는 주펌프이므로 성능시험시 충압펌프는 정지시킨다.
- 게이트밸브 폐쇄 : 주펌프에서 토출되는 소화수를 펌프 성능시험 배관을 통해 방출되도록 주밸브를 폐쇄한다.
- 시험밸브, 유량조절밸브 개방 : 시험밸브와 유량조절밸브를 개방하고 펌프가 기동한 후 유량조절밸브를 조절하여 정격토출량의 150%를 토출할 수 있도록 한다.
- 압력챔버 배수밸브 개방 후 펌프작동시 폐쇄 : 펌프기동은 수동으로도 할 수 있으나 압력챔버의 배수밸브를 개방하여 기동케 하면, 압력챔버의 압력 감소시 펌프가 자동기동되지 여부도 알 수 있다.

소방펌프의 특성곡선

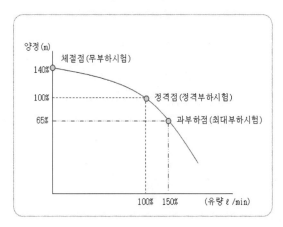

- 유량 및 압력측정 : 유량계 및 압력계 확인

$$P \rightarrow P \times 65\%,$$

$$Q \rightarrow Q \times 150\%$$

- 게이트밸브 개방후 시험밸브와 유량조절밸브 폐쇄 게이
트밸브를 먼저 개방후 시험밸브와 유량조절밸브를 서서
히 닫으면 압력챔버가 가압되면서 주펌프의 정지점에 이
르러 펌프가 자동 정지된다.(주펌프 수동정지일 경우에
는 정지되지 않음)
- 충압펌프 자동으로 전환

주펌프 성능시험으로 충압펌프는 정지해 두었기 때문에
시험완료 후 자동상태로 놓는다.

〈그림 4-17〉 펌프성능시험 방법

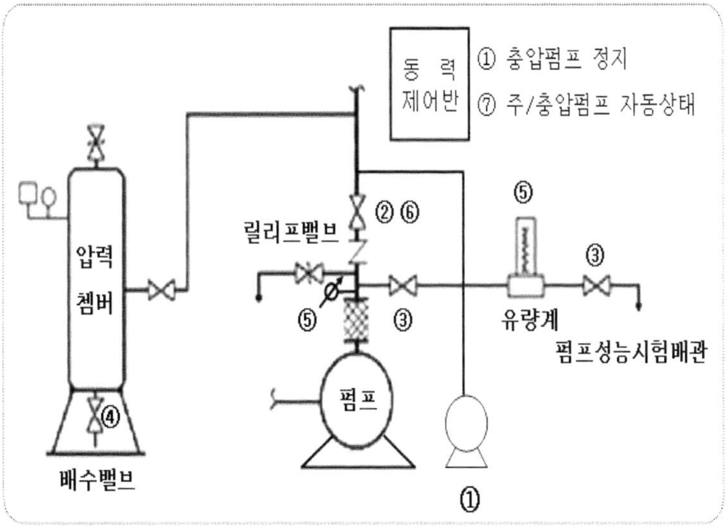

나) 펌프 성능시험 시 확인사항

① 방수량 및 압력

② 펌프의 자동기동 및 정지 여부

③ 압력챔버 압력스위치 설정의 적정성 여부

다) 소화전에서 방수압 측정
(가) 측정위치

층별 소화전수가 모두 동일할 경우, 펌프를 기준으로 가장 높은 층에서 가장 먼 곳의 소화전에서 측정하며, 그 층의 모든 소화전(최대 5개)을 동시에 개방한 상태에서 측정한다.

측정값은 0.17Mpa 이상 0.7Mpa 이하의 압력이 나와야 하며, 층별 소화전수가 다른 경우 가장 많은 층과 가장 높고 먼 층의 소화전에서 모두 측정한다.

(나) 측정방법

① 봉상(직사)관창일 경우 피토게이지로 측정하며, 관창 끝 구경의 1/2이 되는 거리에서 관창과 일직선상의 방향으로 피토게이지를 놓고 측정한다.

② 분무겸용관창일 경우 방수압력측정기를 호스 커플링 끝부분에 연결하여 측정한다.

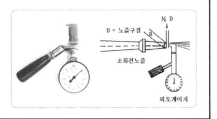

피토게이지 측정방법

① 피토게이지의 측정부분을 수류의 중심선에 일치시킨다. (½ D 위치)
② 압력계의 눈금을 읽는다(동수 압력임)
③ 방수량은 다음식을 이용하여 측정한다.

$$q(l/\min) = 0.653\ d^2\sqrt{P}$$

(다) 기타 방법

측정기구를 사용하지 않고 관창에서 대기 중 방수를 하여 본다. 대략 10m 이상 방수거리를 유지하면 정확한 값은 아니지만 0.17Mpa 정도라 판단할 수 있다.

라) 펌프의 체크기능 확인 방법(후트밸브, 스모렌스키체크밸브)

① 물올림관의 물올림밸브를 폐쇄한다.(고가수조인 경우 흡입측밸브 폐쇄)

② 펌프를 정지시킨다.

③ 펌프의 물올림컵을 서서히 열어본다.

④ 물올림컵의 수위상태를 확인한다. 정상일 경우 수위변화가 없다. 물올림컵에서 물이 솟구치면 스모렌스키체크밸브에 이상이 있는 것이고, 물이 빨려 들어가면 후트밸브에 이상이 있어 체크기능을 하지 못하는 것이다.

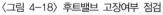
〈그림 4-18〉 후트밸브 고장여부 점검

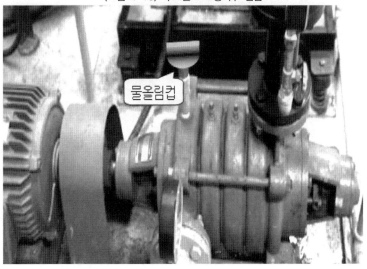

물올림컵

마) 순환배관 기능 확인방법

① 게이트밸브를 폐쇄하여 펌프기동시 순환배관으로 물이 방출되도록 한다.

② MCC판넬에서 수동으로 주펌프를 기동한다.

③ 순환배관의 릴리프밸브는 체절압력 미만(정격토출압력의 140% 미만)에서 압력수가 방출되는지 확인한다.

체절압력 판단법 : 펌프 정격토출압력의 1.4배를 하면 된다. 예를 들어, 정격토출압력이 70m라면 체절압력은 7×1.4 = $9.8 kg\text{㎠}$ = 0.98Mpa이 된다.

※ 주의 : 대부분 릴리프밸브가 적정압력에서 개방되지 않음에 주의하고 불량시 릴리프밸브 압력을 재설정한다.

④ MCC판넬의 펌프스위치를 정지한다.

바) 수조 및 물올림장치 감수경보장치 기능 확인 방법

① 공급배관상의 밸브를 폐쇄한다.

- 수조인 경우 수조에 급수되는 밸브 폐쇄

- 물올림장치인 경우 자동급수밸브 폐쇄

② 배수밸브 개방

③ 수조내의 수위가 1/2 이상 저수위로 될 경우 경보음 확인

④ 복 구

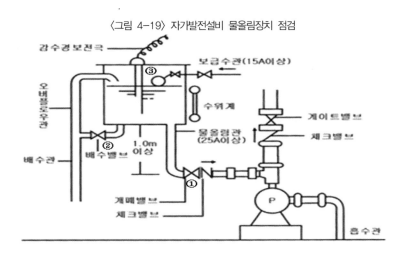

〈그림 4-19〉 자가발전설비 물올림장치 점검

2. 스프링클러 소화설비의 특성 및 점검요령

1) 스프링클러소화설비

(1) 개요

화재가 발생할 경우 건물 내에 설치되어 있는 스프링클러헤드가 화재를 감지하여 경보밸브 및 가압송수장치가 자동으로 동작하고 헤드

에서 물을 방수하여 화재를 자동으로 진압하는 소화설비이다. 스프링
클러설비는 초기 진화에 큰 효과가 있으며 소화약제가 물이라는 점에
서 매우 경제적이다. 또한 사람이 없는 장소나 시간에도 자동으로 화
재를 감지하여 경보와 소화하며 화재 진화 후 복구가 용이하며 소화
효율도 좋다. 그러나 초기 스프링클러설비 설치비용이 많이 들고 물
로 인한 피해(2차피해)가 다른 소화설비보다 크다는 단점이 있나.

(2) 스프링클러설비의 종류 및 차이점

① 습식 스프링클러 설비 : 일반적으로 가장 많이 사용하는 설
   비로 1차측 배관과 2차측 배관에 가압수가 들어 있으며 물
   의 흐름을 검출하는 장치로 알람밸브를 사용한다. 폐쇄형
   헤드가 화재 시 열에 의하여 개방되어 2차측 물이 실내로
   방출되고 알람밸브 내부 클레퍼가 개방되어 1차측 가압수
   가 2차측으로 유입되는 원리이다. 스프링클러설비중에서
   가장 간단하면서 신뢰성이 높지만 겨울철에 동결의 우려가
   있어 실내에 주로 사용된다.

② 건식 스프링클러 설비 : 난방이 되지 않는 주차장등에서 주
   로 사용하며 1차측엔 가압수 2차측엔 압축공기가 들어 있
   으며 물의 흐름을 검출하는 장치로 건식밸브를 사용한다.
   화재가 발생하여 헤드가 개방되면 2차측에 있는 압축공기
   가 외부로 방출되기 때문에 압력의 변화가 생겨 건식밸브
   가 개방되어 1차측의 가압수가 2차측으로 공급된다. 습식
   스프링클러 설비보다 물이 늦게 발사되지만 동파 위험이
   적어 실내 실외 모두 사용된다.

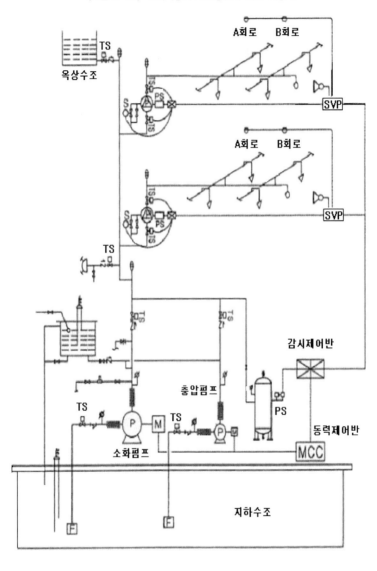

〈그림 4-20〉 준비작동식 스프링클러 설비 계통도

③ 준비작동식 스프링클러 설비 : 건식 스프링클러 설비와 마찬가지로 난방이 되지 않는 주차장 등에서 많이 사용하며 1차측엔 가압수가 2차측엔 대기압 상태이고 폐쇄형 헤드가 설치되어 있다. 물의 흐름을 검출하는 장치로 프리액션밸브를 사용한다. 구조는 건식 스프링클러 설비와 비슷하지만 준비작동식 스프링클러 설비는 교차회로방식의 2개의 감지기회로로 연동되어 감지기 회로가 모두 작동하거나 슈퍼비죠리판넬(SVP)에서 수동 기동 스위치를 누르면 작동신호를 받아 1차측의 솔레노이드 밸브가 열리면서 물이 1차측에서 2차측으로 넘어가면서 2차측 배관에 물이 채워진다.

④ 일제개방식 스프링클러 설비 : 초기 화재에 신속하게 대응하여야 하는 장소에 설치하며 무대부나 극장 등 천장이 높은 곳에서 주로 사용한다. 물의 흐름을 검지하는 장치는 일제개방밸브를 사용한다. 1차측엔 가압수가 2차측엔 대기압 상태이며 개방형헤드가 설치되어 있다. 대량의 물이 파이프 한 개에 연결되어 있고 헤드가 폐쇄형이 아닌 개방형이라 센서가 고장나면 물에 의한 피해가 크다.

순 번		습 식	건 식	준비작동식	일제개방식
사용헤드		폐쇄형	폐쇄형	폐쇄형	개방형
배관	1차측	가압수	가압수	가압수	가압수
	2차측	가압수	압축공기	대기압, 저압공기	대기압(개방)
경보밸브		알람밸브	건설밸브	준비작동밸브	일제개방밸브
감지기 유무		유무	없다	없다	있다

(3) 스프링클러설비의 구성 및 작동원리

가) 습식스프링클러설비

(가) 작동원리

① 습식스프링클러설비는 알람밸브 1차측(펌프방향)과 2차측(헤드방향)의 배관내부가 모두 가압수로 채워져 있다. 헤드는 폐쇄형을 사용한다.

② 화재의 열이 헤드의 감열부에 닿으면 감열부가 녹아 헤드가 개방된다. 헤드가 개방되면 2차측의 가압수가 방출되어 알람밸브의 클래퍼를 기준으로 2차측 압력이 낮아져 클래퍼가 열려 1차측 가압수가 2차측으로 흘러나간다.

③ 이 때 흘러나간 가압수 일부가 알람스위치로 이동 수압에 의해 압력스위치 접점을 붙여 밸브개방 신호를 수신반에 송신하면 수신반에서는 경보를 발생하고 지구표시등을 점등하여 어느 층 어느 구역에서 화재가 발생했는지 표시해 준다.

④ 2차측 헤드에서는 계속되는 살수로 인해 배관내부에 압력이 떨어지면 압력챔버의 압력스위치가 감압을 감지하여 펌프를 자동 기동시켜 계속해서 물을 송수함으로써 화재를 자동 진압하게 된다.

⑤ 스프링클러헤드는 설치장소의 특성에 따라 작동온도가 다르며 일반 대상물에는 보통 퓨즈블링크형 72℃ 헤드가 설치되며 화재초기에 접열되면 몇 초 경과 후 헤드가 개방된다. 실제 화재가 발생하면 연소 확대가 빠른 방호구역이나 폭발상태가 아니라면 방호구역에 설치된 헤드는 많아야 5

개 정도 개방되며 보통의 경우 1개 내지 2개 정도가 개방 되어 소화한다.

⑥ 화재발생 후 살수가 이루어지는 시간도 다른 타입의 스프 링클러설비에 비해 빠르다. 다만 한 가지 단점은 방호구역 에 설치된 헤드까지 가압수가 공급이 되어 있으므로 보온 조치를 하지 않으면 겨울에 온도 강하로 동파의 우려가 있 다. 특히 건물의 주차장은 차량이 상시 출입하는 구역이므 로 화재안전기준에서도 주차장은 습식 외의 설비로 설치하 도록 규정하고 있다.

(나) 구성요소

① 헤드 : 습식스프링클러설비에는 2차측 배관까지 가압수가 충만되어 있기 때문에 폐쇄형 헤드가 설치된다. 헤드는 주 위온도를 감안하여 적정한 것을 설치하며 작동방식과 방향 등에 따라 다양하게 분류된다.

② 알람밸브 : 알람밸브는 습식스프링클러설비의 유수검지장 치를 말한다. 알람밸브에서 알람신호를 발하기 때문에 알 람경보밸브라고도 한다. 또한 알람밸브의 클래퍼가 체크기 능을 하기 때문에 알람체크밸브라고 하기도 한다. 클래퍼 는 알람밸브 내부에 설치된 작은 원형판으로 알람밸브에서 1차측과 2차측을 구분하는 기준이 된다. 2차측에서 가압수 가 방출되면 압력균형이 깨져 클래퍼가 열리고 압력이 같 아지면 중력에 의해 자동으로 차단되는 체크기능을 하며 압력스위치에 의하여 2차측으로 흐르는 가압수를 감지하

는 기능을 한다.

③ 압력계 : 습식스프링클러설비에는 항상 배관에 가압수가 채워져 있고 1차측과 2차측에 압력계가 설치되어 정격토출압력을 지시하고 있다.

④ 리타칭챔버와 지연타이머 : 정상적인 경우에 가압수는 많은 양이 방출되나 평상시 유지되는 상태에서 비정상적으로 약간의 가압수가 계속 또는 일시적으로 방출되는 경우가 있다. 이런 경우는 실제 화재가 아니므로 화재신호를 발하게 되면 혼란을 야기할 수 있다. 따라서 오동작 방지를 위하여 리타칭챔버를 설치하는데 리타칭챔버는 소형의 플라스틱 원형통으로 알람스위치와 알람밸브 사이에 설치한다. 적은 양의 가압수가 챔버내로 유입되면 챔버 하단에 있는 오리피스를 통해 외부로 배수되어 알람스위치가 접점되는 것을 방지한다. 최근에 생산되는 알람밸브에는 리타칭챔버가 부착되지 않고 동일한 기능을 하는 지연타이머가 수신기에 내장되어 있는 경우가 있다.

지연타이머는 보통 20초 전후로 세팅을 하는데 알람스위치에서 들어오는 화재발생신호를 리타칭챔버와 같이 일정 시간 차단하며 세팅된 시간이 경과하면 화재신호를 발하게 된다.

⑤ 경보정지밸브 : 알람밸브 2차측과 압력스위치 사이에 작은 콕크밸브가 설치되어 있는데 이를 경보정지밸브라고 한다. 평상시 개방이 정상이며 필요시 밸브를 폐쇄하면 압력스위치로 유입되는 물이 차단되어 클래퍼가 열리더라도 경보가 발생하지 않는다.

⑥ 압력스위치 : 2차측에 설치되어 있으며 2차측의 가압수가 방출되면 클래퍼가 열리게 되고 이때 클래퍼 밑 부분의 작은 구멍을 통하여 가압수가 압력스위치에 이르게 되어 압력스위치의 밸로우즈를 가압하여 접점을 이루게 한다. 이러한 유수현상을 수신기에 송신하여 경보가 울리고 밸브개방표시등이 점등되는 것이다.

⑦ 배수밸브 : 2차측에 설치되어 있으며 2차측 설비를 보수할 때 2차측 급수배관의 물을 배수시키는 데 사용한다. 옥내소화전에서 사용되는 방수구의 앵글밸브와 같은 형태이며 평상시 반드시 폐쇄되어 있어야 한다. 배수밸브를 열면 2차측에서 가압수가 배수되는 것이므로 알람스위치가 작동되어 싸이렌 경보 수신반 지구표시등이 점등되고 펌프가 자동 기동되어 가압수가 배수배관으로 방출된다.

⑧ 1차측 개폐밸브 : 1차측에는 급수를 차단할 수 있는 개폐밸브가 설치되어 있으며 기능은 알람밸브, 배관, 헤드의 교체나 수리시 가압수를 차단하기 위해 설치한다. 평상시는 열린 상태로 두어야 하며 개폐밸브에는 밸브의 개폐여부를 수신기에서 확인할 수 있도록 주밸브 감시스위치를 설치하는데 밸브가 폐쇄되면 수신기에서는 경보음과 함께 해당 구역의 밸브가 폐쇄됨을 나타내는 경고표시등이 점등된다.

⑨ 시험장치 : 시험장치는 유수검지장치를 기준으로 가장 먼 가지배관의 말단에서 배관을 연결하여 스프링클러의 작동 상황을 시험할 수 있도록 설치하는 시험장치를 말한다. 시험장치를 작동시키는 것은 방호구역 내에 설치된 스프링클

러헤드 하나가 개방되어 살수 되는 것과 같은 효과를 가진다. 시험장치는 소형함 내부에 개폐밸브, 반사판과 프레임이 제거된 개방형 헤드 또는 통배관으로 설치되어 있으며 배수 시 수손피해를 방지하기 위해 화장실 내부나 외부에 주로 설치되어 있다.

나) 건식스프링클러설비
(가) 작동원리

① 가압송수장치로부터 입상관로에 건식밸브를 설치하고 밸브의 1차측에는 가압송수장치로부터 공급된 가압수를 채우며 밸브 2차측에는 공기압축장치로부터 유입되는 압축공기나 질소가스를 충전시켜 놓는다.

② 화재 시 열에 의해 스프링클러헤드가 개방되면 압축공기나 질소가스가 배출되면서 밸브 1차측에 있던 가압수가 방수되게 된다.

③ 배관 내의 압축공기나 질소가스를 신속히 배출시켜주기 위한 가속장치로 액셀레이터 또는 익죠스터가 부속되는 것이 특징이다.

④ 습식설비가 전체 배관 내에 과중한 압력이 걸려 배관의 리크(Leak)가 많이 생기는 데 비하여 건식설비의 유수검지장치 2차측 공기압은 1차측 수압보다 낮으므로 배관을 최대한 안전하게 유지한다.

⑤ 유수검지장치 2차측의 배관에는 물이 들어있지 않아 보온을 하지 않아도 되며 보수·유지 면에서 고층건물에 설치

했을 경우 전 배관이 워터햄머링의 쿠션 역할을 하므로 배관의 손상이 거의 없이 소화가 가능하다.

〈그림 4-21〉 건식스프링클러설비 구성

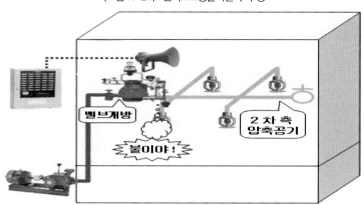

(나) 구성요소

① 개폐밸브 : 1차측과 2차측에 개폐밸브가 설치되어 있으며 준비작동식의 개폐밸브와 동일한 기능을 한다.

② 건식밸브 : 건식스프링클러설비의 유수검지장치이다. 건식밸브는 2차측에 압축공기, 1차측에 가압수가 채워진 상태로 압력균형을 유지한다. 실제 압축공기의 압력은 1차측의 가압수보다 낮다. 그럼에도 불구하고 압력균형을 유지해 클래퍼가 열리지 않는 것은 가압수와 압축공기가 클래퍼와 접촉되는 면적이 차이가 나기 때문이며 보통 1/8 비율로 압축공기가 클래퍼를 누르는 면적이 더 넓어 압력균형을 유지하는 것이다.

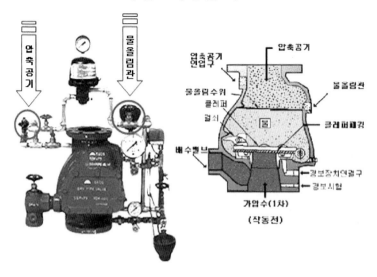

③ 압력계 : 1차측의 가압수 압력과 2차측의 압축공기의 압력을 각각 지시하고 있으며 2차측의 압축공기의 압력이 더 낮다.

④ 자동에어콤프레셔 : 건식밸브 2차측에 압축공기를 채우기 위하여 콤프레셔를 설치하며 배관에 압축공기가 누설되면 자동으로 콤프레셔가 작동하여 압축공기를 채울 수 있도록 되어 있다.

⑤ 액셀레이터와 익죠스터 : 건식은 습식에 비해 동파방지가 되는 장점이 있으나 부대설비를 추가로 설치해야 하므로 설치비용에서 부담이 된다. 또한 습식은 헤드가 개방되면 바로 살수가 이뤄지기 때문에 반응지수가 낮은 반면 건식 설비는 압축공기를 모두 배기하고 난 뒤 소화수가 살수되

어 화재 이후 초기 대응시간이 다른 설비에 비해 길어진다
는 단점이 있다. 이런 단점을 보완하기 위해 건식밸브의 빠
른 작동과 배관의 압축공기를 빨리 배기시키기 위해 배기
가속장치를 설치한다. 엑셀레이터는 건식밸브에 설치되어
건식밸브 2차측의 압축공기를 빠르게 배기시켜 건식밸브
의 클래퍼가 보다 빨리 개방될 수 있도록 한 것이며 익죠
스터는 배관에 설치하여 배관의 압축공기를 빠르게 배기시
키기 위해 설치한다.

⑥ 배관과 헤드 : 배관은 습식과 동일하게 설치한다. 헤드가
상향형일 경우 일반적인 헤드를 사용하나 하향형일 경우
반드시 드라이펜던트형을 사용하여야 한다.

⑦ 공기압력조절기 및 저압경보 스위치 : 건식설비에서 콤프
레셔가 스프링클러설비의 전용이 아닌 경우에 건식밸브와
공기 공급관 사이에 설치되고 수동 또는 자동으로 조정되
며 저압경보스위치는 건식설비의 배관 어느 부분에 공기누
설이 생기거나 헤드가 작동했을 때 저압의 공기분출을 감
지해서 경보하게 장치된 것으로 건식밸브와 공기공급관 사
이에 설치된다.

⑧ 주배수 밸브 : 화재발생으로 인한 작동 또는 밸브시험 후
2차측 배관내의 물을 배수시키는 밸브로서 평상시에는 폐
쇄상태로 유지되며 클레퍼 개방 시에만 2차측의 물을 배수
할 수 있도록 되어 있고 출구는 인위적인 배수밸브의 오동
작으로부터 시스템을 보호하기 위하여 Water Seat 아래쪽
에 설치한다.

⑨ 드라이펜던트형 헤드 : 하향형헤드를 사용해야 하는 경우에는 드라이펜던트형 헤드를 설치하여야 하는데 이는 건식 설비에는 배관 내에 물이 없기 때문에 하향형헤드 설치 시 일단 작동되어 급수가 되면 하향형헤드 내에 물이 들어가 배수를 시키더라도 물이 남아있게 되어 동파될 우려가 있기 때문에 드라이펜던트형헤드를 설치함으로서 동파를 방지할 수 있다.

다) 준비작동식스프링클러설비
(가) 작동원리

① 습식스프링클러설비의 단점을 보완한 것이 준비작동식으로 프리액션밸브의 2차측(방호구역내 배관)은 비어 있는 상태이고 준비작동식밸브 1차측까지 가압수가 공급되어 있어 헤드가 개방되더라도 바로 가압수의 방출이 이뤄지지 않는다. 그러므로 밸브가 개방되기 위해서는 감지기가 반드시 필요하며 감지기의 작동 또는 수동조작에 의해서 밸브가 개방될 때만 2차측으로 급수되어 살수가 이뤄진다.

② 평상시는 2차측으로 가압수의 송수를 차단하는 장치가 되어 있는데 가장 많이 사용하는 방식이 수압식이다. 프리액션밸브에 중간실(중간압력실)이 있어 1차측에서 밀어 올리는 가압수와 균형을 유지하여 클래퍼가 개방되지 못하도록 되어 있다. 프리액션밸브를 작동시키는 것은 이 중간압력실의 가압수를 배출시키는 것을 말하며 배출시키는 방법은 수동개방밸브(긴급해제밸브)의 개방과 솔레노이드밸브를 개방시키

는 방법이 있다.

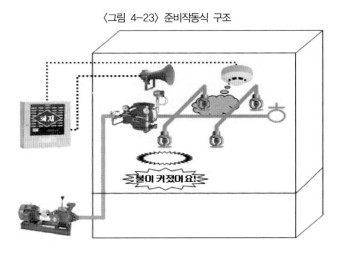

〈그림 4-23〉 준비작동식 구조

(나) 구성요소

① 준비작동식밸브의 1차측과 2차측 개폐밸브 : 준비작동식밸
브를 기준으로 펌프쪽에 설치된 밸브를 1차측, 헤드쪽에
설치된 밸브를 2차측 개폐밸브라고 하며 개폐밸브는 화재
안전기준에서 개폐표시형으로 설치토록 하고 있어서 보통
OS&Y밸브나 버터플라이밸브를 설치하고 있다.

1차측 개폐밸브는 설비의 수리 및 교체를 위해 급수를 차
단하기 위해 설치하며, 2차측 개폐밸브는 설비의 동작시험
을 위해 설치한다. 준비작동식밸브를 점검할 때 점검후 소
화수의 잔류에 의한 동파를 예방하는 방법은 점검할 때 2
차측에 소화수를 급수하지 않는 것이고, 이를 위한 조치가
2차측 개폐밸브를 사전에 폐쇄하는 것이다. 또한 일제개방

밸브도 준비작동식설비와 작동원리가 동일하므로 동작시험시 2차측으로의 송수를 차단하기 위하여 반드시 개폐밸브를 설치하여야 한다.

② 압력계 : 1차측과 2차측에 압력계가 설치되어 있으며 평상시 1차측은 가압수가 공급되어 있으므로 일정압력을 지시하고 있어야 하고 2차측은 대기압(무압)상태이므로 0을 지시하고 있어야 한다. 만약 화재가 발생하지 않은 상태에서 2차측의 압력계가 토출압력을 지시하고 있다면 이미 준비작동식밸브가 개방되었다는 의미이다.

③ 교차회로 감지기 : 2개회로에 설치된 감지기 중 하나의 회로에서 화재를 감지하면 화재경보와 화재표시등만이 점등되고 2개회로의 감지기가 동시에 감지될 경우 솔레노이드밸브 기동신호를 보낸다. 감지기의 오동작에 의한 설비의 작동을 방지하기 위해 감지기의 회로 구성을 교차방식으로 하는 것이다.

〈그림 4-24〉 준비작동식밸브 교차회로방식

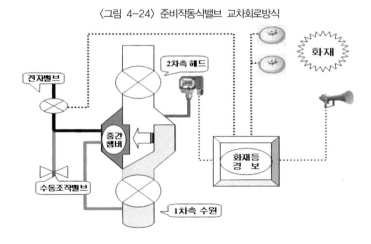

④ 솔레노이드밸브 : 중간실과 배수배관사이를 연결하는 배관에 설치되어 있고 중간실 압력수의 배수를 차단하고 있다. 전원이 공급되면 솔레노이드밸브가 전자식이 되면서 밸브를 차단하고 있는 작은 철심을 끌어올려 밸브를 개방하게 되며 중간실의 압력수를 배수관을 통해 배출시키면 1차측과 중간실의 압력균형이 깨지면서 1차측의 가압수가 2차측으로 송수되면서 프리액션밸브가 작동되는 것이다.

⑤ 긴급해제밸브(수동개방밸브) : 중간실의 가압수를 배수시키는 밸브를 말하며 준비작동식에서는 긴급해제밸브라고도 불린다. 긴급해제밸브를 개방하면 준비작동식밸브가 개방되어 2차측 헤드까지 물이 송수되며 솔레노이드밸브의 고장으로 설비가 작동되지 않거나 수동으로 설비를 작동시킬 경우 조작하는 게폐밸브이다.

〈그림 4-25〉 준비작동식 밸브 내부구조

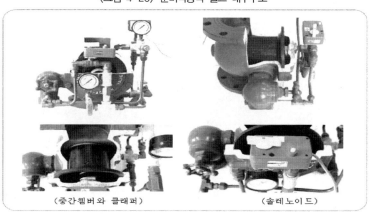

(중간쳄버와 클래퍼)   (솔레노이드)

⑥ 중간실(중간챔버) : 프리액션밸브의 주요 구성부분으로서 프리액션밸브를 기준으로 1차측은 가압수로 2차측은 대기압(무압)으로 되어 있으며 1차측과 2차측 사이에 중간챔버를 설치하여 1차측의 가압수가 2차측으로 송수되지 못하도록 하고 있다. 만약 중간챔버의 가압수가 배수되어 압력균형이 깨어지면 클래퍼가 열리게 되고 2차측으로 물이 흐르게 된다. 이러한 압력의 균형을 유지하기 위해서는 세팅 시 1차측의 가압수를 작은 구경의 배관을 통해 중간챔버로 공급하도록 되어 있으며 챔버에 가입하면 중간챔버와 1차측 사이의 클래퍼가 압력의 균형을 이루어 2차측으로 송수되는 것을 차단하는 기능을 한다.

⑦ 압력수위치 : 습식과 같은 원리이며 지연타이머에 의해 비화재보에 대한 오동작을 방지한다.

⑧ P.O.R.V(Pressure Operation Relief Valve) : 전자밸브 또는 긴급해제밸브의 개방으로 작동된 준비작동식밸브에 1차측의 가압수가 다시 중간챔버로 유입되면 1차측과 중간챔버의 압력이 같아져 클래퍼가 닫힐 수도 있다. 따라서 한번 개방된 클래퍼는 자동 복구되지 않도록 하는 장치가 필요한데 이것이 바로 P.O.R.V이다. 즉 밸브개방 후 중간챔버에 가압수가 유입되어 다시 닫히는 것을 차단하는 기능을 하는 것을 말한다.

⑨ 경보시험밸브 : 준비작동식밸브를 개방하지 않고 화재경보를 시험하는 밸브로서 평상시에는 폐쇄상태로 유지하고 시험시 밸브를 개방하여 화재경보를 시험할 수 있다. 보통 압

력스위치 바로 하단에 설치되어 있다.

⑩ 슈퍼비죠리판넬 : 준비작동식밸브와 함께 설치되어 밸브와 전원의 상태를 감시하고 수동으로 직접 밸브를 개방시킬 수 있는 기능을 가지고 있다. 밸브가 정상상태일 때에는 상단부의 전원표시등만이 점등되고 누수 또는 클래퍼의 정상 복구상태가 아닐 때에는 밸브주위표시등이 점능된다. 기동스위치는 준비작동식밸브를 수동으로 동작시키는 수동스위치의 역할로 기동스위치를 누르면 화재감지기가 동작된 것과 같이 솔레노이드밸브를 작동시켜 준비작동식밸브를 개방시키게 된다.

⑪ 헤드 : 준비작동식은 상향형 헤드만 설치하여야 한다. 하향식으로 할 경우는 드라이펜던트타입의 헤드를 설치하여야 한다.

라) 일제살수식스프링클러설비

(가) 작동원리

① 준비작동식 스프링클러설비와 같으나 준비작동식의 경우 헤드를 폐쇄형으로 사용하기 때문에 화재 시 열에 의해 개방된 헤드에서만 살수가 이뤄지는 국소방출방식인 반면 일제살수식은 살수구역내의 모든 헤드를 개방형으로 설치하기 때문에 일제살수식밸브가 개방되면 살수구역의 모든 헤드에서 소화수가 살수되는 전역방출방식이다.

② 설치장소로는 연소확대우려가 있는 개구부나 무대부에 설치토록 되어 있고 실제 현장에서는 특수장소의 관계인이

안전을 고려해서 준비작동식이나 습식을 설치해도 되는 방호구역임에도 불구하고 살수에 의한 소화효과가 뛰어난 일제살수식을 설치하기도 한다.

③ 대량살수가 이루어지기 때문에 살수에 따른 수손피해가 우려된다.

〈그림 4-26〉 일제개방밸브 구조와 작동

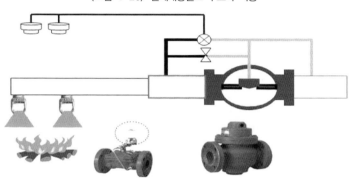

(나) 구성요소

① 일제개방밸브

- 가압개방식 일제개방밸브 : 밸브의 1차측에는 가압송수장치로부터 가압수가 충수되어 있으나 중간실로 연결되는 바이패스 배관에 전자개방밸브 또는 수동개방밸브를 설치하여 압력수가 유입되지 않도록 되어 있다. 따라서 화재발생시 감지기에 의하여 솔레노이드밸브를 개방하거나 수동개방밸브를 개방하면 압력수가 밀려들어가 중간실의 밸브피스톤을 밀어올리고 일제개방밸브가 열려서 가압수

가 일제히 송수되어 헤드로부터 방수되게 된다.
- 감압개방식 일제개방밸브 : 밸브의 1차측 및 중간실까지 가압수가 충수되어 있다가 중간실의 압력이 감압되어 실린 더가 위로 밀려 올라가 일제개방밸브가 열리면서 밸브 2차 측으로 송수되어 개방형헤드로부터 살수가 이루어진다.

② 개폐밸브 : 일제살수식은 개방형 헤드가 설치되어 있으므 로 작동시험시 밸브가 개방되면 2차측으로 송수가 이루어 져 방수구역에 막대한 피해가 예상된다. 따라서 일제개방 밸브는 시험을 위하여 2차측에 다음과 같은 부대설비를 하 여야 한다.
- 2차측에 개폐표시형 밸브를 설치한다.
- 배수배관을 설치하고 입상배수배관과 연결한다.
- 자동배수장치 및 압력스위치를 설치한다.
- 압력스위치는 수신부에서 개방여부를 확인할 수 있어야 한다.

③ 압력스위치 : 일제개방밸브는 밸브 자체에 유수의 흐름을 감지하는 압력스위치가 설치되어 있지 않다. 따라서 방호 구역으로 유수의 감지는 2가지 방법으로 설치하고 있다.

2) 물분무소화설비

(1) 개요

스프링클러보다 높은 압력을 요구하며, 무상으로 살수가 가능토록 설계된 특수한 수계소화설비 형태이다. 이러한 물분무헤드는 높은 압력으로 방출됨으로써 미세한 물입자의 형태로 방출되어 전기적 절연성을 가지며, 주요 설치대상은 위험물 옥외탱크저장소로서 옥외탱크에 화재가 발생했을 경우 연소 확대방지 설비로 사용된다. 위험물(특히 제4류)에 봉상 및 주수형태로 방수하는 것은 보일오버 등의 악영향을 초래하나, 물분무설비는 이러한 영향이 거의 없다고 볼 수 있다. 펌프의 기동과 화재의 감지는 옥내소화전, 스프링클러와 유사하다.

물분무소화설비는 ABC급 화재 전역에 걸쳐 적응성이 있다. 즉 인화성 가스 및 액체류, 전기적 위험(예 : 유입개폐기, 전동기, 케이블트레이, 케이블노선등), 일반가연물(예 : 종이, 목재, 직물 등), 특정한 위험성이 있는 고체등이다.

(2) 물분무소화설비의 소화원리

① 냉각작용 : 미세한 물방울로 인하여 화재 시 화열에 의해 증발하면서 주위의 열을 탈취하여 냉각작용을 한다. 그러나 이는 인화점이 60℃ 미만인 가연성 가스 또는 인화성 액체에서는 적응성이 낮다.

② 질식작용 : 물방울이 화재 시 기화되어 수증기가 되면 화면을 차단하여 산소의 공급을 억제하는 것으로 이 경우는 물분무설비가 화재발생 구역 전체에 설치되어 있고 화재의

강도가 수증기를 충분히 발생시킬 수 있는 상태가 되어야
한다. 한편 방호대상물의 화재성상이 산소를 발생시키는
경우에는 적응성이 낮다.

③ 유화작용 : 비수용성 액체 화재의 경우 물분무입자가 유류
표면에 방사되면 유면에 부딪치면서 산란하여 불연성의 유
화층을 형성하게 되며 이러한 유화층이 유면을 덮는 것을
유화작용이라 한다.

④ 희석작용 : 수용성 액체 위험물의 경우 방사되는 물분무의
수원 공급에 의해 액체 위험물이 비인화성의 농도로 희석
되는 것으로서, 적응성이 있으려면 가연성 물질을 비인화
성으로 만드는 데 필요한 양 이상이 되어야 한다.

(3) 소화효과

① 소화 : 물분무에 의해 냉각, 수증기로 인한 질식, 액체의 유
화 등으로 소화활동에 적용할 수 있다.

② 연소의 제어 : 연소물질에 물분무를 적용함으로써 화재를
제어할 수 있으며, 이 경우는 가연성 물질이 물분무에 의
해 완전히 소화되지 않거나, 또는 완전한 소화가 필요한
곳에 연소의 제어 기능으로 적용할 수 있다.

③ 노출부분의 방호 : 화재 시 건축물의 노출된 부위로부터 전
달된 열을 감소시키거나 제거하기 위해 물분무를 적용할
수 있으며, 방호대상물에 직접적인 물분무의 적용은 효율
적으로 노출부분의 방호를 수행한다.

④ 화재의 예방 : 화재 초기에 화재 요인이 되는 인화성 물질

을 용해, 희석, 확산, 냉각 및 연소의 한계 - 증기 농도로
감소함으로써 화재예방에 적용할 수 있다.

※ 물분무설비의 장·단점

장 점	단 점
1. 소화효과 이외에 연소제어(노출부분의 방호), 연소확대 방지 등에 효과가 있다. 2. 수계소화설비로서 B·C급 화재에 사용할 수 있다. 3. 수손피해가 적다.	1. 다량의 급수체계가 필요하다. 2. 동절기 및 옥외의 경우 동파관계로 사용이 제한된다. 3. 배수처리가 필수적으로 필요하다.

(4) 설치장소 및 적응성

① 적응성 : 물분무설비는 A·B·C급 화재 전역에 걸쳐 적응성이 있다.

- 인화성 가스 및 액체류
- 전기적 위험(예: 변압기, 유입개폐기, 전동기, 케이블트레이, 케이블노선)
- 일반 가연물(예 : 종이, 목재, 직물)
- 특정한 위험성 있는 고체

② 비적응성

- 물에 심하게 반응하는 물질 또는 물과 반응하여 위험한 물질을 생성하는 물질의 저장 또는 취급 장소
- 고온의 물질 및 증류범위가 넓어 끓어 넘치는 위험이 있는 물질을 저장 또는 취급하는 장소
- 운전시에 표면의 온도가 260℃ 이상으로 되는 등 직접

분무를 하는 경우 그 부분에 손상을 입힐 우려가 있는 기계장치

3) 스프링클러소화설비 점검요령

(1) 습식소화설비

가) 습식설비 외관점검

① 1차측 압력계와 2차측 압력계가 일정 압력 이상을 지시하고 있어야 하며, 둘의 압력은 거의 비슷해야 한다.

② 1차측 개폐밸브는 항상 개방되어 있어야 하며, 탬퍼스위치(Tamper Switch)가 설치되어 있어야 하고, 밸브를 폐쇄하였을 경우에는 수신반에서 부저와 함께 밸브 닫힘 표시등이 점등되어야 한다.

　　※ 주의 : 탬퍼스위치는 급수배관에 설치된 모든 개폐밸브에 설치되어 있어야 한다.

③ 알람밸브에 부착된 배수밸브는 폐쇄되어야 하고, 배수밸브를 개방하였을 경우 감압에 의한 펌프의 자동기동과 알람스위치의 유수검지에 의한 싸이렌 경보 및 수신반 화재표시등이 점등되어야 한다.

④ 알람스위치(압력스위치)가 설치되어 있어야 하고, 알람스위치와 알람밸브 본체 사이에는 리타딩챔버와 경보시험밸브가 설치되어 있다. 리타딩챔버가 없는 경우는 오동작 방지 기능을 하는 지연타이머가 수신반에 설치되어 있어야 하며, 지연시간은 20초 정도이다. 경보시험밸브를 개방하였을 경우 싸이렌 경보 및 수신반 화재표시등이 점등되고 부저가

울려야 한다.

〈그림 4-27〉 습식스프링클러 점검사항

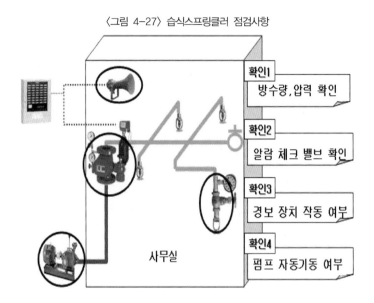

확인1

방수량, 압력 확인

확인2

알람 체크 밸브 확인

확인3

경보 장치 작동 여부

확인4

펌프 자동기동 여부

사무실

나) 습식설비 기능점검

① 말단시험장치의 표시는 말단시험장치 시험밸브함 등으로
구성되어 있다.

② 말단시험장치는 압력계·개폐밸브·개방형 스프링클러헤
드 오리피스(노즐)로 구성되어 있는데, 이 때 주의할 점은
폐쇄형헤드를 설치하거나 개방형이면서 반사판과 프레임
이 제거되지 않은 상태일 경우는 바른 설치방법이 아니므
로 반사판과 프레임을 제거한다.

※ 말단시험장치는 그 층의 배수가 잘되는 곳에 설치되어
있는데, 보통 화장실 또는 세면장 부근에 설치되어 있

는 경우가 많다. 또한 말단시험장치를 개방하는 것은 알람밸브에서 가장 먼 쪽의 스프링클러헤드 1개를 개방시키는 것과 같은 효과를 가지며 말단까지 규정방수압 0.1Mpa 이상이 되고 원활한 방수가 이뤄지는 것을 점검하기 위함이다.

③ 말단시험장치에서 기능점검 절차

- 개폐밸브를 열면 물이 방출된다.

- 방호구역 싸이렌이 울리고 수신반에서 화재표시등 점등과 부저가 울리며 펌프가 자동 기동된다. 이때 싸이렌은 리타딩챔버의 지연시간이 20초 정도이고, 지연타이머가 부착된 경우 지연타이머의 셋팅시간(20초 정도)이 경과한 후에 경보가 울려야 한다.

- 복구는 개폐밸브를 폐쇄하면 자동으로 복구된다.

〈그림 4-28〉 습식밸브 점검

1. 펌프상태 확인
　▪ 수신반 및 동력제어반 - 자동상태
2. 경보
　▪ 수신반에서 자동복구 상태로 전환
3. 밸브 확인
　▪ 1·2차측 밸브 개방, 배수밸브 폐쇄, 경보밸브 개방
4. 작동시험
　① 시험밸브 개방
　② 방수량 및 압력 확인
　③ 경보확인
　④ 펌프기동 확인
　⑤ 시험밸브 폐쇄 및 수신반 복구

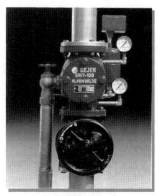

[알람 밸브]

④ 배관 및 헤드의 적정 설치여부 외관점검
  - 스프링클러헤드가 화재안전기준에 적합한지 확인한다.
    ○ 헤드의 설치위치, 작동온도, 이격거리와 살수장애물의 여부
    ○ 헤드의 설치제외 장소 적용 여부
  - 배관이 안전기준에 적합한지 확인한다.
    ○ 교차배관에는 청소구와 수격방지기가 설치되어 있는가
    ○ 가지배관은 말단시험장치가 설치되어 있는가
    ○ 전체 배관은 알람밸브나 준비작동밸브를 향하여 배수가 원활히 될 수 있는가
    ○ 쉽게 배수되기 힘든 부분에 배수밸브는 설치하였는가
    ○ 급수배관상의 모든 개폐밸브에 탬퍼스위치는 부착되어 있고 개폐감시기능은 정상적으로 작동하는가
    ○ 동파 우려가 없거나 확실한 동파방지조치를 하였는가
    ○ 연결송수구는 65mm 이상의 쌍구형으로 설치, 소방펌프차에 의해 쉽게 송수할 수 있는 구조와 위치설정, 송수압력표지, 송수구의 수량 등 모든 것이 적합한가

(2) 준비작동식설비

준비작동식설비는 동파 우려가 있는 장소에 설치하는 스프링클러설비이며, 주요 설치장소는 특수장소의 주차장이다. 준비작동식설비는 프리액션밸브에서 기능점검과 외관점검을 실시하며, 기타 배관 및 헤드에 관한 내용은 습식설비를 참고한다.

가) 준비작동식설비 외관점검

① 감시제어반의 설치장소

주차장에 준비작동식설비가 되어 있는 특수장소는 건물의 규모가 상당히 크다. 이런 건물은 소방시설과 기타 시설을 방재실에서 제어하며 P형과 R형의 수신기가 설치되어 있다. 방재실이 없는 경우 수신기는 관리실, 경비실, 기계실 등에 설치되어 있다.

② 프리액션밸브 설치장소

프리액션밸브는 주차장 구역의 출입구 가까운 곳에 있으며, 실내에 있는 경우 표지(프리액션 밸브실)가 부착되어 있다.

③ 외관점검하기

- 압력계 확인

  프리액션밸브는 2차측이 대기압(무압)으로 유지된다. 2차측 압력계는 0을 지시하고 있어야 하며, 1차측 압력계는 일정 압력을 지시하고 있으면 된다.

- 개폐밸브 개폐상태 확인

  ○ 배수밸브 : 폐쇄, 1차측 개폐밸브 : 개방, 2차측 개폐밸브 : 개방, 경보시험밸브 : 폐쇄, 중간쳄버 가압밸브 : 폐쇄

- 프리액션밸브 관리상태 확인

  외관상 청결해야 하고, 보온재가 손상되어 있지 않아야 한다. 또한 누수되고 있는 부분이 없어야 하며, 동파 및 외부 충격 등에 의해 파손된 부분은 없는지 확인한다.

나) 준비작동식설비 기능점검

① 2차측 개폐밸브 폐쇄

준비작동식스프링클러설비의 특징은 동파 우려가 있는 장소에 설치된다. 방호구역에 설치된 배관과 헤드에 소화수가 잔류될 경우 동파 우려가 있으므로 기능점검시 2차측에 송수하지 않는 것이 바람직하다. 화재안전기준에서는 배수가 원활하도록 요구하고 있으나, 실무에서는 간혹 그렇지 못한 경우가 있으므로 처음부터 송수시키지 않는 것이 바람직하다.

〈그림 4-29〉 준비작동식 점검

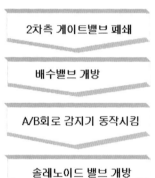
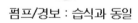
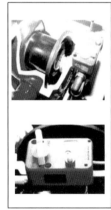
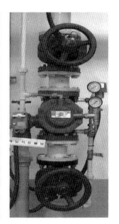

② 배수밸브 개방

프리액션밸브에 부설된 배수밸브를 개방시켜 놓아야 준비작동식 밸브가 작동했을 때, 가압수가 외부로 토출된다.

③ 프리액션밸브의 작동

- 프리액션밸브를 작동시키는 방법은 여러 가지가 있다.

  i 방호구역 내 교차회로 감지기 작동

  ii 감시제어반에서 교차회로 동작시험

  iii 감시제어반에서 솔레노이드밸브 기동버튼 조작

  iv 슈퍼비죠리판넬 기동버튼 조작

  v 긴급해제밸브(수동개방밸브) 개방

  ※ 위의 i~iv는 솔레노이드밸브를 개방시켜 설비를 작동하는 방법이고, v는 수동으로 개폐밸브를 개방시켜 작동하는 방법이다. 준비작동식밸브가 설치된 구역에 전원이 모두 차단될 경우 설비를 작동시키는 방법은 긴급해제밸브를 수동 개방하는 방법뿐이다.

〈그림 4-30〉 준비작동식 작동방식

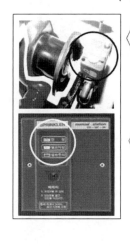
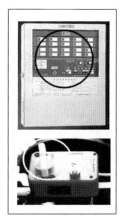

감지기 A,B회로의
작동에 의한 방법
(솔레노이드 개방)

수신반 감지기 동작시험
기동스위치에 의한 방법

슈퍼비조리판넬의
기동스위치에 의한 방법

준비작동밸브의
수동조작밸브 개방

④ 설비의 작동상황 확인

프리액션밸브를 작동시키면 다음과 같이 설비가 작동한다.

- 감지기 또는 알람스위치에 의한 싸이렌 경보와 화재구역표시등 점등된다.

- 솔레노이드밸브 및 긴급해제밸브 개방에 의한 밸브 개방과 펌프 자동 기동한다.

〈그림 4-31〉 준비작동식 점검

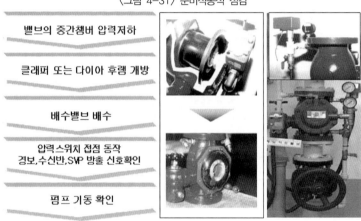

밸브의 중간챔버 압력저하

클래퍼 또는 다이아 후램 개방

배수밸브 배수

압력스위치 접점 동작
경보,수신반,SVP 방출 신호확인

펌프 기동 확인

⑤ 설비의 복구

- 주펌프 정지 : 주펌프는 한번 기동하면 정지하지 않으므로 수동으로 정지한다.

- 1차측 개폐밸브를 폐쇄 : 밸브를 폐쇄하여 더 이상 2차측으로 물이 송수되지 않도록 한다.

- 프리액션밸브 2차측의 소화수를 배수시킨다.

- 프리액션밸브를 작동시킨 방법에 따라 설비를 복구한다. 예를

들면 방호구역에 교차회로감지기를 작동시킨 경우 감지기가 복구되어야 프리액션밸브가 셋팅된다.

- 프리액션밸브 셋팅 : 셋팅밸브를 개방하면 중간실에 가압수가 차면서 1차측 압력계는 일정압력이 차고, 2차측 압력계는 0을 지시한 상태가 되면서 셋팅된다. 셋팅 후 밸브는 다시 폐쇄시킨다.
- 1차측개폐밸브 개방 : 이때 밸브 개방은 서서히 한다.
- 2차측개폐밸브 개방
- 배수밸브 폐쇄로 복구 완료

〈그림 4-32〉 준비작동식 복구순서

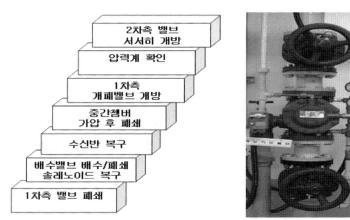

3. 포소화설비의 특성 및 점검요령

(1) 개요

포소화설비는 물로서 소화가 곤란한 방호대상물에 소화를 목적으로 개발된 설비로서 물과 포소화약제가 일정비율로 혼합된 수용액이 공기에 의하여 발포되고, 이 미세한 기포가 연소물질의 표면을 덮어 공기를 차단하는 질식효과에 의해 소화하는 설비이다. 포소화설비는 종류별로 약간의 차이가 있으나, 혼합장치와 헤드를 제외한 기본적인 설비시스템과 작동원리는 일제개방형스프링클러설비와 유사하다.

〈그림 4-33〉 포소화설비 계통도

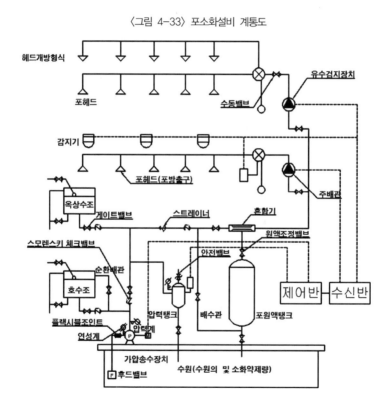

(2) 포소화설비의 소화 원리

- 질식작용 : 포가 유면에 방사되면 연소면을 뒤덮어 산소 공급을 차단함으로써 질식작용을 하게 된다.
- 냉각작용 : 포는 수용액 상태이므로 방호대상물에 방출되면 주위의 열을 흡수하여 기화<물의 증발잠열: 2255KJ/Kg(539Kcal/Kg)> 하면서 연소면의 열을 탈취하는 냉각작용을 한다.

(3) 포소화설비의 구성

가) 포헤드(홈워터스프링클러설비, 포헤드설비) : 제개방형스프링클러설비와 다른점은 포혼합장치가 있다는 것과 약제가 방출되는 헤드에 홈워터스프링클러헤드나 포헤드가 설치된다는 것이며 기본 구조원리는 일제개방형스프링클러설비와 비슷하다.

나) 포혼합장치(Proportioner) : 가압수와 포원액을 혼합하여 포수용액을 만드는 장치를 말하며 포가 방출될 때는 이러한 포수용액이 포방출구를 통해서 폼(FOam)이 생성되는 것이다.

다) 개방밸브 : 방호구역 또는 방호대상물에 포를 공급하는 배관에 설치하는 개폐밸브를 말하며 펌프를 기준으로 화재가 발생한 구역이나 대상물에 포를 집중 공급하기 위해 화재가 발생하지 않은 구역이나 대상물에 포가 공급되는 것을 차단하기 위해 설치한다.

① 자동개방밸브 : 화재감지장치의 작동에 의하여 기계장치 또는 전기장치에 의하여 자동으로 개방되는 것을 말한다.
② 수동개방밸브 : 화재 시 쉽게 접근할 수 있는 곳에 설치하여 수동으로 작동할 수 있는 밸브를 말한다.

〈그림 4-34〉 포소화설비 구성요소

① 수원 및 포원액 탱크
② 가압송수장치
③ 배관
④ 헤드 및 포 방출구
⑤ 기동장치 및 제어반

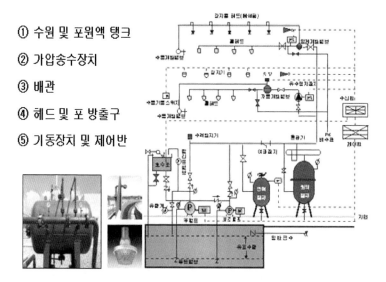

라) 기동장치

① 수동식 기동장치 : 직접조작 또는 원격조작에 의하여 가압
송수장치·수동식개방밸브 또는 소화약제 혼합장치를 기
동할 수 있는 것을 말한다. 2이상의 방사구역을 가진 포소
화설비인 경우에는 방사구역을 선택할 수 있는 구조로 되
어 있다.

② 자동식 기동장치 : 자동화재탐지설비 감지기의 작동 또는
폐쇄형 스프링클러헤드의 개방과 연동하여 가압송수장치·
일제개방밸브 및 포소화약제 혼합장치를 기동시킬 수 있도
록 되어 있다.

마) 자동경보장치 : 자동화재탐지설비와 폐쇄형헤드 개방에 의해 발신되는 음향경보장치를 말한다. 방사구역마다 일제개방밸브와 그 일제개방밸브의 작동여부를 송신하는 발신부를 설치하고 상시 사람이 근무하는 장소에 수신기를 설치하며 수신기에는 폐쇄형 스프링클러헤드의 개방 또는 감지기의 작동여부를 알수 있는 표시장치를 설치하여야 한다. 그리고 하나의 소방대상물에 2이상의 수신기가 있는 경우 수신기가 설치된 장소에서 상호 간 통화가 가능하도록 설치해야 한다.

(4) 포소화설비의 종류(방출구에 의한 차이)

가) 고정포 방출설비 : 고정포 방출구는 포소화약제를 방출하는 것으로서 인화성액체 저장탱크의 측판에 고정 설치하여 발생한 포를 탱크 안의 연소액면에 방출하는 설비로서 I형, II형, 특형, III형(표면하 주입식), IV형 5종류가 있다.

① I형 : 방출된 포가 유면상에서 신속히 전개되도록 유면상을 덮어 소화작용을 하도록 통, 계단 등의 부속설비가 있는 포방출구로서 콘루프탱크에 설치한다.

② II형 : 반사판을 부착하여 방출된 포가 반사판에서 반사하여 탱크 내면의 벽을 따라 흘러들어가 유면을 덮도록 한 방출구로서 콘루프탱크에 설치한다.

〈그림 4-35〉Ⅰ형 방출구

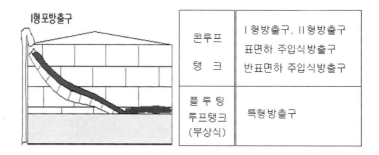

방출된 포가 위험물과 섞이지 아니하고 탱크 속으로 흘러 들어가 소화작용을 하도록 된 통, 계단 등의 설비가 된 방출구

콘루프 탱 크	Ⅰ형방출구, Ⅱ형방출구 표면하 주입식방출구 반표면하 주입식방출구
플 루 팅 루프탱크 (부상식)	특형방출구

〈그림 4-36〉Ⅱ형 방출구

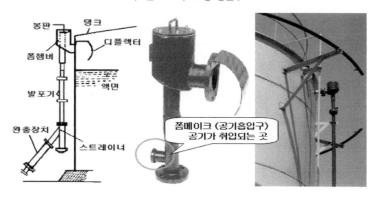

③ 특형 : 탱크 측면으로부터 0.9m 이상의 굽도리판을 1.2m 떨어
진 곳에 설치하고 양쪽 사이의 환상부위에 포를 방사하는 고
정포방출구로서 플로팅 루프탱크에 설치한다.

부상식 탱크에 사용하는 방출구로서 탱크의 측면과 굽도리판에
의하여 형성된 환상부분에 포를 방출하여 소화작용

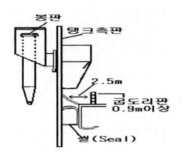
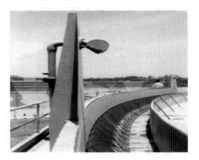

※ 폼챔버의 봉판 이란

폼챔버에는 가연성 증기가 역류하는 것을 방지하기 위하여 토
출구를 밀폐하며, 화재 시 포수용액이 가압하면 봉판이 파괴되
어 폼을 탱크내로 방사시킨다.

토출구를 밀폐하는 봉판은 납, 주석, 유리, 석면 등을 사용하
며, 포수용액 방출시 작은 압력에 의해서 깨질 수 있도록 한다.
또한 평상시는 흘러넘친 위험물이 고정포방출구 및 송액관 내
에 침입하지 않도록 기능을 한다.

④ III형(표면하 주입식) : 옥외탱크 화재 시 표면 주입식의 경우는
화재로 인하여 탱크 측면에 설치된 폼챔버가 파손되는 단점이
있으며, 또한 초대형 탱크에서는 표면에서 주입하는 기존의 방
식으로는 유효한 소화가 곤란하다. 따라서 NFPA에 의하면 비
등하는 액체일 경우 포의 유효 방호거리를 30m로 간주하므로

직경 60m 이상의 탱크는 표면하 주입식을 권장한다.

〈그림 4-38〉 표면하 방식

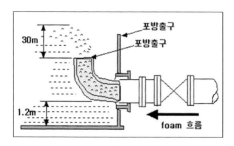

탱크 하부에서 포를 방출하여 포가 탱크안의 유류를 통해서
표면으로 떠올라 소화작용을 하도록 한 포방출구

❖ 적 용
콘루프 탱크의 대기압 탱크,
직경 60m이상 탱크
❖ 설치해서는 안되는 탱크
압력이 걸리는 탱크, 플루팅
루프 탱크, 수용성액체 탱크
❖ 설비의 특징
화재촉진방지 / 확산속도가
빠름/방출구 파괴우려 없음
/ 내유성이 큰 약제

30m

포방출구
포방출구

1.2m

foam 흐름

○ 특징

　- 콘루프탱크와 같은 대기압 탱크에 가장 효과적이다.

　- 플로팅루프탱크, 수용성액체 위험물, 점도가 높은 액체 위험
　　물 등에서는 사용하지 않는다.

○ 장점

　- 화재 시 탱크가 변형되어도 포 주입에 영향이 적다.

　- 바닥에서 포가 부상하면서 탱크 유면의 온도를 저하시킨다.

　- 포가 유면상 넓고 고르게 퍼질 수 있다.

○ 단점

　- 표면하 주입식은 방사압이 높아 수용성 액체 위험물의 경우
　　포가 파괴되기 쉬운 관계로 사용하지 않는다.

　- 포를 하부에서 주입하므로 플로팅루프탱크는 포가 균일하게

방사되지 않는다.

- 포가 액면에서 부상하므로 유류에 오염되는 포는 사용할 수
없다.

- 표면하 주입식은 탱크 유압에 대항하여 높은 압력으로 주입
하여야 한다.

- 높이 18m의 경우 $1MPa$이상의 압력이 필요하다.

- 포방출구의 높이는 탱크 바닥에 고인 물 높이 이상 위치에
설치하여야 한다.

⑤ IV형(반표면하 주입식) : 표면하 주입식을 더욱 개량한 것으로
표면하주입식이 포 방출시 포가 탱크 바닥에서 액면까지 떠오
르면서 유류에 오염되어 파괴되므로 이로 인하여 소화효과가
저하되는 것을 막기 위하여 개발된 방식으로 호스가 액체 표
면에 떠올라 포를 방출한다.

○ 작동방법

- 내유성 있는 호스가 Container 속에 넣어져 Cap으로 봉합되
어 탱크내 액체로부터 보호되고 있으며, 호스 입구와 출구는
Air shock pipe로 우회(By-pass)되고 있다.

- 화재 시 배관 내에 포가 공급되면 공기가 압축되어 shock
pipe를 통하여 Cap을 깨뜨린다.

- 이때 포 압력에 의해 호스가 액체 표면에 떠올라 포를 방출
한다.

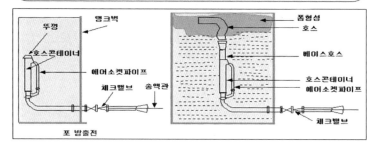

〈그림 4-39〉 반표면하 방식

호스입구와 출구에 Shock Pipe 가 By-pass 되어 있어서 화재시 배관내에 포가 공급되면 배관내에 차있던 공기가 압축되어 Shock Pipe를 통하여 캡을 터트려서 포압력에 의해 호스가 액체 표면으로 포를 방출한다.

○ 장점

  - 포가 유류에 오염 및 파괴되는 것을 방지한다.

  - 화재 시 탱크 상부가 변형되어도 포 주입에 영향이 적다.

  - 포가 유면상에 넓고 고르게 퍼질 수 있다.

  - 불화단백포 이외에 수성막포를 사용할 수 있다.

나) 포 소화전설비 : 화재 시 쉽게 접근하여 소화작업을 할 수 있는 장소 또는 방호대상이 고정포방출설비방식으로는 충분한 소화효과를 얻을 수 없는 부분에 설치하는 설비

다) 포호스릴 방식 : 포를 직접 방사하는 호스릴을 이용한 이동식 보조적인 설비로서 토출량이 적도 취급이 간편한 간이설비이다.

라) 포헤드방식 : 소방대상물에 고정식 배관을 설치하고 포헤드에 의해 포를 방사하는 고정식설비이다. 포헤드 종류로는 포워터스프링 클러헤드, 포헤드 2종류가 있다.

(5) 포소화약제의 종류 및 특성

포소화약제는 소화력이 우수하고 경제성이 있어야 하며 화염에 대한 내열성과 내유성이 강해야 한다. 또한 연소하는 유면상을 자유로이 유동하여야 하고 표면에 점착하는 특성이 있어야 한다. 특히 환경오염이 적고 약 제자체가 독성이 없거나 낮아야 하며 안정성을 가지고 있어야 한다. 포소화약제는 화학포와 기계포로 구분하는데 그 내용은 다음과 같다.

가) 화학포

소화약제의 반응식은 아래와 같으며 반응 후 CO_2가스가 발생한다. 약제는 분말상태나 수용액상태로 저장하여 사용한다.

$$Al_2(SO_4)_3 \cdot 18H_2O + 6NaHCO_3$$
$$\Rightarrow 3Na_2SO_4 + 2Al(OH)_3 + 6CO_2 \uparrow + 18H_2O$$

나) 기계포

① 단백포

동물 등에서 추출해낸 유기물질로서 주로 천연 단백인 짐승의 뼈, 뿔 등을 주원료로 하여 제조한다. 흑갈색의 특이한 냄새가 나는 점도가 있는 약제이다.

② 불화 단백포

단백포에 불소 계통의 계면활성제를 소량 첨가한 것으로, 단백포의 장점인 내열성과 안정성이 높은 유동성을 겸하게 된다.

단백포는 드라이케미칼이나 탄화수소계 계면활성제, 알콜형포액과 병용하지 못하는 데 반하여, 불화단백포는 이들 물질과 병용할 수 있다는 것이 특징이다. 또한 내화성·내유성·유동성이 좋아 소화속도가 빠르고, 기름에 오염되지 않으며, 경년기간이 길고, 열에 의해 소멸되지 않아 대형유류 탱크에 가장 적합하지만, 가격이 비싸다는 것이 흠이다.

장 점	단 점
1. 단백포는 안정성이 높고 내열성이 우수하여 화재 시 포가 잘 소멸되지 않는다. 2. 포층이 장시간 유면에 남아 있어 재연소방지효과가 우수하다.	1. 포의 유동성이 낮아 유면을 덮는 데 시간이 걸리며 이로 인하여 소화의 속도가 낮다. 2. 유류에 대한 내성이 약하여 오염되기 쉽다. 3. 변질, 부패의 우려가 있어 경년기간이 짧다.

③ 계면활성제포

계면이란 표면을 의미하며 계면활성제란 표면장력을 현저하게 감소시키는 물질로서 이로 인하여 액체의 응집력이 낮아져서 침투성 및 기포성의 특징을 갖게 된다.

④ 합성계면활성계포

계면활성제를 기제로 하여 기포 안정제를 첨가하여 제조한 것으로 고발포용과 저발포용의 2가지가 있다.

장 점	단 점
1. 저발포에서 고발포까지 팽창비를 조정할 수 있어 액체화재뿐 아니라 기체 및 고체 등 광범위한 화재에 사용할 수 있다. 2. 단백포에 비해 장기간 보존하여도 품질의 열화가 적다. 3. 포의 유동성이 좋아 단백포보다 소화속도가 빠르다.	1. 내유성이 떨어지므로 포층이 급격히 소멸하여 유면이 노출된다. 2. 대규모의 유류저장 탱크화재에는 부적합하다.

⑤ 수성막포

불소계 계면활성제의 일종으로 액면상에서 수용액 상태의 박막 즉, 수성막을 형성하게 되며 대표적인 상품으로는 미국 3M사의 Light water가 있다.

장 점	단 점
1. 화학적으로 매우 안정되며 장기 보존이 가능하다. 2. 타 약제에 비해 유동성이 좋아 소화속도가 매우 빠르다. 3. 영하에서도 포의 유동이 가능하다.	1. 내열성이 낮아 고온의 비등상태인 유면에서는 포가 파괴되기 쉽다. 2. 고발포로 사용할 수 없다.

⑥ 알코올포

수용성 용제에 기계포를 방사하면 포는 수용성 물질이므로 발포된 거품이 액체에 닿는 순간 즉시 파괴되어 소화가 불가능해진다. 따라서 알코올류 등의 수용성 용제는 별도의 알코올형포를 사용하여야 한다.

 ○ 첨가물 : 알코올류, 에테르류, 케톤류, 에스테르류, 아민류

장 점	단 점
수용성 용제류에 포가 파괴되지 않는다.	수용성 용제 이외에는 사용할 수 없다.

(5) 포소화약제 팽창비

① 저발포 : 팽창비가 20 이하인 가장 일반적인 형태의 포로서 저발포의 경우는 보통 포헤드 및 홈워터스프링클러헤드를 사용한다. 또한 단백포나 불화단백포, 수성막포 등을 사용하며 주차장의 경우 포소화전과 호스릴포는 저발포여야 한다.

$$팽창비 = \frac{발포된\ 포의\ 체적}{포수용액체적}$$

② 고발포 : 팽창비 80 이상 100 미만인 포로서 합성계면활성제포를 사용하며 발포장치를 사용하여 강제로 발포를 시킨다. 고발포는 일반적으로 고발포용 고정포방출구를 사용하며 넓은 장소의 급속한 소화, 지하층 등 소방대의 진입이 곤란한 장소등 A급 화재에 적합하다. 고발포의 장점으로는 화재현장에 신선한 공기를 공급하면서 화재를 소화하므로 질식의 우려가 적다. 따라서 지하층이나 지하갱도, 지하가 등에 적합하다. 또한 고팽창포로서 빠른 시간에 포가 채워지므로 넓은 장소의 급격한 소화, 소방대의 진입이 곤란한 장소 등에 매우 효과적이다. 반면 단점으로는 수막이 매우 적어서 유류에 대한 내성 및 바람에 대한 저항력이 약하여 B급화재에서 소화효과가 떨어지며, 옥내에서는 효과가 있으나 옥외설비에서는 기후의 영향을

많이 받는다.

(6) 포소화설비 혼합장치

포소화약제 혼합장치는 물과 포약제를 혼합하여 포수용액을 만드는 장치로서 3% 및 6%형이 있으며, 비례혼합장치(Proportioner)가 부착되어 있다. 비례혼합장치는 방사 유량에 비례하여 소화 원액을 지정농도 범위 내로 혼합시키는 성능을 가지고 있다. 포소화약제가 혼합되는 것은 유수가 탱크내 압입되어 약제를 밀어내는 힘과 오리피스에 의한 약제 흡입의 2가지에 의해 이루어진다.

가) 혼합장치의 종류 및 구조

포소화설비 혼합장의의 종류는 4가지가 있는데 라인 프로포셔너방식(Line Proportioner), 펌프 프로포셔너방식(Pump Proportioner), 프레져 프로포셔너방식(Pressure Proportioner), 프레져 사이드 프로포셔너방식(Pressure Side Proportioner)이다.

① 라인프로포셔너방식(Line Proportioner)
- 특징 : 송수배관 도중에 오리피스형태의 혼합기를 접속하여 벤추리효과를 이용해 유수중에 포약제를 흡입시켜서 지정농도의 포수용액으로 조정하여 발포기로 보내주는 방식이다.
- 적용 : 소규모 또는 이동식 간이설비에 사용되는 방법으로 일명 관로혼합방식이라 한다. 포소화전 또는 한정된 방호대상물의 포소화설비에 적용한다.

펌프와 발포기의 배관도중에 설치된 벤추리관의 벤추리 작용에 의하여 포소화약제를 흡입, 혼합하는 방식

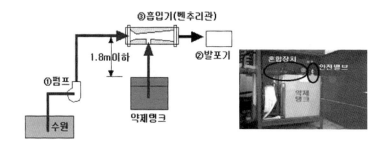

- 장·단점

장점으로는 가격이 저렴하고 시설이 용이하다. 그러나 혼합기를 통한 압력손실이 1/3 정도로 매우 높고, 이로 인하여 혼합기의 흡입 가능 높이가 제한된다. 또한 혼합 가능한 유량의 범위가 좁다. 따라서 포소요량이 현저히 다른 방호대상물과는 같이 사용이 불가하다는 단점이 있다.

② **펌프 프로포셔너방식(Pump Proportioner)**

- 특징 : 펌프의 토출측과 흡입측 사이를 바이패스배관으로 연결하고 그 바이패스 배관 도중에 혼합기와 포약제를 접속한 후 펌프에서 토출된 물의 일부를 보내고 벤츄리 작용에 의해 포원액이 흡입된다. 이때 포약제 탱크에서 농도조절밸브를 통하여 펌프 흡입측으로 흡입된 약제가 유입되어 이를 지정 농도로 혼합하여 발포기로 보내주는 방식이다.

- 적용 : 화학소방차 등에서 주로 사용하는 방식이다.

펌프의 토출관과 흡입관 사이에 설치한 흡입기에 펌프에서 토출된 물에 일부를 보내고, 농도조정 밸브에서 조정된 약제의 필요량을 약제탱크에서 펌프 흡입측으로 보내 이를 혼합하는 방식

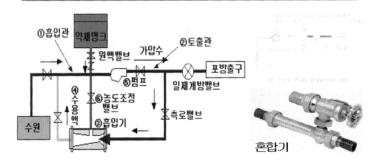

혼합기

- 장·단점

장점으로는 원액을 사용하기 위한 손실이 적고 보수가 용이하다. 단점은 펌프의 흡입측 배관 압력이 거의 없어야 하며 압력이 있을 경우 원액의 혼합비가 차이가 나거나 원액탱크 쪽으로 물이 역류할 수 있다.

③ 프레져 프로포셔너방식(Pressure Proportioner)

- 특징 : 펌프와 발포기간의 배관 중간에 포소화약제 저장탱크 및 혼합기를 설치하여 약제탱크로 소화용수를 유입시켜 소화용수의 수압에 의한 압입과 혼합기의 벤츄리효과에 의한 흡입을 이용한 것으로 약제 탱크에는 격막이 있는것과 없는 것의 2종류가 있다. 이 방식의 장점은 혼합기에 의한 압력손실이 적고 혼합 가능한 유량범위는 50-200%로 1개의 혼합기로 다수의 소방대상물을 어느 정도 충족시킬 수 있다. 단

점으로는 물과 비중이 비슷한 소화약제(수성막포등)에는 혼
합에 어려움이 있으며 혼합비에 도달하는 시간이 다소 소요
되고 격막이 없는 저장탱크의 경우 물이 유입되면 재사용이
불가능해진다.
- 적용 : 포소화설비의 가장 일반적인 혼합방식으로 일명 가압
혼합방식이라 한다.

〈그림 4-42〉 격막이 있는 방식

펌프와 발포기의 중간에 설치된 벤츄리관의 벤츄리작용과 펌프 가압수의
포소화약제 저장탱크에 대한 압력에 따라 포소화약제를 흡입 혼합하는 방식

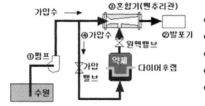

① 혼합기 압력손실이 적다
② 용량제한(800리터 이하)
③ 대유량 방호에 부적합
④ 약제의 반영구적
⑤ 격막 부식우려

〈그림 4-43〉 격막이 없는 방식

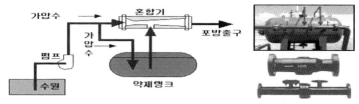

☐ 탱크에 물이 유입되므로 약제 재 사용 불가
☐ 약제 비중이 차이가 날 경우 혼합 의 문제점
☐ 약제 사용후 반드시 탱크 청소후 보충

④ 프레져 사이드 프로포셔너방식(Pressure Side Proportioner)
- 특징 : 가압송수용 펌프 이외에 별도의 포원액용 펌프를 설치하고 원액을 송수관 혼합기에 보내어 적정농도로 포수용액을 만든 후 발포기로 보내는 방식으로 원액펌프의 토출압이 급수펌프의 토출압보다 높아야 한다. 이 방식의 장점으로는 소화용수와 약제의 혼합 우려가 없어 장기간 보존이 기능하고 혼합기를 통한 압력손실이 낮다. 그러나 시설이 거대해지며 설치비가 비싸고 원액펌프의 토출압력이 급수펌프의 토출압력보다 낮으면 원액이 혼합기에 유입되지 못한다는 단점이 있다.

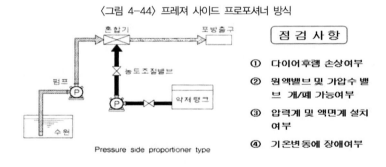

〈그림 4-44〉 프레져 사이드 프로포셔너 방식

- 적용 : 비행기 격납고, 대규모 유류저장소, 석유화학 플랜트 시설 등과 같은 대단위고정식 포소화설비에 사용하며 일명 압입혼합방식이라 한다.

4) 포소화설비 점검요령

(1) 외관점검
가) 점검 일반사항

① 수원, 가압송수장치, 배관, 일제개방밸브 등의 점검은 옥내 소화전과 스프링클러설비를 참조하고, 포소화전, 호스릴포 설비에 대한 점검은 옥내소화전을 참조한다.

② 호스릴포의 유효방호면적이 적정하고, 호스릴포를 보호하고 있는 함의 위치, 구조 등이 적정하고 청결하며, 비치품 등은 기준에 적합한지 확인한다.

③ 고정포방출구설비는 탱크의 외벽에 배관이 구성되어 있으므로 외관에 설치해야 하는 구성품이 적정한지 확인한다.

④ 포헤드(포워터스프링클러헤드 및 포헤드방식)는 일제개방 형스프링클러설비를 참조한다.

⑤ 포모니터설비 등 그 외 포방출구에 대한 점검은 그 설비의 설치목적에 적합한지 확인하고 관리 유지상태를 확인한다.

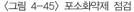

〈그림 4-45〉 포소화약제 점검

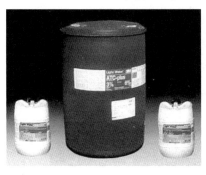

1. 약제의 침전량
2. 약제의 변질여부 확인
3. 포의 환원시간 측정
   가. 팽창비
   나. 점도측정
   다. 타 약제와 혼합여부
4. 약제의 보충 및 교환시기
5. 대상물에 따른 적응성

나) 포소화약제 점검

포소화설비는 최초 소화시설 설치 이후 기능시험을 실시한다면 포원액이 물과 혼합되어 재충전이 필요하거나 부식방지를 위한 배관의 청소 등이 요구된다. 따라서 포원액의 장기 저장 등으로 변질이나 발포효율이 현저히 떨어지는 경우가 발생할 수 있으므로 소화약제는 주기적으로 점검해야 한다.

① 포원액의 침전상태나 변질여부 등을 확인한다.
② 포원액과 물을 혼합하여 발포시킨 후 발포효율과 파포현상, 팽창비 등을 조사한다.
③ 대상물에 따른 포원액의 적응성 여부를 확인한다.
   수용성 위험물에는 내알콜형포를 저장하여야 하며, 방출방식(표면하, 반표면하 방식), 탱크의 크기, 종류에 따라 적절한 약제를 저장하고 있는가를 확인한다.

〈그림 4-46〉 포헤드방식 점검

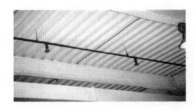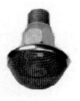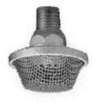

■ 헤드의 설치간격은 적절한가
■ 헤드의 주변 살수장애가 되는 물건은 없는가
■ 헤드 분사망에 이물질은 없는가
■ 헤드의 손상 및 부식여부
■ 헤드의 설치각도 불량 및 변형 등으로 방사거리 적정여부

다) 포소화설비 시스템 점검

① 수원의 적정 여부를 확인하다.

- 위험물 탱크 소화에 필요한 양 + 송액관 양 + 보조포소
화전의 양 등

② 포방출구와 홈헤드 등 설비의 특성을 고려한 적합여부를
확인한다.

③ 펌프의 용량과 배관의 각종 밸브 개폐여부를 확인해야 한다.

④ 포헤드의 설치개수와 배치의 적절성 등을 확인하다.

〈그림 4-47〉 포헤드 설계방식 검토

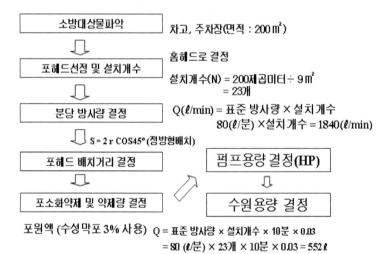

소방대상물파악 — 차고, 주차장(면적 : 200㎡)

포헤드선정 및 설치개수 — 홈헤드로 결정
설치개수(N) = 200제곱미터 ÷ 9㎡
= 23개

분당 방사량 결정 — Q(ℓ/min) = 표준 방사량 × 설치개수
80(ℓ/분) × 설치개수 = 1840(ℓ/min)

S = 2 r COS45° (정방형배치)

포헤드 배치거리 결정

펌프용량 결정(HP)

포소화약제 및 약제량 결정

수원용량 결정

포원액 (수성막포 3% 사용) Q = 표준 방사량 × 설치개수 × 10분 × 0.03
= 80 (ℓ/분) × 23개 × 10분 × 0.03 = 552ℓ

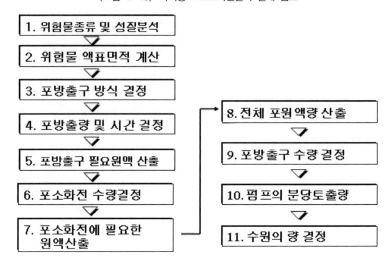

〈그림 4-48〉 옥외탱크 포소화전설비 설계 검토

1. 위험물종류 및 성질분석
2. 위험물 액표면적 계산
3. 포방출구 방식 결정
4. 포방출량 및 시간 결정
5. 포방출구 필요원액 산출
6. 포소화전 수량결정
7. 포소화전에 필요한 원액산출

8. 전체 포원액량 산출
9. 포방출구 수량결정
10. 펌프의 분당토출량
11. 수원의 량 결정

(2) 기능점검 및 작동

모든 소화설비에서 설비의 이상유무를 확인하기 위해서는 반드시 기능점검을 하는 것이 바람직하나, 포소화설비의 경우는 기능·작동 시험시 다음과 같은 제약이 따른다.

① 수원과 포원액은 분리하여 저장하는데 기능시험시 물과 포원 액이 혼합되므로 방출시험 후 발포효율이 현저히 떨어지거나 변질될 우려가 있으며, 포원액을 재충전해야 한다.
② 고정포방출구나 홈헤드는 개방형이기 이기 때문에 방출시험시 해당 방호구역 또는 방사구역에 막대한 수손피해를 초래할 우 려가 있다.
③ 포소화약제는 부식성이 강하므로 방출시험 후 배관부식을 방 지하기 위해서는 반드시 배관청소를 해야 한다.

따라서 위와 같은 제약으로 인하여 방출시험이 가장 바람직하나 실무에서 기능·작동시험은 다음 방법을 고려해 볼 수 있다.

가) 포헤드방식의 기능시험

① 기능시험 전 조치사항

포소화설비는 일제살수식과 동일하게 방호구역 화재 시 폼을 방사하여 질식소화하기 위함이다. 따라서 "화재 시 포수용액이 방출되는가? 폼이 형성되는가?" 2가지를 확인하는 것이 중요하며, 방출시험시 안전을 위하여 다음과 같이 조치한다.

- 일제개방밸브의 2차측 개폐밸브는 폐쇄상태로 하고 배수배관으로 토출시험을 한다.
- 포원액저장탱크 약제방출 배관의 밸브는 폐쇄시킨 후 시험한다.

포원액탱크의 밸브는 개방상태로 실시하여도 되나, 가급적 물과 약제의 혼합을 방지하기 위하여 폐쇄시킨 후 방출시험을 하는 것이 바람직하다. 포원액의 발포여부는 시료를 채취하여 라인프로포셔너 방식으로 발포여부를 확인할 수 있으며, 포를 방출하여 시험할 경우에는 일제개방밸브의 배수배관에서 포수용액을 채취하여 발포시험을 한다.

② 시험작동 순서
- 일제개방밸브의 2차측 개폐밸브를 폐쇄한다. 2차측은 개방형헤드가 설치되어 있기 때문에 2차측으로 송수시 수손피해를 방지하기 위함이다.

- 배수밸브를 개방한다. : 2차측 개폐밸브 폐쇄로 방출시험시 수용액을 배출하기 위함이다.
- 유수검지장치(일제개방밸브)의 수동기동장치 또는 수동조작 밸브를 작동한다.
- 밸브의 개방여부, 경보발생여부, 수용액 토출여부, 펌프작동 여부, 수신반 작동표시 여부 등을 확인한다.
- 펌프 수동정지후 충분한 물을 보내어 배관청소를 실시한다.
- 기능시험 역순으로 복구한다.

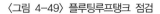

〈그림 4-49〉 플루팅루프탱크 점검

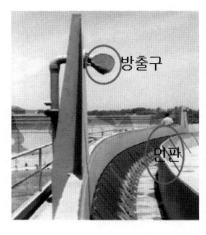

① 굽도리판(언판) 높이가 0.9m 이상인지 확인

② 방출구 높이가 탱크벽 상 단부에서 30.5cm 아래에 위치 여부

③ 탱크의 측벽 사이에 설치 되는 씰 (봉판)이 파손되어 증기 발생여부

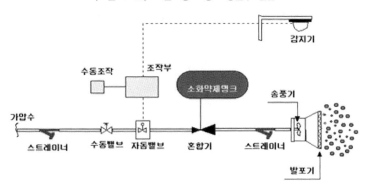

〈그림 4-50〉 고발포형 고정포 방출구 점검

■ 자동밸브 개방여부
■ 약제 혼합여부
■ 발포장치 작동여부 등

나) 고정포방출구 또는 포소화전방식의 기능시험

① 기능시험 전 조치사항

- 위험물탱크의 고정포방출구나 포소화전의 방출시험을 하면 그대로 탱크내부로 포수용액이 들어가므로 고정포 챔버 상단부의 점검구를 개방한 다음 봉판을 제거하고 그 부분에 65㎜ 호스를 연결시켜 방유제로 방출시키거나 연결구가 없는 경우에는 챔버를 방유제 쪽으로 돌려놓은 상태에서 실시하여야 한다.

- 이러한 방출시험후에는 배액구를 열어 송액관내의 포수용액을 배출시켜야 하는데, 가장 좋은 방법은 약제원액탱크의 원액밸브를 잠그고 가압송수장치를 작동시키면 물만 송수되므로 송액관 내부의 포수용액이 모두 세척된

다. 이렇게 세척이 완료된 후에 가압송수장치를 멈추게
하고 원액밸브를 개방시켜 놓으면 정상적인 원상복구가
된다.

② 시험작동 순서
- 시험하고자 하는 고정포 방출구를 선택하고 나머지는 모
  두 폐쇄시킨다.
- 고정포방출구의 봉판을 제거하고 호스를 연결한 후 방유
  제 밖으로 전개한다.
※ 고정포방출구로 방출시키지 않고 유수검지장치 2차측은
  밸브 폐쇄후 배수배관을 통하여 시험을 실시할 수 있음
- 유수검지장치(일제개방밸브)의 수동기동장치 또는 수동
  조작밸브를 작동한다.
- 밸브의 개방여부, 경보발생여부, 수용액 토출여부, 펌프
  작동여부, 수신반 작동표시 여부 등을 확인한다.
- 펌프 수동정지 후 충분한 물을 보내어 배관청소를 실시한다.
- 기능시험 역순으로 복구한다.

4. 수계소화설비 유지관리

고층 건축물에서 수계소화설비(스프링클러설비, 옥내소화전설비
등)의 유지관리시 가장 문제가 되고 있는 것이 가압송수장치이며,
이것의 기능불량으로 가압송수장치의 운전스위치를 정지 또는 수동
으로 사용하는 곳이 있다. 이에 대한 현상을 살펴보면 다음과 같다.

1. 펌프 자동운전 상태에서 보조펌프가 기동된 후 일정 시간이 지나면 자동으로 정지되는 현상이 일정 주기를 가지고 반복 되는 현상

1) 원인

① 고가수조에 설치하는 체크밸브는 수 평형을 사용하므로 체크밸브 하부 에 이물질이 축적되어 밸브시트가 완전히 폐쇄되지 않음으로 배관 내 에 가압된 소화수가 고가수조 쪽으

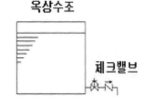

로 조금씩 역류하여 보조펌프가 자주 기동될 수 있다.

② 주펌프 토출측에 설치한 스모렌스키 체크밸브의 By-pass 밸브 가 열려있는 경우 지하수조 쪽으로 가압수가 역류하여 보조펌 프가 기동할 수 있다.

- 스프링클러설비인 경우 알람밸브에 설치한 드레인밸브의 미 세한 개방이나 말단시험밸브의 미세한 개방으로 보조펌프가 기동할 수 있고, 입상배관, 주행배관, 가지배관, OS&Y V/V, 송수구의 체크밸브 역류로 인한 누수로 보조펌프가 기동할 수 있다.

2) 대책

① 고가수조에 설치하는 체크밸브를 분해하여 클래퍼에 부착된 고무시트를 청소 또는 교체한다. 고가수조의 체크밸브 고장유무를 확인하려면 고가수조에 부착된 **OS&Y**를 잠그면 체크밸브가 밀려 고가수조로 여류하는 것을 방지하여 보조펌프의 동작시간, 동작빈도 등을 확인하여 체크밸브의 고장유무를 진단할 수 있다.

② 펌프 토출 측에 설치한 스모렌스키 체크밸브를 점검한다.

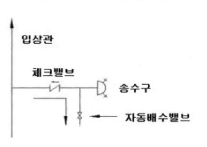

③ 송수구와 입상관 사이에 설치한 체크밸브가 가압수의 압력을 견디지 못하고 송수구 쪽으로 누수되어 자동배수밸브로 흘러나간다. 자동배수밸브 배수관에 물이 계속하여 흘러내리는지 확인 후 체크밸브를 교체하거나 수리한다.

④ 알람밸브에 설치한 드레인밸브의 개방 또는 고장으로 가압수가 드레인밸브로 흘러 나갈 수 있다. 따라서 드레인밸브를 완전히 잠근 후 드레인밸브 배관에 귀를 대고 물이 흘러나가는 소리를 확인한다. 물이 흘러나가면 드레인밸브를 교체 또는 수리한다.

입상관 등에서의 누수를 점검하기 위해서는 알람밸브 또는 프리액션밸브를 설치시 U자형의 배관공사를 한 후 알람밸브 등을 설치하므로 U자형 배관 아래의 바닥에 물이 고여 있거나 젖어있으면 입상관 또는 밸브, 수격방지기, 용접부위, 각종 부속품의 플랜지 등에서 누수된 것임으로 보온재를 벗겨내고 누수부위를 수리한다.

2. 자동운전 시 펌프가 연속 운전되지 않고 기동과 정지가 반복되는 현상

1) 원인

펌프의 자동운전시 압력챔버 내에 공기가 들어있지 않고 물만 들어있는 경우 펌프가 쿨렁쿨렁하면서 동작되어 MCC PANEL의 전자접촉기가 계속하여 On, Off가 반복되고 수격작용이 발생하여 배관에 충격을 주게 되며 결과적으로 MCC PANEL의 전자접촉기가 손상되고 배관에서 누수가 발생할 수 있다.

2) 대책

기동용 수압개폐장치(배관 내의 수압의 변화를 감지하여 펌프를 자동으로 기동 및 정지시키는 장치)의 물을 완전히 빼내고 공기를 넣는다.(공기교체방법 참고)

3. 배관 내의 수압 저하 시 주펌프가 먼저 기동할 때

기동용 수압개폐장치에 설치된 압력스위치의 압력설정치가 잘못되면 주펌프가 기동할 수 있다.

1) 원인 : 보조펌프가 수시로 기동 후 정지할 때

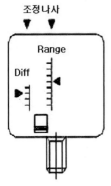

조정나사

표시사항 설명

Range : 압력범위(펌프정지압)

Diff : 압력차이

조정나사 : 나사를 좌우로 회전하여
정지 또는 기동조정

2) 대책

- 기동용 수압개폐장
  치에 부착된 압력
  스위치를 조절한다.
- 기동용 수압개폐
  장치의 조정방법
  압력스위치에는 눈
  금이 Diff와 Range

로 표시되어 있고, 단위는 kg/㎠로 되어 있으며 압력지시치의 조
정은 압력스위치 상단에 위치한 조정나사를 돌리면 필요한 압
력눈금에 맞출 수 있다.

압력스위치 Setting 압력 계산방법

구분	펌프	기동압(kg/㎠)	정지압(kg/㎠)
스프링 클러	주	ㅇ 다음에서 구한 압력 중에서 더 큰 값 - 최고위 헤드의 위치에서 압력챔 버까지의 낙차압력+1.5kg/㎠ - 고가수조의 위치에서 압력챔버까 지의 낙차압력+0.5kg/㎠	ㅇ 펌프의 전양정÷10
	보조	ㅇ 주펌프의 기동압 + 0.5kg/㎠	ㅇ 펌프의 전양정÷10 (또는 주펌프 정지압-0.5kg/㎠)
옥내 소화전	주	ㅇ 자연압+2kg/㎠	ㅇ 펌프의 전양정÷10
	보조	ㅇ 주펌프의 기동압+0.5kg/㎠	ㅇ 펌프의 전양정÷10 (또는 주펌프 정지압-0.5kg/㎠)

※ 일반적인 압력스위치 Setting 예 : 펌프양정 100m, 자연압 6kg/㎠일 때

ㅇ 옥내소화전펌프 주펌프: 기동압은 6+2=8kg/㎠, 정지: 수동정지
   따라서 Range = 10, Diff = 10 - 8 = 2

○ 충압펌프: 기동압은 8+0.5=8.5kg/㎠, 정지압은 10-0.5=9.5kg/㎠

따라서 Range = 9.5, Diff = 10 - 8.5 = 1.5

4. 체절압력 미만에서 릴리프밸브가 동작하지 않는 경우

1) 원인

릴리프밸브가 잘못 세팅된 경우 체절압력 미만에서 릴리프밸브가 개방되지 않으므로 수온상승으로 인한 펌프의 손상이 생길 우려가 있다.

2) 대책

(1) 펌프동작시 체절압력 미만에서(펌프 정격토출압의 140%) 릴리프밸브가 동작하도록 조정한다.

(2) 릴리프밸브의 조정순서

① 제어반에서 주펌프, 충압펌프의 운전스위치를 수동의 위치로 한다.

② 아래 그림에서 V1밸브를 폐쇄한다.

③ 성능시험배관의 V2, V3밸브를 개방한다.

④ 제어반에서 펌프 동작(ON)스위치를 누른다.

⑤ 펌프가 기동하면 V2밸브를 서서히 잠그면서 펌프토출측의 압력계 지침이 체절압력미만[(펌프정격 토출양정÷10)×1.4] kg/㎠이 되도록 한다.(펌프정격 토출양정은 펌프의 명판에 표시됨)

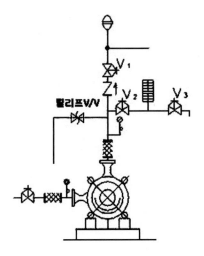

⑥ 릴리프밸브의 위 뚜껑을 열
고 스패너 등으로 릴리프
밸브를 반시계 방향으로
돌려서 배수관으로 물이
흐르는 것을 확인한다.

⑦ 배수관으로 물이 흐르는
것이 확인되면 펌프를 정
지한다.

⑧ 성능시험배관의 V2,V3밸
브를 잠근다.

⑨ 펌프토출측의 개폐밸브 V1을 개방한다.

⑩ 제어반에서 보조펌프의 운전스위치를 자동으로 한다.

⑪ 제어반에서 주펌프의 운전스위치를 자동으로 한다.

⑫ 펌프기동시 수격작용에 의하여 릴리프밸브가 동작하면 릴
리프밸브를 시계방향으로 돌려서 릴리프밸브의 동작압력
을 높여준다.

제3절 가스계 소화설비

1. 가스계소화설비에 대한 이해

1) 개요

가스계소화설비는 물을 사용하지 않고 할로겐화합물 소화약제, 이산화탄소, 청정소화약제 등을 사용하여 가연물과 산소의 화학반응을 억제하고(부촉매작용) 냉각작용과 희석작용으로 소화하는 설비이다. 가스계소화설비의 공통적으로 6가지방식으로 분류하고 있는데 첫째, 방출방식에 의한 분류(전역방출방식, 국소방출방식, 호스릴 방출방식), 둘째, 소화약제 저장방식에 의한 분류(고압용저장방식, 저압용저장방식), 셋째, 작동방식에 의한 분류(기계적방식, 전기적방식), 넷째, 기동방식에 의한 분류(수동기동방식, 자동기동방식, 자동및수동기동방식), 다섯째, 저장용기밸브의 개방방식(가스압력개방식, 전기개방식, 기계식, 혼합방식), 여섯째, 설치방법에 의한 분류(고정식, 이동식)이 있다. 가스계소화설비의 원리는 비슷하여 가스계소화설비의 점검요령은 이산화탄소소화설비의 점검방법으로 한다.

2) 가스계소화약제 관련 용어

① ODP(Ozone Depletion Potential)의 약제로 "오존 파괴지수"를 뜻한다.

- <물질 1kg에 의해 파괴되는 오존의 양 ÷ CFC – 11(CFC ℓ 3)1kg에 의해 파괴되는 오존의 양>으로 하론 1301은 14.1로

서 매우 높다.

② 옥소(I)의 소화강도 등

- 옥소(I)는 소화의 강도는 강하나 독성, 부식성, 경제성 등으로 소화약제로서의 실용성이 낮다.

③ 탄소 결합과 명명

- 탄소가 단결합이 아닌 불포화 할로겐은 대기 중에서 잘 분해되는 반면 독성이 강한 단점이 있다.

※ Alkane이란? (일명 paraffin계 탄화수소라 한다.)

- 탄소가 단결합(C-C)으로 되어 있는 일반식 $C_n H_{2n+2}$의 화합물을 말한다.

- n = 1(Methane), n = 2(Ethan), n = 3(Propane),

  n = 4(Butane), n = 5(Pentane), n = 6(Hexane)

④ GWP

- Global Warming Potential의 약제로 지구 온난화 지수를 뜻한다.

- 정의 : 『물질 1kg이 영향을 주는 지구온난화 정도 ÷ CFC - 11($CFC\ell_3$)1kg이 영향을 주는 지구온난화 정도』

⑤ NOAEL

- No Observed Adverse Effect Level의 약제로 최대 허용농도를 뜻한다.

- 인간의 심장에 영향을 주지 않는 최대 농도로서 관찰이 불가능한 부작용 수준을 의미한다.

⑥ ALT란

- Atmosphere life time의 약자로서 대기권 잔존 수명을 뜻한다.

- 이는 물질이 방사된 후 대기권에서 체류하는 잔류시간으로 분해의 난이를 나타낸다.
- 몬트리올 의정서상 경과물질이다.(2030년 이후 생산금지 품목임)

2. 가스계소화설비의 종류 및 특징

1) 이산화탄소 소화설비

(1) 개요

탄산가스는 화재의 소화뿐만 아니라, 폭발의 방지에도 효과적으로 사용되는 불연성 가스로서 연소의 3요소 중 산소의 농도를 낮춰 소화시키는 질식과 냉각소화 효과가 있다. 보통 대기 중에는 21% 정도의 산소가 있는데 일반 가연물의 경우 이를 약 15~16% 이하로 낮추면 연소가 진행되지 못하여 소화되는 원리를 이용한 것이다.

소화약제로서의 탄산가스는 오손, 부식, 손상의 우려가 없고, 소화 후에도 전혀 흔적이 남지 않으며, 기체이기 때문에 어떠한 장소에도 침투가 용이하여 소화가 가능하다. 또한 비전도성의 불연성 가스로서 전류가 통하고 있는 장소에도 사용 가능하며, 상온에서 자체압력으로 방출할 수 있어 니트로셀룰로오스나 활성금속 등을 제외하고 거의 모든 가연성물질의 소화에 사용할 수 있는 것이 장점이다.

(2) 이산화탄소의 성상 및 특성

① 이산화탄소는 상온에서 무색, 무취의 기체로서 독성이 없으며, 공기 중에는 체적비로 약 0.03%가 존재한다. 또한 화학적으로는 안정된 물질이며, 부식성이 없고, 비중이

1.53배로 공기보다 무거운 기체이기 때문에 위로 확산되지 않고, 낮은 부분에 체류하게 됨으로써 연소면을 덮어주어 화원을 질식시키는 것이다.

② 불연성가스 소화설비의 소화약제로 이산화탄소가 이용되는 이유는 압축 및 냉각에 의하여 쉽게 액화할 수 있기 때문이다. 상온에서 용기에 충전된 이산화탄소는 액체상태로 액화탄산가스라고도 한다. 탄산가스는 31.35℃ 이하에서 압축하면 용이하게 액화한다. 이 때의 온도를 임계온도라고 하는데, 이 때 임계압력은 72.75atm이다. 임계온도 이상의 온도에서는 압력과 관계없이 기체로 존재한다. 임계온도와 삼중점(-57℃) 사이의 용기내부의 상태는 압력에 따라 기상/액상으로 변한다. 삼중점 이하의 온도에서는 압력에 따라 고체이거나 기체로 존재한다.

③ 가압 액화된 이산화탄소가 대기로 분출될 때, 분출 초기에는 일부의 이산화탄소가 급격하게 기화하여 분출된다. 이와 같이 분사헤드에서 액화탄산가스가 기화하는 경우 주울-톰슨 효과에 의하여 온도가 급강하하여 고체탄산가스인 드라이아이스가 생성된다. 이러한 고체탄산가스인 드라이아이스는 방출가스가 흰 연기처럼 보이는 원인이기도 하며, -78.5℃에서 승화하여 기체탄산가스로 되므로 드라이아이스 1g이 20℃의 기체탄산가스로 되기까지는 약 170cal의 열량을 흡수하기 때문에 이것에 의해서 연소물을 냉각시키는 부수적인 효과가 있다.

④ 이산화탄소의 장·단점

장 점	단 점
1. 소화후 약제의 잔존물이 없다.	1. 질식의 위험이 있어 사용이 제한된다.
2. 전기의 부도체로서 C급 화재에 매우 효과적이다.	2. 용기 및 배관, 밸브 등이 고압설비이다.
3. 가스상태로 화재심부까지 침투가 용이하다.(비중=1.53)	3. 기화시 온도가 급냉하여 동결의 위험이 있으며 정밀기기에 손상을 줄 수 있다.
4. 약제 수명이 반영구적이며 가격이 저렴하다.	4. 방사 시 소음이 매우 심하며 시야를 가리게 된다.
5. 기화 잠열이 크므로 열 흡수에 의한 냉각작용이 크다	

(3) 이산화탄소 소화설비의 소화원리

① 질식작용 : 공기 중의 21%의 산소농도를 15% 이하로 저하시켜 질식작용을 한다.

② 냉각작용 : 방출시 Joule-Thomson 효과에 의해 주위의 열을 흡수하는 냉각작용이 있다.

(4) 이산화탄소가 인체에 미치는 영향

① 이산화탄소는 인체에 있어서 호흡을 조절하는 역할을 함으로써 적당한 산소를 체내에 공급하게 한다. 공기 중에 이산화탄소가 6~7%일 때 호흡은 최대로 촉진되며, 더 이상 증가하면 호흡은 서서히 감소한다. 25~30% 정도에 이르면 최면효과가 나타나고, 이어서 호흡이 중지된다. 저산소공기를 공급하면 훨씬 낮은 농도의 이산화탄소에서도 호흡이 억눌려지며, 질식사에 이르게 된다.

② 대개 6~7%의 이산화탄소를 인체에 유해한 한계농도로 볼 수 있으며, 9%를 넘으면 대부분 사람들이 짧은 시간에 의식을 잃게 된다. 소화를 위해서 필요한 농도는 9%보다 훨

씬 높다. 또한 액화 이산화탄소가 분사노즐에서의 팽창 및
기화시 주울-톰슨의 효과와 주위로부터의 기화열 흡수에
의하여 -83℃까지 하강하게 되므로 동상의 위험이 있다.

(5) 이산화탄소소화설비의 계통도 및 작동원리
가) 계통도

〈그림 4-51〉 이산화탄소설비 계통도

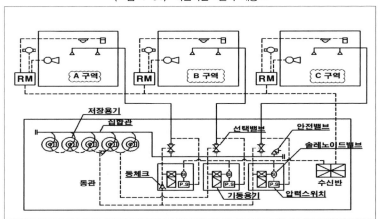

나) 작동원리

화재감지기에 의해서 화재가 감지되거나 인위적으로 화재를 목격
한 사람이 수동기동장치의 누름단추를 누르면 수신반에 화재표시등이
점등되고 해당방호구역의 음향장치가 화재경보를 울리기 시작한다.

수신기 내부에는 지연장치인 지연타이머가 내장되어 미리 조정된
시간동안 경보만 울리다가 지연조정 시간이 되면 기동용기 솔레노
이드가 작동되고 기동용 가스용기밸브의 봉판을 뚫어서 기동가스를

방출시킨다. 방출된 기동가스는 조작동관을 따라 선택밸브의 피스톤 릴리져로 들어가 선택밸브의 잠금장치를 해제한다. 선택밸브 개방으로 인해 당해 방호구역으로 가스유입을 허용해 놓고 나머지 가스는 다시 조작동관을 따라서 저장용기밸브의 파괴침 직전의 피스톤을 가압하여 파괴침으로 하여금 저장용기밸브의 봉판을 뚫어 저장된 가스를 개방시킨다. 저장용기의 가스가 집합관을 통해 선택밸브를 거치면서 압력스위치를 동작시키며 송출배관을 따라 분사헤드에서 당해방호구역에 방출되어 소화작업이 이루어진다. 선택밸브 2차측 배관에 설치된 압력스위치가 동작되면서 제어반, 수동기동 조작함 및 방호구역출입문 상단에 설치된 방출표시등을 점등시키고 배관 내 압력에 의하여 자동폐쇄장치의 작동이 이루어진다.

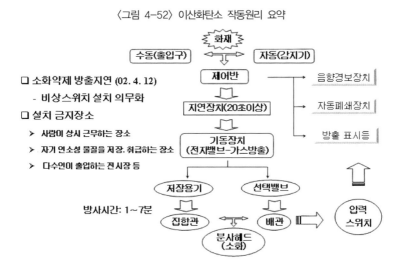

〈그림 4-52〉 이산화탄소 작동원리 요약

(6) 이산화탄소 소화설비의 구성요소

① 저장용기 : 이산화탄소약제를 저장하여 둔 용기를 말하며 저압식(충전비 1.1 이상 1.4 이하)과 고압식(충전비 1.5 이상 1.9 이하) 저장방식이 있고 대부분 고압식 저장방식이 사용된다. 할로겐화합물설비 및 청정소화설비와 이산화탄소설비의 구조상 다른 점은 소화약제를 각 설비에 맞게 설치하는 것이다. 저장용기실은 방호구역 외의 장소에 설치되고 기동장치와 선택밸브가 직근에 설치되어 있으며 용기 상호간 연결은 동관이음으로 되어 있다.

〈그림 4-53〉 가스저장용기

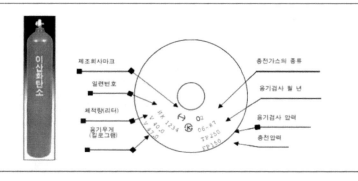

② 저장용기 개방밸브(Needle Valve) : 약제용기 상단부의 뭉치부분에 push버튼이 있으며 용기 상호간을 연결하는 동관이음이 있다. 기동용기가스 또는 전단계 약제용기의 탄산가스 압력에 의한 피스톤작용으로 파괴침이 저장용기 봉판을 뚫어 소화약제를 방출시키는 역할을 한다.

③ 연결관 및 집합관 : 연결관은 이산화탄소 저장용기와 집합관을 연결시키는 것으로 후렉시블튜브로 신축성이 있는 관이다. 집합관은 각각의 저장용기에서 방출된 이산화탄소 소화약제를 모아주는 관으로서 높은 압력에 견디는 압력배관으로 설치하여야 한다.

④ 안전밸브 : 약제용기와 선택밸브 사이에 설치하도록 규정하고 있으며 17Mpa 내지 20Mpa에서 작동되도록 하여야 한다. 안전밸브의 작동은 단순하다. 작은 오리피스를 통하여 과압이 되었을 경우 약제를 방출하여 일정압력이상으로 상승되지 않도록 하는 것이다.

⑤ 선택밸브 : 기동용 가스에 의해 선택밸브가 개방되며 방호구역이 2개 이상인 경우에 각 방호구역마다 1개씩 설치된다. 하나의 방호구역만 있는 경우는 별도의 선택밸브는 설치할 필요가 없다.

⑥ 기동용기함 : 기동용기함은 기동용 가스용기를 내장하는 함으로써 선택밸브와 같이 하나의 방호구역마다 1개씩 설치되며 기동용기, 기동용 솔레노이드밸브 및 압력스위치가 함께 내장된다.

⑦ 기동용기 : 설비를 기동시키는 1ℓ 정도의 탄산가스 저장용기로서 화재 시 선택밸브와 저장용기를 개방시킨다. 기동용기와 선택밸브는 동관이음으로 되어 있으며 기동용기의 동관연결 이음부의 오리피스는 안전밸브 역할로서 18Mpa 이상 25Mpa 이하의 압력에서 작동된다.

⑧ 솔레노이드 밸브 : 솔레노이드란 전자석원리로 작동하는

장치를 의미하며 이산화탄소소화설비에서는 기동용기를 개방시키는 격발장치로 사용된다. 화재감지기 또는 수동조작함등의 작동에 의해 설비의 기동신호가 들어오면 파괴침을 발사하여 기동용기의 봉판을 뚫어 기동가스를 방출시킨다. 솔레노이드밸브는 단자와 결선되어 제어반과 연결되어 있으며 전기신호에 의해 작동된다. 안전핀이 있고 수동조작을 위한 push 버튼이 안전클립에 의해 봉인되어 있다.

⑨ 압력스위치 및 방출표시등 : 압력스위치는 저장용기의 가스가 방출될 때 가스압력에 의해 접점신호를 제어반으로 입력시켜 방출표시등을 점등시키는 역할을 하는 스위치로서 일반적으로 선택밸브 2차측 배관상에서 동관으로 분기하고 동관을 연장시켜 기동용기함 내부에 설치한다. 방출표시등은 방호구역의 출입구마다 설치하는데 출입구 바깥쪽 상단에 설치하여 가스방출시 점등되어 옥내로 사람이 입실하는 것을 막아주는 역할을 한다. 이는 출입구 상단 외에 수동조작함과 제어반등에도 점등되어 가스가 방출 중임을 표시한다.

⑩ 체크밸브 : 체크밸브는 기동용 동관 및 집합관과 연결관 사이 설치하여 가스가 역류하는 것을 방지하는 밸브로서 ← 표가 표시되어 있어 가스 흐름 방향을 나타내고 있으므로 설치시 방향에 주의하여야 한다. 저장용기를 공용으로 하고 각 방호구역마다 필요로 하는 소요 저장용기만을 개방시켜 주고 개방되지 아니한 다른 용기의 개방을 방지하기 위하여 설치한다.

⑪ 자동폐쇄장치 : 자동폐쇄장치는 이산화탄소 소화약제를 방사하는 실내에 출입문, 창문, 환기구 등 개구부가 있을 때 약제 방출전 이들 개구부를 폐쇄하여 방사된 가스의 누출로 인한 소화효과의 감소를 최소화하기 위하여 설치한다. 이는 방출되는 소화약제의 방사압력으로 피스톤릴리져를 작동하여 개구부를 폐쇄하게 된다.

2) 하론 소화설비

(1) 할로겐화합물 소화설비의 개요

할로겐화합물 소화설비는 할론소화설비라고도 한다. 주요 구성요소는 이산화탄소소화설비와 거의 유사하며 약제만 차이가 있는 것으로 생각하면 된다. 할론소화약제를 사용하여 화재의 연소반응을 억제함으로써 소화하는 설비로서 본 소화약제는 당초 항공기 엔진의 화재를 소화할 목적으로 개발되었다. 할론 소화약제란 지방족 포화탄화수소의 분자 중에 존재하는 수소원자들 중 하나 이상의 할로겐원소 F(불소), CL(염소), Br(브롬), I(요오드)와 치환되어 생성된 물질중 현실적으로 소화약제로 사용될 수 있는 것을 총칭하는 것을 말한다.

Halon은 몬트리올 의정서(Montreal Protocol 1987. 9월)에 의해 선진국은 1994년부터 생산 및 사용을 중지하였으며 개발도상국은 2010년 1월 1일 이후부터 생산 및 사용을 중지하도록 하였다. Halon의 대체 소화약제로 할로겐화합물 및 불활성기체소화약제의 개발이 이루어지고 있다. 법령상 소화약제로 인정되는 것은 랄론

1301, 할론 1211, 할론 2402의 3종류가 있으며 할론이라 하는 것은 할로겐화합물의 상품명이며 고유명사로서 인증되어 있다. 할론 소화약제는 연소의 연쇄반응 억제작용이 우수하여 소화약제로 사용되어 왔으나 현재는 지구환경과 관련된 문제가 있어 규제되고 있는 실정이다.

(2) 할로겐화합물 소화설비의 소화원리

연소의 4요소 중 하나인 연쇄반응이란 화재 시 지속적으로 OH^-, H^+의 활성 Radical을 발생시키는 것으로서, 억제소화란 이러한 Chain Carrier(연쇄반응을 지속시켜 주는 활성화된 Free Radical 상태의 원자)의 작용을 억제하여 연쇄반응을 차단함으로써 소화하는 것이다. 즉, 이는 일종의 부촉매역할을 하는 것으로 화학적 소화방법의 하나이다.

(3) 할로겐화합물 소화설비의 장·단점

할론소화약제는 가연성 액체 화재에 대해서는 부촉매 효과에 의한 연소억제 작용이 크며 소화능력도 우수하고 일반금속에는 부식성이 적고 휘발성이 크다. 소화 후 소방대상물에 대한 부식, 손상, 오염의 우려가 없고 약제 보관 시 변질이나 분해 등이 없어 장기보존이 가능하다. 그러나 1989년 몬트리올 의정서에 의거 2010년부터 오존층 보호를 위하여 생산량을 제한하고 있다.

장 점	단 점
1. 저농도로서 소화가 가능하므로 질식 등의 우려가 없다. 2. 전기의 부도체로서 C급 화재에 매우 효과적이다. 3. 독성이나 부식성이 매우 낮다. 4. 소화후 잔존물이 없으며 물질의 내부까지 침투가 가능하다.	1. CFC 계열의 물질로 오존층 파괴의 원인 물질이다. 2. 가격이 CO_2에 비해 매우 고가이다. 3. 화재 시 열에 의해 분해하여 독성의 분해부산물이 발생된다.

※ CFC란 chloro fluoro carbon(불염화 탄소)을 뜻함

(4) 할론(Halon)약제의 성질

할론은 분해하여 할로겐 원소가 부촉매역할을 하는 소화약제로서 방사후 분해되어 Br이 주로 부촉매 소화작용을 한다. 비금속 원소인 할로겐 원소의 경우 F > Cl > Br > I의 순서로 안정성이 강하며 이와 반대로 반응성은 F < Cl < Br < I의 순이다. 따라서 반응성이 강할수록 소화강도가 크다. I(Iodine)의 경우는 너무 분해가 쉬운 관계로 다른 물질과 쉽게 결합하여 독성물질을 생성하며 또한 가격 때문에 소화약제로 사용하지 않는다. 따라서 소화의 강도가 높은 것이 다음인 Br로서 1301은 Br을 주체로 한 소화약제이다.

가) Halon 1301(증기압 : 14kg/㎠, 비점 : −57.8℃), 분자식(CF3Br)

① 상온에서 기체상태이나 액화시켜 액상으로 저장하여 사용한다.

② **Halon** 약제 중 대표적인 소화약제로서 CO_2에 비해 저농도 (5%)로 사용할 수 있다.

③ 열분해시 HF 등 일부 독성물질을 발생하나 인체에 대한 안전성은 높은 편이다.

④ 전역방출 방식 등 고정식 설비에 사용하며 사용상 제한이 없다.

나) Halon 1211(비점 : 2.4kg/㎠, -3.4℃), 분자식(CF2ClBr)

① 1301보다 독성이 높으며 따라서 밀폐된 공간에서는 사용이 제한된다.

② 증기압이 낮아 낮은 압력에서도 액화시켜 저장할 수 있다.

③ A · B · C급 소형소화기에 많이 사용한다.

다) Halon 2402(증기압 : 0.48kg/㎠, 비점 : 47.5℃), 분자식(C2F4Br2)

① 액상으로 증기의 비중이 크며(공기 대 9.4) 독성이 강하여 옥외에서만 사용한다.

② 약제가 액상이므로 축압식이 아닌 가압식으로 사용한다.

③ 사용은 석유류의 옥외 탱크 시설(Floating roof tank)의 소화설비 등 특수분야에 국한되어 있다.

(5) 약제 방출방식

가) 전역방출방식 : 하나의 방호구역을 방호대상물로 하여 타 부분과 구획하고 분사헤드를 이용하여 방호구역 전체 체적에 약제를 방사하는 방식으로 헤드의 위치는 방사된 소화약제가 방호구역의 전체에 균일하게 신속히 확산되는 위치에 설치한다.

나) 국소방출방식 : 방호대상물을 일정한 공간으로 구획할 수 없는 경우 국소 부분에 한하여 약제를 방사하는 방식으로 헤드 위치는 소

화약제의 방사에 의해 가연물이 비산되지 않는 위치에 설치한다.

다) 호스릴방식 : 이동식 설비로서 화재 시 호스를 이용하여 사람이 조작하는 간이설비이며 사용자가 화재 시 직접 사용하는 수동식 설비이다.

〈그림 4-54〉 할론약제 방출방식에 따른 계통도

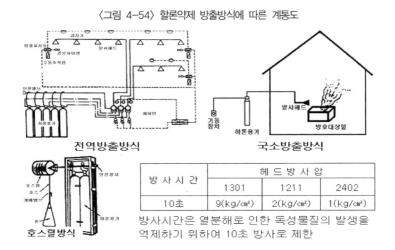

방 사 시 간	헤 드 방 사 압		
	1301	1211	2402
10초	9(kg/㎠)	2(kg/㎠)	1(kg/㎠)

방사시간은 열분해로 인한 독성물질의 발생을 억제하기 위하여 10초 방사로 제한

(6) 분사헤드 및 배관 설치기준

가) 분사헤드

(가) 전역방출방식

① 방사된 소화약제가 방호구역의 전역에 균일하게 신속히 확산할 수 있도록 할 것

② 할론 2402를 방출하는 분사헤드는 당해 소화약제가 무상으로 분무되는 것으로 할 것

③ 분사헤드 방사압력은 할론 2402를 방사하는 것에 있어서는 0.1Mpa 이상, 할론 1211을 방사하는 것에 있어서는 0.2Mpa

이상, 할론 1301을 방사하는 것에 있어서는 0.9Mpa 이상으로 할 것.

④ 저장된 소화약제는 10초 이내에 방사할 수 있는 것으로 할 것.

(나) 국소방출방식

① 소화약제의 방사에 의하여 가연물이 비산하지 아니하는 장소에 설치할 것.

② 할론 2402를 방사하는 분사헤드는 당해 소화약제가 무상 분무되는 것으로 할 것.

③ 분사헤드 방사압력은 할론 2402를 방사하는 것에 있어서는 0.1Mpa 이상, 할론 1211을 방사하는 것에 있어서는 0.2Mpa 이상, 할론 1301을 방사하는 것에 있어서는 0.9Mpa 이상으로 할 것.

④ 기준저장량의 소화약제는 10초 이내에 방사할 수 있는 것으로 할 것.

(다) 호스릴방식

① 방호대상물의 각 부분으로부터 하나의 호스 접결구까지의 수평거리가 20m 이하가 되도록 할 것

② 소화약제의 저장용기의 개방밸브는 호스릴의 설치장소에서 수동으로 개폐할 수 있는 것으로 할 것

③ 소화약제의 저장용기는 호스릴을 설치하는 장소마다 설치할 것

④ 노즐은 20℃에서 하나의 노즐마다 1분당 할론 2402는

45kg, 할론 1211은 40kg, 할론 1301은 35kg의 소화약제가 방사할 수 있는 것으로 할 것.

⑤ 소화약제 저장용기의 가까운 곳의 보기 쉬운 곳에 적색의 표시등을 설치하고 호스릴 할론 소화설비가 있다는 뜻을 표시한 표지를 할 것.

나) 배관

① 전용으로 설치하고 강관 또는 동관을 사용한다.

② 강관의 경우 : 압력배관용 탄소강관으로 이음이 없는 스케줄 40 이상 또는 동등 이상의 강도를 가진 것으로 할 것.

③ 동관의 경우 : 이음이 없는 동 및 합금관으로 고압식은 내압 16.5Mpa 이상, 저압식 3.75Mpa 이상인 것으로 할 것.

④ 관부속 및 밸브류 : 강관 또는 동관과 동등 이상의 강도 및 내식성이 있는 것으로 한다.

⑤ 배관 내용적 : 저장용기의 약제 체적합계보다 방출경로의 배관 내용적이 1.5배 이상일 때 별도의 독립방식으로 한다.

3) 할로겐화합물 및 불활성기체소화약제 소화설비

(1) 할로겐화합물 및 불활성기체소화약제의 개요

오존층 보호를 위한 Montreal 의정서(protocol)가 1987년 9월 16일 조인됨에 따라 개도국 조항으로 가입한 우리나라는 1999년 7월 1일부터 하론 소화약제(할론 1301, 할론 1211)의 생산량이 동결되고 2005년부터는 이 양의 50%를 감축해야 하며 2010년부터는 하론 소화약제의 생산 및 수입이 필수용도를 제외하고는 금지되었다. 따라서 국내 관련부처에서는 이에 대한 대비책으로 1994년 8월 18일 청정소화약제 종류 및 기술기준을 고시하여 청정소화약제를 사용할 수 있도록 하였고 2004년 6월 4일 청정소화약제소화설비의 화재안전기준을 제정하여 13종류의 청정소화약제를 사용할 수 있도록 했다. 그러나 청정소화약제 소화설비의 명칭이 인체 및 환경에 무해하다는 뜻으로 오해될 소지가 있어 할로겐화합물 및 불활성기체 소화설비로 그 명칭을 변경(2018. 11. 19, 소방청 고시 제2018-17호)하였다.

(2) 할로겐화합물 및 불활성기체소화약제의 특성

① 현재의 청정약제는 1세대 대체물질로서 기존 Halon 1301에 비해 일반적으로 소화성능 및 ODP 가 낮다.

② 청정약제는 오존파괴 능력을 낮추기 위해 원인물질인 Br 등을 첨가하지 않는 즉, F를 사용하는 HCFC, HFC 계열의 물질 등으로서 이로 인하여 Halon보다 소화성능이 떨어진다.

할로겐족	소화의 강도	오존층 파괴 순위
F	1	4
Cl	2	3
Br	10	2
I	16	1

③ 고시된 청정약제는 모두 13종이며 이 중 9종은 Freon 계열 (HCFC, HFC, FC)의 물질이며 4종은 불연성 혼합가스계

열의 물질이다.

④ 청정약제 중 Freon 계열의 경우 포화할로겐화합물로써 탄소가 단결합인 Alkane(메탄, 에탄, 프로판, 부탄)의 유도체로서 탄소수가 많을수록 소화성능이 우수하다.

(3) 할로겐화합물 및 불활성기체소화약제의 종류

구분	분 자 식	Freon Nane	상 품 명
1	C_4F_{10}	FC-3-1-10	CEA-410
2	$CF_3CF_2C(O)CF(CF_3)_2$	FK-5-1-12	
3	CF_3H	HFC-23	FE-13
4	CF_3CH_2CF	HFC-236fa	
5	CF_3CHF_2	HFC-125	FE-25
6	CH_3CHFCF_3	HFC-227ea	FM-200
7	HCFC - 22(82%), HCFC - 124(9.5%) HCFC-123(4.75%), $C_{10}H_{16}$(3.75%)	HCFC Blend A	NAF S-III
8	CF_3CHCIF	HCFC-124	FE-241
9	CF_3I	FIC-13I1	
10	Ar	IG-01	
11	N_2(52%), Ar(40%), Co_2(8%)	IG-541	Inergen
12	N_2(50%), Ar(50%)	IG-55	
13	N_2(100%)	IG-100	

(4) 할로겐화합물 및 불활성기체소화약제의 장 · 단점

① NAF S-III

○ HCFC BLEND A 혼합가스 소화제이다.

○ 설계농도 : 8.6%(Maker측 자료)

○ 충전압력 : 2.5MPa, 4.2MPa용의 2가지를 사용한다.

○ ODP = 0.04, GWP = 0.1, ALT = 16(year)

② FM-200

　○ HFC-227ea 주체로 한 소화제이다.

　○ 설계농도 : 7%(Maker측 자료)

　○ 충전압력 : $2.4MPa$의 저압식으로 Halon 1301과 1.7배(무 게 비)를 사용한다.

　○ ODP = 0, GWP = 0.7, ALT = 35(year)로서 소화약제의 성 상은 우수한 약제이다.

　○ 약제가격이 타 약제에 비해 고가이다.

③ Inergen : 화학적 소화가 아닌 물리적 소화에 의한 약제이다.

　○ IG-541(질소 52%, 아르곤 40%, 이산화탄소 8%)

　○ ODP = 0, GWP = 0, ALT = 0(대기중에 존재하는 기체임)

　○ 설계농도 : 37.5%(Maker측 자료), 충전압력 : $15.3MPa$

　○ 용기 저장압력이 고압으로 배관 및 밸브류가 내압이 높아야 한다.

　○ 용기수량이 타 약제 비해 많은 양이 필요하다.

(5) 적응성 및 방사시간

① 적응성

일반적으로 청정약제는 냉각 및 질식에 의한 소화보다는 연쇄반 응 차단에 의한 부촉매효과이므로 심부화재보다는 표면화재에 적응 성이 있다.

② 설치 제외

　○ 사람이 상주하는 곳으로 최대 허용농도(=NOAEL)를 초과하

는 장소

○ 3류 및 5류 위험물 저장장소

③ 방사시간 : INERGEN : 1분 이내, 기타 약제 : 10초 이내일 것

(6) 저장용기 설치기준

가) 설치장소 : 55℃ 이하로 온도변화가 적은 곳에 설치하며 용기실 위치는 CO_2 및 할론의 경우와 같이 방호구역 밖에 설치해야 하나 피난 및 조작이 용이한 피난구 부근에 설치할 경우에는 방호구역 내 설치도 인정하고 있다. 이때 저장용기를 방호구역외에 설치한 경우에는 방화문으로 구획된 실에 설치해야 한다.

나) 저장용기 기준

① 저장용기 충전밀도·충전압력 및 최소사용설계압력은 소방청 고시에 따른다.

② 저장용기는 약제명·저장용기의 자체중량과 총중량·충전일시·충전압력 및 약제의 체적을 표시할 것

③ 집합관에 접속되는 저장용기는 동일한 내용적을 가진 것으로 충전량 및 충전압력이 같도록 할 것

④ 저장용기에 충전량 및 충전압력을 확인할 수 있는 장치를 하는 경우에는 해당 소화약제에 적합한 구조로 할 것

⑤ 저장용기의 약제량 손실이 5%를 초과하거나 압력손실이 10%를 초과할 경우에는 재충전하거나 저장용기를 교체할 것. 다만 불활성기체 소화약제 저장용기의 경우에는 압력손실이 5%를 초과할 경우 재충전하거나 저장용기를 교체

하여야 한다.

⑥ 하나의 방호구역을 담당하는 저장용기의 소화약제의 체적 합계보다 소화약제의 방출시 방출 경로가 되는 배관의 내 용적의 비율이 할로겐화합물 및 불활성기체소화약제 제조 업체의 설계기준에서 정한 값 이상일 경우에는 당해 방호 구역에 대한 설비는 별도 독립방식으로 한다.

3. 가스계소화설비의 점검요령

1) 이산화탄소 소화설비 점검요령

(1) 외관점검
가) 저장용기실

저장용기ㆍ저장용기개방밸브ㆍ동관이음ㆍ연결배관ㆍ집합관ㆍ안 전밸브ㆍ선택밸브로 구성되어 있다. 저장용기는 용기간 간격을 3cm 로 하여야 하며, 동관이음과 연결배관 저장용기 개방밸브가 연결되 어 있으며, 이러한 부분이 적절히 구성되어 있는지 확인한다.

〈그림 4-55〉 저장용기 점검

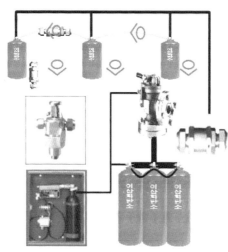

- 구 조
  - 용기 68리터, 약제 45Kg
    내압시험 250Kg/cm²
  - 충전비 : 1.5 ~ 1.9
- 점검
  - 방호구역외의 장소에 설치
  - 온도 40℃ 이하
  - 방화구획된 실에 설치
  - CO_2 약제 확인
    (중량, 액화가스 레벨메터)
- 용적 및 보정계수, 개구부
  가산량을 감안한 소화량 산정
- 체크밸브 및 선택밸브 점검

소화약제가 적정량 충약되어 있는지 확인하는 확인방법

① 중량 측정법 : 가벼운 용기 같은 경우는 중량을 측정한다.
② 압력 측정법 : 압력계가 설치된 용기는 압력계를 보고 확인한다.
③ 방사선 액위 측정법 : 방사선으로 저장용기의 액위를 측정한다. 보통 액화저장가
  스에 사용하며, 액화되지 않는 불활성 가스는 측정이 곤란하다. 또한 이산화탄소
  의 경우는 임계온도가 31℃로서 액체와 기체의 상태가 공존하기 때문에 정확한
  액위 측정이 곤란하다. (실험결과에 의하면 26℃ 이상이 되면 액위측정이 불분명)

나) 기동장치

기동장치의 기본 구성품인 기동용기, 솔레노이드밸브, 압력스위치
단자가 모두 적절히 구비되어 있으며, 연결부위는 적절한지 확인한
다. 기동용기는 봉판이 뚫려져 있지 않아야 하며, 솔레노이드밸브를
분리하여 봉판을 눈으로 확인한다.

솔레노이드밸브의 정상작동상태 유지를 확인하며, 다음과 같은 방법으로 잘못 유지되므로 살펴본다.

- 솔레노이드밸브의 안전핀을 공이에 꽂아 두는 경우
- 솔레노이드밸브의 배선을 결선하지 않는 경우
- 솔레노이드밸브를 기동용기와 분리해 놓는 경우
- 솔레노이드밸브의 파괴침을 분리해 놓는 경우

〈그림 4-56〉 기동장치 점검

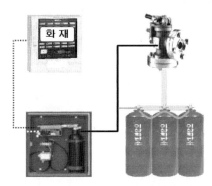

• 기동용기(CO$_2$량 :0.6Kg),
  솔레노이드밸브, 압력스위치로
  구성
• 구성요소의 외관점검 및 솔레
  노이드밸브, 안전핀 결합 유무
• 방호구역별 소요되는 약제방출
  하기 위해 체크밸브를 설치
• 기동동관의 접속경로 및 체크
  밸브 부착 방향 확인

다) 제어반

제어반은 수동기동장치 또는 감지기에서의 신호를 수신하여 음향경보장치의 작동, 소화약제의 방출 또는 지연 기타의 제어기능을 가진 것으로 하고 전원표시등을 설치하여야 한다.

화재표시반은 제어반에서의 신호를 수신하여 작동하는 기능을 가진 것으로 하되, 각 방호구역마다 음향경보장치의 조작 및 감지기의 작동을 명시하는 표시등과 이와 연동하여 작동하는 벨·부저 등의 경보기를 설치하여야 한다. 이 경우 음향경보장치의 조작 및 감지기의 작동을 명시하는 표시등을 겸용할 수 있으며, 수동식 기동장치에 있어서는 그 방출용 스위치의 작동을 명시하는 표시등을 설치하고, 소화약제의 방출을 명시하는 표시등과 자동식 기동장치에 있어서는 자동·수동의 절환을 명시하는 표시등을 설치하여야 한다.

※ 제어반

교류전원표시등만 점등되어 있어야 하며, 다른 표시등이 점등된 경우는 그 부분에 이상이 발생한 것을 나타낸다. 기동버튼은 모두 원상태로 있어야 하며, 눌러져 있거나 기동상태로 되어 있으면 안 된다.

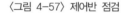

〈그림 4-57〉 제어반 점검

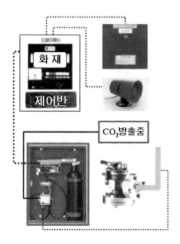

❖ 구 조
싸이렌 작동, 소화약제 방출 및 지연,
연동정지s/w, 화재표시반 기능
❖ 점검 (연동정지 s/w 정지상태)
회로 도통시험 => 단선 유무
동작시험 => 솔레노이드밸브
작동여부, 지연타이머 설정(20초
이상) 여부
❖ 음향장치
수동조작 및 감지기와 연동하여
자동으로 경보
❖ 점검
연동시험 및 1분이상 경보여부

라) 수동조작함

수동조작함은 전원표시등만 점등되어 있어야 하며, 기동버튼을 보호하는 아크릴판이 파손되어 있거나 기동버튼이 눌러져 있는 경우 또는 기동표시 적색등이 점등되어 있으면 비정상이므로 확인하여 본다.

마) 방출표시등

기동용기함 내부에 있는 압력스위치를 당기면 방호구역 출입문 상단에 부착된 방출표시등이 점등된다. 『이산화탄소가스 방출중』이란 표시등이 점등되어야 하며, 『하론가스 방출중』이나 『분말약제 방출중』이란 표시등이 점등되는 경우도 있다.

바) 선택밸브

선택밸브의 레버를 손으로 올려 원활하게 개방되는지 확인한다. 부식이나 파손에 의해 쉽게 열리지 않을 경우, 설비작동시 소화약제가 방호구역으로 방출되지 못한다.

사) 저장용기 개방밸브

저장용기개방밸브는 동관이음이 적절하여야 하고, 수동조작을 위한 push 버튼에 안전클립이 정상적으로 봉인되어 있는지 확인한다.

〈그림 4-58〉 배관점검

1. 소화약제 방사구역을 선택하기 위한 밸브
   (해당 방호구역명 표시)
2. 안전밸브
   - 시험용 용기로 가압하여 작동 확인
   - 가압원을 제거하면 복귀여부 확인
   - 배관내의 과도한 압력 상승시
   - 파열사고 방지 170Kg/Cm² ~ 200Kg/Cm²)
3. 압력 배관용 탄소강관으로
   스케줄 80이상
4. 배관의 구경
   - 표면화재 : 1분 이내
   - 심부화재 : 7분 이내

5. 점검
   - 봉판의 손상 확인
   - 방사압력:
     21Kg/Cm² (고압식)
     10.5 Kg/Cm² (저압식)
   - 분구면적 : 정한 시간내에 방사
   - 균등하게 확산되도록 배치 여부
   - 배관 및 부속류의 외관점검
   - 배관의 고정강도 확인

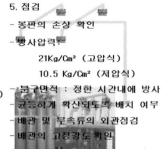

아) 연결배관

연결배관인 플렉시블은 적정하게 연결되어 있으며, 손상부분이 없는지 확인한다. 유의해서 살펴봐야 할 부분은 플랙시블이 있는 체크의 화살표 방향이다. 약제용기에서 집합관으로 화살표가 향해 있으면 정상이다.

자) 안전밸브

안전밸브는 작은 오리피스가 있으며, 이 부분이 이물질에 의해 막혀 있으면 안전밸브의 역할이 정상적이지 못하므로 청결상태를 확인한다.

차) 선택밸브

선택밸브는 기동장치와 함께 방호구역마다 1개씩 설치되므로 방호구역수와 선택밸브 및 기동장치의 수량이 일치하는지 확인하며, 선택밸브는 가스압력에 의해 작동되므로 이물질 등에 의해 선택밸브의 개방에 지장이 없는지 청결상태 부식상태를 확인한다.

(2) 기능점검

이산화탄소설비는 화재가 발생하였을 경우 정상적으로 약제를 방출하고, 경보를 울리며, 화재표시등을 점등시키는 기능을 확인하는 방법으로 높은 수준의 주의가 필요하고 안전하게 수행해야 한다. 점검전 사전조치를 취하면 큰 무리 없이 안전하게 점검할 수 있다. 설비의 기능점검순서와 복구방법은 다음과 같다.

〈그림 4-59〉 기능점검 사항

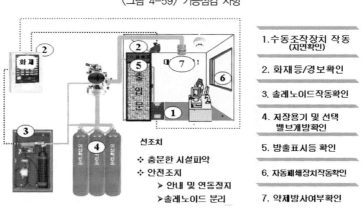

① 모든 기동용기함에서 솔레노이드를 분리한다.

솔레노이드 분리 주의점 : 반드시 안전핀을 공이에 꽂고 분리한다. 간혹 솔레노이드 자체 불량에 의해 분리 및 결합 과정에서 격발되는 경우가 있다.

② 설비를 작동시킨다.(기동방법은 아래중 선택)

　○ 감지기 작동

　○ 동작시험

　○ 수동조작함 기동

　○ 솔레노이드 기동버튼 조작

③ 설비 작동상황 확인

　○ 싸이렌 경보

　○ 화재표시등 점등

　○ 솔레노이드 기동 표시등 점등

　○ 솔레노이드 기동(지연타이머의 셋팅시간 내에 정확히 발사되는지 확인한다)

④ 복구

　○ 설비의 작동 방법에 맞게 설비를 복구한다.

　　예) 수동조작함 조작시 수동조작함 복구

　○ 복구 스위치를 누른다(제어반 복구상태를 눈으로 확인하고, 재확인하는 의미에서 복구스위치를 한번 눌러준다)

　○ 솔레노이드 원위치(안전핀을 파괴침에 넣고, 단단한 곳에 원위치 한다)

　○ 솔레노이드 결합(안전핀을 공이 끝에 꽂고 결합)

　○ 전체 복구상태 재확인 후 안전핀을 빼서 원래 위치에 꽂아두고 복구를 마친다.

4. 가스계소화설비 유지관리

1) 기동용기의 약제량 점검방법(가스압 기동방식을 중심으로)

① 기동용기함을 열고 솔레노이드밸브에 Stop Pin을 채운다.

② 기동용기와 솔레노이드를 분리한다.

③ 기동용기밸브와 연결된 동관을 풀어낸다.

④ 기동용기를 기동용기함에서 떼어낸다.

⑤ 스프링저울 등을 이용하여 기동용기의 총중량을 측정하고
기록한다.

⑥ 총중량에서 기동용기에 각인되어 있는 기동용기(공병)중량
과 기동용기밸브의 중량을 뺀다.

예) 기동용기의 총중량이 4.8kg이라면 기동용기 내의 이산
화탄소의 중량은?

※ 총중량 - 기동용기 공병의 중량 - 용기밸브의 중량

= 4.7kg - 3.6kg - 0.5kg = 0.6kg이 된다.

따라서 기동용기 내의 이산화탄소 중량은 0.6kg이므로 이상이 없다.

2) 동관의 점검방법

화재 시 기동용기의 이산화탄소가 저장용기까지 이동하는 경로인
동관이 막혀있거나 파손되어 가스가 누설된다면 저장용기의 Needle
밸브를 동작시키지 못하므로 저장용기의 소화용가스가 방출되지 않
을 우려가 있다.

가) 계통도

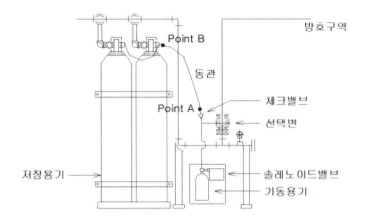

나) 점검방법

① 기동용기의 체크밸브에서 저장용기 측으로 연결된 동관을 풀어낸다.

(계통도에서 "point A"부분)

② 저장용기 Needle밸브와 연결된 동관을 분리한다.

(계통도에서 "point B"부분)

③ point A부분에 입으로 공기를 불어넣어서 point B부분에서 공기가 나오는지 확인하면 동관의 개략적인 상태를 확인할 수 있고, 동관의 연결상태와 체크밸브를 확인하면 해당 방호구역과 저장용기수량이 일치하는지를 확인할 수 있다.

④ 이러한 방법으로 한 개 구역의 기동용 동관점검이 끝나면 다른 구역의 기동용 동관을 점검한다.

다) 솔레노이드밸브 점검

① 저장용기를 동작시키는 가장 중요한 부분으로서, 솔레노이드밸브를 기동용기와 분리하고 감지기 또는 수동조작함을 눌러서 솔레노이드밸브의 동작시험을 한다. 이때 솔레노이드밸브의 파괴침이 마모되지 않도록 주위의 장애물을 제거하며, 안전사고의 우려가 있으므로 파괴침의 방향을 사람이 없는 벽쪽으로 향하고 시험한다.

② 파괴침의 끝부분이 마모되었다면 교체하여야 하며, 종종 오동작에 의한 가스방출을 방지하기 위하여 파괴침을 제거하거나 동전같은 것으로 봉판을 막아놓은 경우가 있는데 이렇게 되면 설비는 무용지물이 되므로 이와 같은 행위는 근절되어야 할 것이다.

라) 저장용기

① 저장용기를 보관하기 위해서는 Frame(주로 "ㄱ" 형강 사용)을 제작하고 Frame 안에 저장용기를 보관하는데, 저장용기를 Frame과 견고하게 고정하지 않으면 소화가스방출시 저장용기가 심하게 요동을 치고 집합관과 저장용기가 분리될 우려가 있다. 따라서 이러한 경우를 방지하기 위해서는 반드시 저장용기를 견고하게 고정하여야 한다.

② 특히 캐비넷에 소화약제 용기를 저장하는 package설비인 경우에는 저장용기와 외함(캐비넷)은 견고하게 고정하여야 하고, 외함은 방호구역의 바닥 또는 벽과 견고하게 고정하여야만 소화약제 방출시 피해를 방지할 수 있다.

마) 오동작 방지를 위한 교차회로방식의 감지기 설치 시 고려사항

가스계 소화설비의 감지는 교차회로 방식으로서 보통 1개 회로에는 연기감지기, 또 다른 1개의 회로에는 열감지기(차동식감지기)를 사용하고 있으나, 전산실, 전기실, 통신실 화재의 경우 주로 기기나 전선의 과열로 인한 전기화재이므로 화재초기에 연기가 매우 많이 발생하기 때문에 연기감지기는 초기에 감지되나 열감지기는 장시간 열축적에 의하여 작동되므로 가스소화약제 방출이 지연되어 초기 소화에 실패할 우려가 있다. 따라서 교차회로방식의 감지기는 가능한 연기감지기를 사용하는 것이 바람직할 것이다.

제4절 소화활동설비

소화활동설비란 화재발생 시 시간이 경과함에 따라 화재의 진행이 지속되어 화재규모가 상당히 커지게 되면 소방관들은 화재를 진압하거나 인명구조활동을 위하여 건물내외부에서 전문적인 장비를 사용하게 되는데 이를 소화활동설비라 한다. 소화활동설비의 종류로는 제연설비, 연결송수관설비, 연결살수설비, 비상콘센트설비, 무선통신보조설비, 연소방지설비가 있다. 화재로 인한 사상자의 대부분은 화마에 의한 직접적인 화상등에 의한것보다는 연기나 열기 등에 의해 발생하게되므로 이 장에서는 제연설비에 대하여 설명하도록 할 것이다.

1. 제연설비의 특징

제연설비는 소방설비 중 피난을 원활하게 하는것으로서 화재에 의하여 발생하는 연기가 피난을 방해하지 않도록 방호구역 내에 가두어 그 연기를 제어, 배출하거나 피난통로로 연기의 침입을 방지시켜 연기로부터 피난을 안전하게 할 수 있도록 하는 설비이다. 자연 또는 기계적인 방법(송풍기, 배출기)을 이용하여 연기의 이동 및 확산을 제한하기 위하여 사용되는 설비로서 단순히 연기만 배출시키는 배연설비와 구분되어 사용되며 송풍기로 가압시켜 가압공간내로 연기가 들어오지 못하도록 하는 방연설비(smoke defense)와 배출기로 화재실의 연기를 배출시키는 배연설비(smoke ventilation)로 구분할 수 있다. 종류로는 설치되는 장소에 따라 거실제연설비와 특별피난계단의 계단실 및 부속실제연설비로 구분한다.

2. 거실제연설비

1) 개요

거실제연설비는 거실은 화재가 발생하는 화재실이므로 해당 화재실에서 연기와 열기를 직접 배출시켜야 하므로 급기와 배기를 동시에 실시해야 한다. 따라서 급기송풍기와 배기송풍기가 동시에 필요하며 배출시킨 배기량 이상으로 급기를 하여 피난과 소방활동을 할 수 있도록 하여야 한다.

2) 제연의 필요성

화재안전기준 NFSC501은 거실제연설비의 기준으로 화재실에서 연기와 열기를 직접배출하고 배출시킨 만큼 외기를 유입(급기)하여 피난안전성 및 소화활동의 안전성을 확보하는 것이다. 시스템의 구성은 상부에 배기구를 설치하여 제연경계 하단부(Clear layer)만큼의 연기를 배출시켜 피난 및 소화활동을 위한 공간을 조성하는 것이다. 제연대책으로는 화재실 제연대책과 피난로 제연대책으로 나눌 수 있다. 화재실제연대책으로는 화재발생장소의 연기와 열기를 직접 배출시켜야 한다. 따라서 상부는 청결층(제연경계 하단부: Clear layer)의 연기를 배출시키기 위하여 배기를 실시하고 외부는 외부에서의 연기침투를 방지하고 소화, 피난의 활동공간을 조정하여야 한다. 피난로 제연대책으로는 연기 유입을 차단시키는 것이 가장 중요한 것으로 급기가압방식을 사용한다.

3) 제연방식

(1) 제연 전용 시스템
가) 동일실 급·배기 방식으로 소규모 장소에 적용된다.

① 하나의 제연구역에 급기와 배기가 동시에 이루어지는 방식이다. 보통 아래부분에서 급기되고 천정이나 반자부분에서 배기되도록 한다.

② 화재 시 급기의 공급이 화점부근이 될 경우 연소를 촉진할 우려가 있고 급·배기가 동일실에서 행해지므로 실내의 기류가 난기류가 되어 청결층과 연기층의 형성을 방해할 우

려가 있다. 따라서 배기구와 급기구는 5m를 이격한다.

③ A구역에서 화재 시 <MD1>이 개방되어 급기하고 <MD4>가 개방되어 배기되도록하며 나머지 <MD>는 폐쇄한다.

〈그림 4-60〉 동일실 급배기 방식

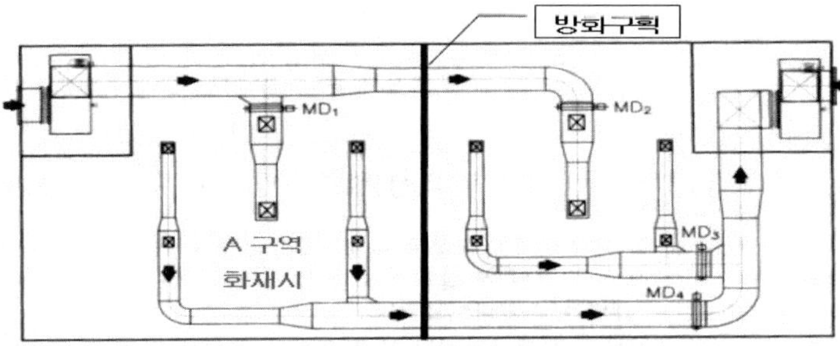

나) 인접구역 상호제연 방식 : 대규모 장소 및 통로에 적용

① 거실 급배기 방식 : 통로가 없는 개방된 넓은 공간(예: 백화점 등)에서 화재실은 연기를 배출하고 인접실은 피난경로 이므로 연기의 침투를 방지하기 위해 급기하는 방식이다.

② 거실배기 통로급기 방식 : 구획된 실이 통로에 면해 있는 경우(예 : 호텔)에 화재실에서 연기를 배출하고 복도 또는 통로에서 급기하는 방식으로서 거실의 하부에 급기가 유입 되도록 grill을 설치한다.

③ A구역에서 화재 시 <MD4>를 개방하여 배기하고 인접실 <MD2>를 개방하여 급기하며 나머지 <MD>는 폐쇄한다.

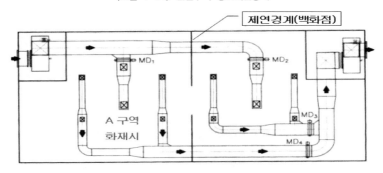

〈그림 4-61〉 인접구역 상호제연방식

다) 통로배출방식 : 50㎡ 미만으로 구획된 소규모 실이 통로에 면한 경우(예 : 지하상가)

① 화재 시 그 거실에서 직접 배출하지 아니하고 통로의 배출로 갈음

② 다른 거실의 피난을 위한 경유 거실이 있는 경우 거실에서 직접배출

(2) 공조 겸용 시스템

최근의 건축물은 개구부가 제한되고 냉난방, 통신, 방재 등 전 시설이 자동화되는 인텔리젼트빌딩의 특성을 띠고 있다. 이러한 건축물은 개구부가 제한되어 있기 때문에 외부의 신선한 공기를 내부에 공급하도록 보통 공기조화설비가 설치되어 있는데 제연설비 설치대상일 경우 별도로 송·배풍기와 풍도등을 추가로 설치하게 되면 막대한 비용은 물론 층고가 높아지는 문제가 발생한다. 따라서 제연설비 설치대상에 공기조화설비가 설치되어 있다면 겸용이 가능하나

평상시에는 공기조화설비의 기능을 하고 화재 시에는 제연설비의 기능으로 전환되어야 하므로 공조와 제연설비 겸용 시 소방법령에 따라 설비를 설치하도록 규정하고 있다.

① 공조와 제연설비를 겸용하나 평상시에는 급기송풍기만 작동하여 A구역과 B구역에 공기를 공급하는 방식이며 이때 배풍기는 구동하지 않고 <MD3>를 제외한 나머지 모터댐퍼는 모두 개방된 상태이다.

〈그림 4-62〉 평상시 공기조화설비 기능

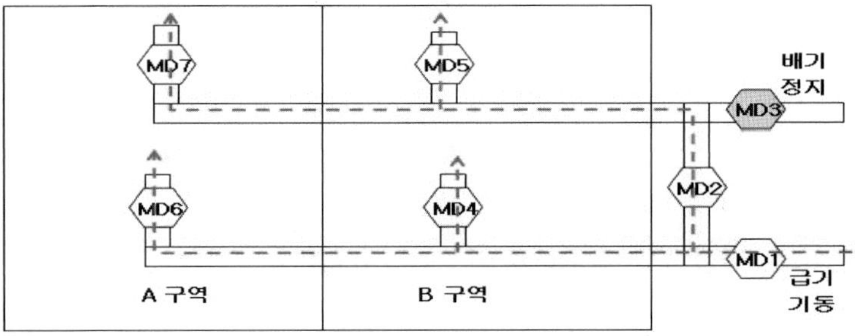

② A구역에 화재 시 제연설비로 전환되어 급·배풍기가 작동되며 <MD1>과 <MD6>가 개방되어 급기하고 <MD3>과 <MD7>이 개방되어 배기한다. 나머지 <MD>는 모두 폐쇄되어야 한다.

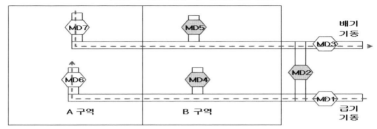

〈그림 4-63〉 화재 시 제연설비로 전환

(3) 제연설비 설치 기준

가) 배출량과 배출구

(가) 배출량

◉ 거실의 경우

　① 바닥면적 400㎡미만의 경우

　　- 거실배출방식 : 최저 5,000CMH(1㎥/min · ㎡) <경유거
　　　실=기준량*1.5배>

　　- 통로배출방식 :통로길이 40m → 수직거리에 따라 25,000
　　　　　～45,000CMH 통로길이 40m 초과～60m → 수직거리
　　　　　에 따라 30,000～50,000CMH

　② 대규모의 거실의 경우(바닥면적 400㎡ 이상) : 수직 높이별
　　　배출량을 기준으로 한다.

예상 제연구역	배 출 량	비 고
직경 40m원에 내접	40,000～60,000CMH	제연경계의 수직거리
직경 40m원을 초과	45,000～65,000CMH	높이별로 적용함

◉ 통로의 경우 : 보행거리별 배출량을 기준으로 한다.

구분	배출량	비고
보행거리 40m 이하	40,000CMH	제연경계로 구획된 경우 수직거리에
보행거리 40m 초과	45,000CMH	따라 적용함

(나) 공동 예상제연구역의 배출량

- 동일 제연구역 내 2이상의 예상제연구역이 있을 경우는 아래와 같다.

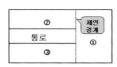

① 제연구획이 벽으로 구획된 거실 1, 2, 3을 동시에 배출한 경우 → 각 거실의 배출량을 합한 것으로 한다.

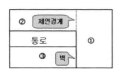

② 제연구역이 제연경계로 구획된 거실의 경우 : 제연구획이 제연경계로 구획된 거실 1, 2, 3을 동시에 배출할 경우 → 각 거실의 배출량중 최대의 것으로 한다.

③ 제연구획이 벽과 제연경계로 구획된 경우 : 제연구역이 벽과 제연경계로 구획된 거실 1, 2, 3을 동시에 배출 할 경우 → 제연경계로 구획된 거실1과 2중 최대의 것

= 벽으로 구획된 3의 배출량으로 한다.

(다) 배출구

- 배출구 포용거리 : 10m 이내
- 50㎡ 미만의 물품창고, 화장실, 목욕실 등은 배출구 및 배출량 산정에서 제외한다.

① 거실의 경우 (바닥면적 400㎡ 미만)

예상제연 구획	배 출 구
벽으로 구획	천정(반자) 또는 벽체의 중간 윗부분(반자와 바닥사이)에 설치
제연경계로 구획	천정(반자) 또는 벽체의 경우 제연경계의 하단부보다 윗부분에 설치

② 통로의 경우(400㎡ 이상 거실 포함)

예상제연 구획	배 출 구	비 고
벽으로 구획	천정(또는 반자)에 가까운 벽체	벽에 설치시 배출구 하단과 2m 이격
제연경계로 구획	천정(또는 반자)에 가까운 벽체	벽 또는 제연경계에 설치시 배출구 하단이 제연경계하단보다 높이 설치

(라) 배출기 및 풍도

① 배출기 : 배출기와 풍도의 접속부분은 석면 등 내열성이 있는 것으로 하고 전동기부분과 배출기부분은 분리하여 설치하여야 한다.

② 풍도 : 아연도금 강판으로 내열성의 단열재로 단열처리하여야 하고 풍도의 단면(직경)과 강판의 두께는 직경에 따라 다르다.

직 경	450mm 이하	450~750mm	750~1500mm	1500~2250mm	2250mm 초과
두 께	0.5mm 이상	0.6mm 이상	0.8mm 이상	1.0mm 이상	1.2mm 이상

(마) 풍량 및 풍속

① 풍량 : 거실의 용도와 면적기준에 따른 배출량 이상으로 하여야 한다.

② 풍속 : 흡입측 풍도 –15m/sec이하, 토출측 풍도 –20m/sec 이하로 한다.

나) 급기량 및 유입구
(가) 공기유입량 : 배출량 이상으로 함.
(나) 유입구
(i) 유입구의 높이

① 바닥면적 400㎡ 미만의 거실인 경우 : 유입구는 바닥 외의 장소에 설치하며 유입구와 배기구는 5m 이상이어야 함

② 바닥면적 400㎡ 이상의 거실인 경우 : 유입구의 위치는 바닥으로부터 1.5m 이하에 설치하고 주변 2m 이내 가연물이 없어야 한다.

(ii) 유입구의 풍속 : 5m/sec 이하

(iii) 유입 풍도 풍속 : 20m/sec 이하

다) 제연구역
① 제연구역의 면적

- 하나의 제연구역 면적은 1,000㎡ 이하, 층별로 설치한다.

- 층 구분이 불분명할 경우는 그 부분을 다른 부분과 별도로 제연구획 한다.
② 거실과 통로는 상호 제연구역한다.
③ 제연구역 범위
- 거실 : 하나의 제연구역은 직경 60m 원 내에 들어갈 수 있어야 한다.
- 통로 : 보행중심선의 길이가 60m를 초과하지 않아야 한다.
④ 제연경계 방법
- 보, 경계벽, 벽(가동벽, 자동셔터, 방화문 포함) 등을 이용한다.
- 제연경계는 반자로부터 폭이 60cm 이상이고 수직거리는 바닥으로부터 2m이내여야 한다.

3. 특별피난계단의 계단실 및 부속실제연설비

1) 개요

특별피난계단의 계단실 및 부속실 제연 특별피난계단의 계단실이나 부속실(비상용승강기 승강장 포함)은 화재가 발생하는 화재실이 아니며 거실에서 화재가 발생할 경우 거주자가 일시적인 피난을 하거나 소방대가 대기하는 공간으로 볼 수 있다. 따라서 이 공간에는 급기만을 실시하여 거실보다 압력을 높게 함으로서 거실의 연기가 침투하지 않도록 하여야 한다.

(1) 연기확산 요인
① 가스팽창 : 화재 시 실내 온도상승으로 기체의 부피가 팽창

하며 밀도가 작아진다.

② 연돌효과 : 건축물 내·외부 공기의 밀도차에 의하여 자연
적으로 따뜻한 공기는 위로 상승한다.

③ 부력 : 화재 시 공기와 연기의 밀도차에 의해 위로 상승

④ 외부에서의 풍력의 영향 : 외부 바람의 효과에 의하여 연기
의 흐름이 변화될수 있음

⑤ 공조시스템 : 건물내 공조설비 또는 환기설비에 의하여 기
류의 강제이동이 생김

⑥ 피스톤효과 : 승강기의 수직 이동에 의한 피스톤효과로 공
기의 유동이 생길수 있음

(2) 연기 제어의 목적

① 연기를 배출시켜 화재실 연기농도를 낮추거나 청결층을 유
지하기 위함(거실제연)

② 부속실을 급기·가압하여 연기유입을 제한시킨다.(부속실
제연)

③ 연기에 의한 질식을 방지하여 피난시간 확보와 안전을 도모
한다.

④ 소화활동을 위한 안전공간을 확보한다.

(3) 거실 및 부속실 제연설비의 구분

구 분	거실 제연설비	부속실 제연설비
목 적	인명안전, 수평피난, 소화활동	인명안전, 수직피난, 소화활동
적 용	화재실	피난로(Escape Route)
제연대책	적극적인 대책, Smoke Venting	소극적인 대책, Smoke Defence

구 분		거실 제연설비	부속실 제연설비
제연방식		급배기방식	급기가압방식
제연 구역	400㎡ 미만	희석→급기와 배기구 사이 5m 이상 이격	
	400㎡ 이상	청결층(2m) 유지→5m/s 이하 급기	
적용장소		거실	부속실, 승강장
기 타		배기 중요→수직 및 수평 배기 닥트 보온	급기 중요→수평 급기 닥트 보온

(4) **설치 대상** : 특별피난계단의 계단실, 부속실, 비상용승강기의
승강장

　① 특별피난계단 설치(건축법시행령 제35조)

　　- 11층 이상의 층(공동주택은 16층 이상)

　　- 지하 3층 이하의 층

　　- 5층 이상의 층 또는 지하 2층 이하의 층 건물 중 소매시
장, 도매시장, 상점(판매·영업시설)의 용도로 쓰이는 층
으로부터의 직통계단의 1개소

　② 비상용 승강기의 설치(건축법시행령 제90조)

　　높이가 31m를 넘는 건축물(공동주택은 10층 이상)

2) 설치기준

(1) **제연방식** : 거실제연설비는 급·배기방식이나 전실 제연설비
는 급기 가압방식이다. 즉 제연구역(부속실, 계단실 등)에 외
부의 신선한 공기를 가압하여 옥내(화재실)와의 차압을 형성
함으로서 제연구역에 연기 침투를 방지하는 것이다. 따라서
자연배기방식 또는 기계방식에 의하여 단순히 실내의 연기를

배출하는 배연설비와 구별된다.

(2) **차압** : 차압의 개념은 화재실로부터 제연구역에 출입문 등 누설 틈새를 통하여 제연구역내로 침투하는 연기를 방지하기 위한 제연구역과 거실과의 압력차를 말한다. 기준차압은 40pa 이상으로 하며 <다른 층의 문개방시 제연구연의 압력은 기준차압 * 70% 이상>으로 하고 <계단실과 전실을 동시 가압할 경우는 계단실과 전실과의 압력차 = 5pa 미만>으로 한다.

(3) **방연풍속**

가) 개념

① 출입문 폐쇄시에는 차압에 의하여 규정 압력이 유지되기 때문에 옥내의 연기가 부속실로 침투하지 못하지만 피난을 위하여 일시적으로 출입문을 개방하거나 문을 닫지 않고 피난하였을 경우 제연구역의 차압이 낮아져 옥내의 연기가 제연구역으로 침입할 가능성이 있다.

② 방연풍속
   - 출입문이 계속 개방시 연기를 막을 수 있는 풍속 : 3 ∼ 4m/s
   - 출입문이 일시 개방시 연기를 막을 수 있는 풍속 : 0.5 ∼ 0.75m/s
   - 외국의 방연풍속 기준
      ▷ 뉴욕 : 방연풍속 2m.s, 동시 개방 실 3개

▷ 호주 : 방연풍속 1m/s

‑ 국내적용기준

제 연 구 역		방연풍속
계단실 및 그 부속실을 동시에 제연하는 것 또는 계단실만 단독으로 재연하는 것		0.5㎧ 이상
부속실만 단독으로 제연하는 것 또는 비상용승강기의 승강장만 단독으로 제연하는 것	부속실 또는 승강장이 면하는 옥내가 거실인 경우	0.7㎧ 이상
	부속실 또는 승강장이 면하는 옥내가 복도로서 그 구조가 방화구조(내화시간이 30분 이상인 구조를 포함한다)인 것	0.5㎧ 이상

(4) 급기량과 급기구

가) 급기량 산출 공식 : 급기량(㎥/sec) = 기본풍량(Q) + 보충풍량(q)

나) 기본풍량(Q)은 40pa의 차압을 유지하기 위한 기본 급기량 즉 이 경우는 문이 닫혀 있는 것을 전제로 한 것이므로 급기량은 누설량으로 인하여 감소되는 압력을 계속 유지하기 위한 풍량이다.

‑ 산출공식 : $Q = 0.827 \times A \times P^{\frac{1}{n}}$

Q : 급기량(㎥/sec), A : 누설면적(㎡),

P : 차압(N/㎡)=40pa(50pa), n : 문(2), 창(1.6)

다) 보충풍량 산출

‑ 산출공식 : $q = n \times (S\dfrac{V}{0.6} - Q_0)$

q=보충풍량(㎥/sec) S : 제연구역 출입문 면적(㎡)

V : 방연풍속=0.5 or 0.7(m/sec) n : 20층 이하 1, 21층 이상 2

Q0: 거실유입풍량 0.6 : 효율 60%

n : 보충품량은 문을 개방한 경우에 적용하는 것으로 20층 이하는 1개소, 21층 이상은 2개소로 가정한 것임

s : 출입문의 경우 전 실내에 문이 여러 개 있어도 1짝의 문만 고려한다. 즉 피난시 거실방향으로 동시에 여러 개가 아닌 1개소의 문만 열리는 것으로 가정한다.

라) 급기구
- 모든 부속실은 동시에 급기하여야 한다.
- 수직풍도는 전용의 송풍기로 급기하여야 한다.
- 개별적으로 수직풍도 설치 및 전용의 송풍기로 각각 급기하여야 한다.
- 댐퍼는 옥내에 설치된 감지기와 연동되어야 한다.
- 전 층이 동시에 개방되는 구조이여야 한다.
- 가능한 출입문에서 먼 위치에 설치한다.
- 계단실 급기구는 3개층당 1개씩 설치한다.

(5) 과압공기의 배출
가) 과압공기 배출의 필요성

기본풍량의 경우에는 문이 닫혀도 최초 차압을 적정하게 설계하였기 때문에 설계압력이 초과되는 일은 없을 것이나 보충풍량으로 인하여 갑자기 문이 닫혀 있을 경우에는 과압이 형성될 수 있다. 이러한 경우 옥내에서 피난자가 제연구역의 출입문을 개방하지 못하는 경우가 발생할 수 있으므로 제연구역의 과압 형성을 방지하기 위한 조치가 필요하다.

나) 기준

출입문의 개방은 원활한 피난을 위한 것으로 부속실 출입문의 폐쇄력은 110N을 초과할 수 없다. 이는 110N을 초과할 경우 출입문을 열지 못하는 패닉상태에 이를 수 있기 때문이다.

다) 과압방지조치

(가) 플립댐퍼
- 면적계산

$$Q = 0.827 \times A \times \Delta P^{\frac{1}{N}} \text{ (N이 개구부일 때 2, 창문일 때 1.6적용)}$$

$$A_f = \frac{q}{0.827 \sqrt{50}} = \frac{q}{5.85}$$

A_f : 플립댐퍼의 날개면적(m^2) q : 제연구역에 대한 보충량(m^2/sec)
- 구조원리 : 플립밸브 중간에 개방압력을 조절할 수 있는 추가 설치되어 있어 추 무게 중심의 이동을 통하여 110n에 열릴 수 있도록 되어 있음

(나) 자동차압·과압조절형 댐퍼
- 작동원리 : 댐퍼의 개·폐압력 범위를 설정하여 댐퍼 자체가 설정압력 범위에 따라 풍량을 조절하여 준다.
- 설치방법 : 자체댐퍼 내 차압센서에 의해서 차압을 유지되며, 플랩댐퍼 + 급기댐퍼기능을 하므로 플랩댐퍼는 면제를 받을 수 있으나 수직풍도에 의한 유입공기배출장치는 제외 받지 못한다.

(6) 유입공기 배출

가) 유입공기 배출구 필요성

지속적인 화재실 연소로 인하여 실내의 압력이 상승하거나 제연구역 출입문 개방으로 인하여 옥내에 공기가 유입됭어 압력이 상승할 우려가 있다. 이때 옥내와 제연구역 간 압력이 같아지거나 화재실의 압력이 제연구역보다 커지게 되면 연기가 제연구역으로 역류할 우려가 있다. 따라서 이와 같은 현상을 방지하기 위하여 옥내에 유입공기 배출구 설치가 필요하다.

나) 유입공기 배출량

배출은 방연풍량 [누설풍량 + 보충풍량(출입문면적 * 방연풍속)]을 배출시키는 것으로 직통계단식 공동주택의 경우는 세대내 피난자의 수가 적고 베란다, 창문등 외기와 접하는 개구부가 많으므로 유입공기의 배출구 설치를 제외하고 있다.

다) 유입공기 배출방식

(가) 수직풍도에 의한 배출

- 풍도 및 송풍기
  - ▽ 자연배출식 : 풍도 단면적 : 1개층 방연풍량 * 1/2
  - ▽ 기계배출식 : — 풍도 단면적 : 1개층 방연풍량 * 1/8
    — 송풍기 용량 : 1개층 방연풍량

- 배출구 기준

  ▽ 풍도는 내화구조일 것

  ▽ 모터댐퍼 또는 솔레노이드 댐퍼를 설치할 것

  ▽ 배기댐퍼는 당해층의 감지기 또는 헤드와 연동될 것

(나) 배출구에 의한 배출

- 배출구 크기 : 개구부 면적 = 1개층 방연풍량 * 1/2.5
- 배출구 기준

  ▽ 옥외 쪽으로만 열리고 옥외 풍압에 의해 자동으로 폐쇄되어야 한다.

  ▽ 모터댐퍼 또는 솔레노이드 댐퍼를 설치할 것

  ▽ 제어반에서 개폐여부를 확인 가능해야 한다.

  ▽ 당해층의 감지기와 연동되어야 한다.

  - 제연설비에 따른 배출

거실제연설비가 설치되어 있고 당해 옥내로부터 옥외로 배출하여야 하는 유입공기의 양을 거실제연설비의 배출량에 합하여 배출하는 경우 유입공기의 배출은 당해 거실제연설비에 따른 배출로 갈음할 수 있다.

(7) 기타 설비의 설치기준
가) 송풍기

- 송풍기 풍량 : 급기량의 15% 여유율을 두어야 한다.
- 송풍기 토출측 : 볼륨댐퍼와 풍량 및 풍압 측정장치를 설치한다.

나) 수동기동장치

- 급기풍도의 급기용 댐퍼 개방
- 배출용 댐퍼 및 배출구의 개방
- 개방·고정된 모든 출입문의 개폐장치 작동
- 기동장치는 전용의 수동기동장치와 발신기에 의해서도 기동될 것

다) 제어반 기능

- 급기용댐퍼의 감시 및 원격기동장치
- 배출용댐퍼 및 배출구의 감시 및 원격기동
- 송풍기의 감시 및 원격기동
- 수동기동장치의 감시 기능
- 제연구역과 옥내 사이의 출입문의 해정에 대한 감시 및 원격조작 기능

4. 제연설비의 점검요령

1) 제연설비 점검

(1) 제연시스템 설계방식 검토

거실제연설비는 전실제연설비와 달리 제연전용 또는 공조겸용시스템으로 분류되고, 전용시스템에 있어서도 동일실 급·배기 방식 또는 인접구역 상호제연방식 등 설치방식이 다르기 때문에 거실제연설비의 이상여부를 확인하기 위해서는 대상물에 따른 설계 및 작동방식을 충분히 파악한 후 작동·기능점검을 하고 이상여부를 판단해야 할 것이다.

(2) 외관점검 사항

▽ 제연구역의 설정은 면적기준, 수평거리 기준에 적합한가

▽ 급기량 및 배출량 산정은 면적기준에 의하여 적절하게 산출되
었는가

▽ 배출구의 위치는 벽체의 중간 윗부분 또는 천정이나 반자에 설
치되었는가

▽ 급기구는 벽체의 아랫부분에 설치되어 있으며, 크기는 적절한가

▽ 제어반은 전원이 공급되고 있으며, 설비의 작동상황을 감시하
고 있는가

▽ 풍도의 누설여부와 급배기 송풍기는 화재 또는 빗물의 영향은
없는가

(3) 작동·기능 점검사항

▽ 제연구역의 감지기 또는 수동방식에 의거 작동시험을 한다.

▽ 제연구역이 방화셔터 또는 제연경계벽 등으로 구획되어 있다
면 연동설비가 정상적으로 작동되는지 확인한다.

▽ 각 제연구역의 제연설계방식에 따라 댐퍼(방연·방화)가 개방
또는 폐쇄되는지 확인한다.

▽ 해당 제연구역의 급·배기구는 개방 또는 폐쇄되며, 배출량 및
급기량은 적정한지 확인한다.

▽ 급·배기 송풍기는 작동되며, 동력과 풍량은 적절한지 확인한다.

▽ 제어반은 설비의 작동상황을 감시 또는 원격조작은 잘되는지
확인한다.

▽ 점검사항을 확인 후 설비를 복구하며, 보완사항은 개선 수리토
록 한다.

2) 특별피난계단 부속실 제연설비 점검

(1) 출입문

제연구역의 출입문이 개방되어 있을 경우에는 차압이 형성되지
않기 때문에 출입문 개폐여부와, 피난을 위한 출입문 개방에 필요
한 힘, 연소확대방지를 위한 출입문의 방화성능여부 등을 확인해야
한다.

▽ 출입문은 평상시 닫힘상태를 유지하는가

▽ 출입문을 개빙상태로 유지관니하는 경우에는 화재감지기(옥내
의 연기감지기에 한한다) 동작에 따라 즉시 닫히는 방식인가

▽ 제연구역의 출입문에 설치하는 자동폐쇄장치는 제연구역의 가
압에도 불구하고 출입문을 용이하게 닫을 수 있는 충분한 폐
쇄력이 있는가

(평상시 폐쇄력이 60N 이상 되지 않도록 함이 합리적)

▽ 제연설비가 가동될 경우 출입문이 110N 이하의 힘으로 개방
되는가

▽ 비차열방화문 성적서를 확인하여 적합한가

〈그림 4-64〉 제연설비 점검

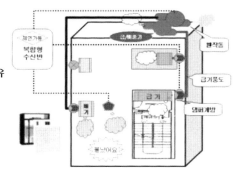

1. 제연구역의 출입문은 닫혀 있어야 한다.

   (개방시 달힘 구조)

2. 급기댐퍼는 전층개방, 유입공기 배출댐퍼는 화재층 개방

3. 과압배출장치를 작동여부 : 플랩댐퍼 또는 자동차압조절장치

(2) 급기댐퍼와 배출댐퍼

가) 급기댐퍼

전실제연설비는 전층 급기가압방식이기 때문에 화재감지기나 수동조작에 의하여 전층 개방되어야 한다. 따라서 시험작동으로 전층 제연구역에 댐퍼가 개방되어 급기 가압되는지 확인한다. 이때 화재감지기는 제연구역이 아닌 옥내의 화재(연기)감지기 이므로 제연구역의 화재감지기 동작으로 제연설비가 작동되는지 확인해야 한다.

나) 배출댐퍼

▽ 평상시 닫힌 구조로 기밀상태를 유지하고, 제어반에서 개폐여부를 확인할 수 있는 감지기능을 내장하고 있는가

▽ 화재층의 옥내에 설치된 화재감지기의 동작에 따라 당해층의 댐퍼가 개방되는가. (화재감지기를 설치하지 아니하는 경우에는 제연구역 출입문 직근의 옥내에 전용의 연기감지기를 설치하고 당해 연기감지기 또는 당해층의 스프링클러헤드중 어느

것이 작동하더라도 당해층의 댐퍼가 개방되도록 하여야 함)
▽ 수동조작장치에 의해서도 배출댐퍼가 개방되는가

(3) 과압방지장치
자동차압과압조절형 급기댐퍼의 설치 또는 플랩댐퍼의 설치 상태
및 기능의 적정여부를 확인한다.

가) 자동차압과압조절형 급기댐퍼의 경우
▽ 차압측정을 위한 관이 모든 직근 옥내에 설치되어 있는가
   (공동주택의 경우는 직근 옥내가 여러 곳일 경우 1곳에만 설
   치가능)
▽ 설정된 압력범위내에서 자동적으로 풍량을 조절하는가
▽ 자동차압조절형 급기댐퍼는 한국소방검정공사(FI) 인증 제품인가

나) 플랩댐퍼
▽ 플랩댐퍼가 제연구역과 거실 또는 외부 사이에 설치되어 있는가
▽ 과압발생의 경우 설계압력에서 댐퍼가 개방되는가

(4) 유입공기 배출구
가) 유입공기는 화재층의 제연구역과 면하는 옥내로터 옥외로 배
   출되는가
나) 유입공기 배출구 설치방식에 따라 다음 사항을 확인한다
   - 수직풍도에 따른 배출 : 옥상으로 직통하는 전용의 배출용
     수직풍도를 설치하여 배출되는가

- 배출구에 따른 배출 : 건물의 옥내와 면하는 외벽마다 옥외와 통하는 배출구를 설치하여 배출되는가

다) 제연설비에 따른 배출 : 거실제연설비가 설치되어 있고 당해 옥내로부터 옥외로 배출하여야 하는 유입공기의 양을 거실제연설비의 배출량에 합하여 배출되는가

(5) 급기 및 배출풍도

가) 수직풍도가 내화구조인가

나) 수직풍도의 내부면은 두께 0.5mm 이상의 아연도금강판으로 마감하되 강판의 접합부에 대하여는 통기성이 없도록 조치되어 있는가

〈그림 4-65〉 급기구 및 차압측정

4. 급기 및 배출풍도
- 수직풍도가 내화구조인지 확인한다.
- 누설여부(급기량의 10% 이하), 내식성, 내열성
5. 차압계를 가지고 차압을 측정한다.

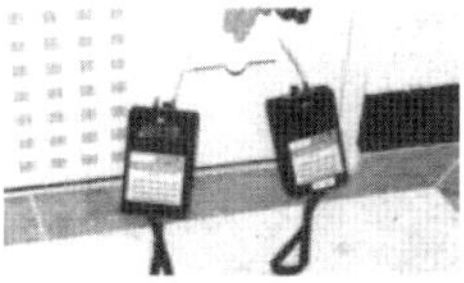

차압계에 의한 차압측정방법
① 제연구역의 모든 출입구 폐쇄, 승강기 운행 중단
② 옥내와 제연구역(부속실) 사이의 차압측정
③ 차압이 40Pa인가 확인한다.
④ 출입문 개방시 출입문이 개방되지 아니한 제연구역의 차압은 70% 이상

다) 수직풍도 이외의 풍도로서 금속판으로 설치하는 풍도는 다음 각 목의 기준에 적합하는가(급기풍도만 해당됨)

▽ 풍도는 아연도금강판 또는 이와 동등 이상의 내식성·내열성

이 있는 것으로 하며, 내열성의 단열재로 유효한 단열처리를 하고, 강판의 두께는 배출풍도의 크기에 화재안전기준에 적합토록 설치

▽ 풍도에서의 누설량은 급기량의 10%를 초과하지 않아야 함

(6) 차압과 방연풍속
가) 차압측정
(1) 제연구역과 옥내 사이의 최소차압 40Pa(모든 층에 스프링클러 설비가 설치된 경우 12.5Pa) 이상의 적정여부를 확인한다.

(2) 측정방법

▽ 계단실의 모든 출입구를 폐쇄한다.

▽ 승강기의 운행을 중단시킨다.

▽ 옥내와 부속실 사이에 차압을 측정한다.

▽ 일반건축물 및 공동주택의 경우 : 1995. 7. 9부터 적용

나) 방연풍속 측정
(1) 풍속계로 방연풍속의 적정여부를 측정한다.

(2) 측정방법 : 0.7m/s 이상의 적정여부

▽계단실의 모든 출입구를 폐쇄한다.

▽ 승강기의 운행을 중단시킨다

▽ 방연풍속 측정 : 부속실과 직근 옥내의 출입문에서 균등분할 10 이상 지점에서 차압을 측정한다. → 평균값 측정 : 최소치 기준 적용 검토 필요

▽ 비 개방 부속실 차압측정 : 방연풍속 측정 조건과 동일하게

유지한 상태에서 비개방 부속실의 차압이 최소 요구 차압의 70% 이상(28Pa 또는 8.75Pa)인지 확인한다.

〈그림 4-66〉 방연풍속 측정

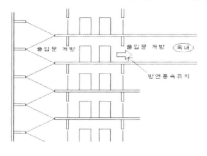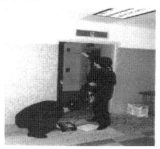

(7) 급기송풍기

▽ 송풍기의 배출측에는 풍량조절용댐퍼 등의 풍량조절장치가 설치되어 있는가

▽ 송풍기는 인접장소의 화재로부터 영향을 받지 아니하고 접근이 용이한 곳에 설치되어 있는가

▽ 송풍기는 옥내의 화재감지기의 동작에 따라 작동하는가

▽ 송풍기와 연결되는 캔버스는 내열성(석면재료를 제외한다)이 있는 것으로 설치되어 있는가

▽ 외기를 옥외로부터 취입하는 경우 취입구는 연기 또는 공해물질 등으로 오염된 공기를 취입하지 아니하는 위치에 있는가

▽ 취입구는 배기구 등으로부터 수평거리 5m 이상, 수직거리 1m 이상의 위치에 설치되어 있는가

▽ 취입구는 빗물과 이물질이 유입하지 아니하는 구조로 되어 있는가

(8) 수동기동장치 및 제어반

가) 수동기동장치

▽ 수동기동장치 조작 시 당해층의 배출댐퍼(설치한 경우) 또는
개폐기(설치한경우)의 개방상태 등은 적정한가(공동주택의 경
우는 해당 없음)

▽ 수동기동장치 조작 시 급기송풍기, 유입공기 배출용 송풍기,
일시적으로 개방·고정된 모든 출입문의 해정 장치의 작동하
는가

▽ 수동기동장치 조작 시 전층의 제연구역에 설치된 급기댐퍼의
개방 상태의 적정한가(1995.7.9~1996.11.22 : 수동조작스위치
작동 시 해당층 급기댐퍼 개방 가능)

나) 제어반

▽ 비상용축전지의 확보 및 기능의 적합한가

▽ 급기또는 배출댐퍼의 개폐에 대한 감시 및 원격조작기능은 정
상인가

▽ 급기송풍기와 유입공기의 배출용 송풍기(설치한 경우에 한한
다)의 작동여부에 대한 감시 및 원격조작기능은 정상인가

▽ 제연구역 출입문의 일시적인 고정개방 및 해정에 대한 감시 및
원격조작기능은 정상인가

▽ 급기구 개구율의 자동조절장치(설치하는 경우에 한한다)의 작
동여부에 대한 감시기능은 정상인가(급기구에 차압표시계를
고정부착한 자동차압·과압조절형 댐퍼를 설치하고 당해 제어
반에도 차압표시계를 설치한 경우에는 그러하지 아니함)

· 참고문헌 ·

강홍렬외 1. 2006. "일상의 안전을 위한 미래의 사회시스템: 지식정보사회의
    위험관리". 정보통신정책연구원, 05-32.
국가정보원. 2005. "미국의 국가비상대응계획(NRP: National Response Plan)".
    국가정보원.
권영성. 2005. <헌법학원론>. 법문사.
기태근. 2009. "소방검사제도의 개선방안". 한국화재소방학회지 제23권 제5호.
김순은. 1999. <지방자치시대의 도시행정: 지역간 균형발전과 중간도시의 역할>.
    나남.
김영조. 1998. "행정조사에 관한 연구". 경희대박사학위논문.
김오. 2010. "소방검사업무 현실화 방안에 관한 연구" 동신대 석사논문.
김태영. 2011. "안전사회 구현을 위한 지방재정의 강화방안". 지방행정 60권
    691호.
김태윤. 2004. "안전규제의 새로운 틀의 모색: 예방소방행정의 사례". 규제연
    구 제13권 제2호.
김행렬. 2003. "정책은 철학이다". 한국정책논집.
김현택외. 2003. <심리학- 인간의 이해>. 학지사.
노진철. 2012. <불확실성시대의 위험사회학>. 한울.
문현철. 2001. "방재행정법의 체계화에 관한 연구". 조선대학교박사학위논문.
박동균. 2010. "다중이용시설 테러에 대비한 지방자치단체의 위기관리 전략".
    한국지방자치연구.
박병연. 2001 "소방검사제도 개선방안". 광주소방학교논문집 제6호.
박선영. 2011 "효과적인 화재예방을 위한 소방검사에서의 유관기관 협조체제
    구축 방안". 강원대학교 석사논문.
박영준. 2005. "국가위기관리의 이해 NSC보고서".
박용섭. 2004. "위험물관리의 문제점과 개선방안". 호남대학교 석사논문.
박용섭. 2004. "위험물 관리의 문제점과 개선방안". 호남대학교 석사논문.
비상기획위원회. 2003. <비상대비연구논총 제30집>.
석명희. 2001. "소방검사 적정실시와 효과제고 방안 고찰". 새서울터전, 봄호.

석명희. 2002. "소방검사의 적정업무 배분과 업무량 사출기준에 관한 연구". 서울시립대학교 석사학위논문.

성용판. 1994. "소방검사제도의 변촌과 향후 정책방향". 소방안전.

<소방기본법>.

<소방시설설치유지및 안전관리에 관한 법>.

<소방행정자료 및 통계>. 2009~2013. 소방방재청.

소병희. 1993. <공공선택의 정치경제학>. 박영사.

<소화활동자료조사규정>. 2014. 안전행정부.

송윤석외5. 2011. <소방조직론>. 문예미디어.

심우배. 2005. "미국의 방재조직 및 재난관리". <국토>.

아만다 리프리. 2009. <언씽커블(The Unthinkable)>. 다른세상.

안정옥. 2010. <위험사회, 위험정치>. 서울대학교 출판문화원.

안해균. 1994. <정책학원론>. 다산출판사.

양기근. 2010. "안전사회 구축을 위한 소방정책의 과제". 한국치안행정.

오세경외2. 1995. <위험관리론>. 경문사.

울리히 백. 1999. <위험사회-새로운 근내성을 향하여>. 새물결.

<위험물안전관리법>.

윤영진외. 2002. <새행정이론>. 대영문화사.

윤태범. 2003. <뉴거버넌스 연구>. 대영문화사.

이동수. 2000. "신공공관리의 논리와 한계에 관한 고찰". 사회과학논총(계명대)

이동훈. 1999. <위기관리의 사회학>. 집우당.

이명석. 2001. "신자유주의, 신공공관리론 그리고 행정개혁". 사회과학(성균관대).

이상구. 2001 "소방검사제도의 효율화 방안에 관한 연구 −서울특별시를 중심으로". 중앙대학교 석사학위 논문.

이상구. 2007. "소방검사제도의 효율화 방안에 관한 연구: 서울특별시를 중심으로". 중앙대학교 석사학위 논문.

이상돈. 2009. "다중이용업소 소방안전관리실태와 개선방안에 관한 연구". 동국대학교 석사학위 논문.

이상호. 2011. "도시지역 특성과 화재발생의 상관성 연구". 지방행정정책연구 1-1 p38-40.

이우권. 2000. "신공공관리론의 행정학적 적용가능성". 전북행정학보.

이의평. 2011. "일본 의용소방대 활성화 정책의 분석". 한국화재소방학회지.

이재열. 2003. "압축적 성장사회의 위험성과 불안". 한국사회학회, 03.6:402-403.

이재열. 2005. "한국사회의 위험구조 변화". 정보통신정책 연구원.

이재열. 2005. "21세기 한국 메가트랜드 시리즈 3: 한국사회의 위험구조 변화". 정보통신정책연구원, 05-32.

이재은. 1998. "위기관리 정책에 관한 연구: 개념, 영역, 정책결정을 중심으로". 한국행정논집, 10(1): 113-130.

이재은. 2013. <위기관리학>. 대영문화사.

이종열외 1. 2002. <거버넌스론: 개념과 기능을 중심으로>. 대영문화사.

이종영외 2. 2001. "위험물시설의 설치허가제도의 개선방안". 한국화재소방학회논문지 3권.

이종영외 5. 2008. "소방검사위탁등 개선방안 연구". 중앙대학교 산학협력단.

이진경. 2006. "소방검사의 효율적 추진방안에 관한 연구-마산소방서를 중심으로". 경북대학교 석사학위논문.

이진경. 2007. "소방검사의 효율적 추진에 관한 연구-마산소방서를 중심으로-" 창원대학교 석사논문.

이창기. 2000. <환경행정론>. 금왕출판사.

이창섭. 1999. <화재학 >. 충청소방학교.

이현우. 2001. <위기관리 커뮤니케이션>. 커뮤니케이션북스.

<재난및 안전관리기본법>.

전국대학소방학과교수회. 2012. <새로운 소방학개론>. 동화기술, p155.

전미희. 2005. "현대의 사회재난에 대한 연구". 전북대학교 석사논문.

전미희. 2011. "지역자율방재의 문제점과 개선방안: 의용소방대를 중심으로". 위기관리논집 7-2.

전미희. 2013. "국가위기관리체계비교연구". 전북대학교 박사학위논문.

정지범. 2013. <국가종합위기관리>. 법문사.

정태석. 2003. "위험사회의 사회이론: 위험을 어떻게 이론화 할 것인가?". 문학이론과 비평.

조명래. 2002. "지구화, 거버넌스, 지방정치-도시연구". 한국도시연구소'

조영갑. 1995. <한국위기관리론>. 팔복원.

조윤제외2. 2012. "한국의 경제성장과 사회지표의 변화". 한국경제, p5-8.

조임곤. 1998. "민영화에 대한 이론적 고찰". 서울시정개발연구원.

조현표. 1993. "소방검사 제도의 운영 실태와 개선방안". 부산대학교 석사학위논문.

조홍제 2006. "자체점검 활성화로 소방행정 발전방안". 경남소방본부 소방행정혁신 연찬대회 발표논문집

중앙소방학교. 2002. <재난관리론>. 중앙소방학교.

중앙소방학교. 2004. <소방검사론>.

중앙소방학교. 2020. <예방실무>.

채경석. 2005. <위기관리정책론>. 대왕사.

최덕기. 1996. "소방안전점검의 민간위탁방안에 관한 연구". 전남대학교 석사 학위논문.

최성룡. 2007. "소방검사의 시장 중심거버넌스 형성에 관한 연구". 호서대학 교 박사논문.

최성룡. 2010. "한국소방산업 발전을 위한 제도적 개선방안". 용인대학교 박 사논문.

최창호, 1993. <지방자치제도론>. 삼영사.

최형호. 2006. "소방안전점검의 민간위탁방안에 관한 연구". 전남대학교 석사 학위논문.

행정자치부. 1999. <한국소방행정사>. 행정자치부.

허태회외 2. 2005. "위기관리이론과 사이버안보 강화방안: 이론과 정책과제". 국방연구.

호시대학교. 2000. <정책십행의 논리와 현실>. 호서대학교 교재.

홍규덕. 2004. "국가위기관리체계의 평가와 발전방향". 군사논단.

황윤원외 2. 2006. "소방사무 기능분석과 역할 재정립을 위한 법제개선 연구". 중앙대학교 산학협력단.

Arthur E. Cote, P. E. 1997 Fire Protection Handbook <U.S.A: Printed in the NEPA. Eighteenth Edition.

Conard, J. 1980. Society and risk Assessment: An Attempt as Interpretation in J. Conard. London: Academic Press

Eliassen, K. A. and Kooiman(eds.), J., 1993. Managing Public Organization (London: Sage Publications).

FEMA. 1997. Strategic Plan. 9. 1997.

FEMA. 1999. Blue Commamd System and Multi-Agency Coordination Principles.

FEMA. 1999. United States Fire Administration: Action Plan. 11.1999.

fritz, C. 1961. Disasters. In R. Merton and R. Nisbet. Social Problems. New York: Harcourt Brace.

Hodges, C. 2005. European Regulation of Consumer Product Safety. New York. Oxford: Univ Press.

J. Ennuschat 2006. Aufgabe und Funktion des Verfassungsrechts in der hochentwickelten Technologiegesellschaft.

J. Isensee. 1983. "Das Grundrechtliche auf Sicherheit-Zu den Schutzpflichten des freiheitlichen Verfassungsstaates-", Berlin. Walter de Gruyter.

Joseph R. Bachtler and Thomas F. Brennan. 1995. The Fire Chief's Handbook, 1995.

Kunreuther, H. and Pauly, M. 2001 Neglection Disaster: Why Don't People Insure Against Large Losses?. The Journal of Risk and Uncertainty, 28(1):5-21.

M. Böhm 2005. Risikoregulierung und Risikokommunikation als interdisziplinares problem NVWZ.

Morrall,J. 2003. Saving Lives: A Review of the Record. Journal of Risk and Uncertainty, 27(3):221-237.

NEFA. 921. 1995. Guide for fire and Explosion Investigations.

NEFA. 2003. Fire Protection Handbook(19th Edition). Quincy, Massachusetts.

NFPA. 2003. Fire Protection Handbook(19th Edition). Quincy, Massachusetts.

NFPA. 921 1995. Guide for fire and Explosion Investigations.

Noll, Roger G 1996. The Complex Politics of Catastrophe Economics Kluwer Academic Publishers.

Parker,R. W. 2004. Is Government Regulation Irrational? :A Reply to Morrall and Hahn. Working Paper 31. University of Connecticut School of Law. Available online at http://lsr. nellco. org/uconn/ucwps/ papers/31.

Perrow, C. 2014. Normal Accidents : Living with High Risk Systems Basic Books.

Perrow, C. 1984. Normal Accidents: Living with High-Risk, Technologies. Basic Books, New York.

Perrow, C. 1984. Normal Accidents: Living with High-Risk, Technologies. Basic Books, New York.

Perry, R. 1983. Population Evacuation in Volanic Eruptions, Floods, and Nuclear Power Plant Accidents. Journal of Community Psychiatry, 11:36-47.

Petak, W. 1985. Emergency Management : A Challenge for public Administration. Public Administration Review. 45:3-7.

Petak,W. J. 1985. Emergency Management: A Challenge for PublicAdministrat ion. Public Administration Review, 45(SpecialIssue): 3-12.

Rosenbloom & Goldman 1998. public administration: Understanding Management, Polics, and Law in the Public Sector, 4th. New York: McGraw-Hill.

Sagan,S. D. 1993. The Limits of / safety : Organisation, Accidents, and Nuclear Weapons. Princeton University Press. Princeton.

Sagan,S. S. 2004. The Problem of Redundancy Problem : Why More Nuclear Securiy Forces May Produce Less Nuclear Security. Risk Analysis, 24(4):935-946.

Schneider,R. O. 2002. Hazard Mitigation and Sustainable Community Development. Disaster Prevention and Management, 11(2):141-147. urner, B. A. 1976. The Organizational and Interorganizational Deverlopment of Disater. Administrative Science Science Quarterly. 21(3):378-397.

W. Sofsky 2006. Das Prinzip Sicherheit.

Waugh,W. L. Jr. 1994. Regionalizing Emergency Management : Countiesas Stateand Local Government. Public Administration Review, 54(3):253-258.

Waugh,W. L. Jr. 1994. Regionalizing Emergency Management : Countiesas Stateand Local Government. Public Administration Review, 54(3): 253-258

Weick, K. E. 1998. Foresights of Failure : An Appreciation of Barry Turner. Journal of Contingencies and Crisis Management, 6(2):72-75.

World Bank. 2004. Understanding the Economicand Finanacial Impacts of Natural Disaster.

소방검사론

초판인쇄 2024년 08월 30일
초판발행 2024년 08월 30일

지은이 전미희
펴낸이 채종준
펴낸곳 한국학술정보㈜
주 소 경기도 파주시 회동길 230(문발동)
전 화 031) 908-3181(대표)
팩 스 031) 908-3189
홈페이지 http://ebook.kstudy.com
E-mail 출판사업부 publish@kstudy.com
등 록 제일산-115호(2000. 6. 19)

ISBN 979-11-7217-505-4 93510